协和听课笔记

神经病学

王 凯 主 编

中国协和医科大学出版社

北 京

图书在版编目（CIP）数据

神经病学／王凯主编 . —北京：中国协和医科大学出版社，
2020. 12

（协和听课笔记）

ISBN 978-7-5679-1670-8

Ⅰ．①神⋯　Ⅱ．①王⋯　Ⅲ．①神经病学-医学院校-教学参
考资料　Ⅳ．①R741

中国版本图书馆 CIP 数据核字（2020）第 231804 号

协和听课笔记
神经病学

主　　编：王　凯
责任编辑：张　宇　张秋艳

出版发行　中国协和医科大学出版社
　　　　　（北京市东城区东单三条 9 号　邮编 100730　电话 010-65260431）
网　　址　www. pumcp. com
经　　销　新华书店总店北京发行所
印　　刷　北京玺诚印务有限公司

开　　本：889×1194　　1/32
印　　张：12
字　　数：270 千字
版　　次：2020 年 12 月第 1 版
印　　次：2020 年 12 月第 1 次印刷
定　　价：56. 00 元

ISBN 978-7-5679-1670-8

编 者 名 单

主 编 王 凯

编 委（按姓氏笔画排序）

王 为（北京协和医院）

王 凯（首都医科大学宣武医院）

王 炜（清华大学附属北京清华长庚医院）

东 洁（北京协和医院）

许 佳（浙江大学医学院附属妇产科医院）

吴春虎（阿虎医学研究中心）

张 昀（北京协和医院）

张雪芳（首都医科大学附属北京朝阳医院）

祝喻甲（中山大学肿瘤防治中心）

唐晓艳（北京协和医院）

黄 帅（北京医院）

章 杨（浙江大学医学院附属第二医院）

童璐莎（浙江大学医学院附属第二医院）

前　言

北京协和医学院是中国最早的一所八年制医科大学，在100多年的办学过程中积累了相当多的教学经验，在很多科目上有其独特的教学方式。尤其是各个学科的任课老师，都是其所在领域的专家、教授。刚进入协和的时候，就听说协和有三宝：图书馆、病案和教授。更有人索性就把协和的教授誉为"会走路的图书馆"。作为协和的学生，能够在这样的环境中学习，能够聆听大师们的教诲，我们感到非常幸运。同时，我们也想与大家分享自己的所学所获，由此，推出本套丛书。

本套丛书是以对老师上课笔记的整理为基础，再根据第9版教材进行精心编写，实用性极强。

本套丛书的特点如下：

1. 结合课堂教学，重难点突出

总结核心问题，突出重难点，使读者能够快速抓住内容；精析主治语录，提示考点，减轻读者学习负担；精选执业医师历年真题，未列入执业医师考试科目的学科，选用练习题，以加深学习记忆，力求简单明了，使读者易于理解。

2. 紧贴临床，实用为主

医学的学习，尤其是桥梁学科的学习，主要目的在于为临床工作打下牢固的基础，无论是在病情的诊断、解释上，还是在治疗方法和药物的选择上，都离不开对人体最基本的认识。桥梁学科学好了，在临床上才能融会贯通，举一反三，学有所

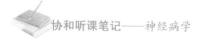

用，学以致用。

3. 图表形式，加强记忆

通过图表的对比归类，不但可以加强、加快相关知识点的记忆，通过联想来降低记忆的"损失率"，也可以通过表格中的对比来区分相近知识点，避免混淆，帮助大家理清思路，最大限度帮助读者理解和记忆。

神经病学是一个临床实践与临床研究并重的学科，学习时要有整体观，以及广博的相关学科知识。全书共分 23 章，基本涵盖了教材的重点内容。每个章节都由本章核心问题、内容精要等部分组成，重点章节配历年真题，重点内容以下画线标注，有助于学生更好地把握学习重点。

本套丛书可供各大医学院校本科生、专科生及七年制、八年制学生使用，也可作为执业医师和研究生考试的复习参考用书，对住院医师也具有很高的学习参考价值。

由于编者水平有限，如有错漏，敬请各位读者不吝赐教，以便修订、补充和完善。如有疑问，可扫描下方二维码，会有专属微信客服解答。

编　者

2020 年 10 月

目　录

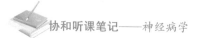

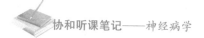

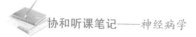

第一章 绪 论

内容精要

神经系统是人体最精细，结构和功能最复杂的系统。与身体其他系统疾病相比，有独特的诊断方式，包括定向、定位及定性诊断。

一、神经病学的概念和范畴

1. 定义　神经病学是研究神经系统疾病和肌肉疾病病因、发病机制、临床表现、诊断和鉴别诊断、预防和治疗以及康复等内容的一门临床学科。

2. 神经系统的分类

（1）按解剖结构分：中枢神经系统（脑、脊髓）和周围神经系统（脑神经、脊神经）两部分，前者主管分析综合内外环境传来的信息并作出反应，后者主管传导神经冲动。

（2）按功能分：躯体神经系统和自主神经系统。前者负责调整人体适应外界环境，后者负责稳定内环境。

3. 范畴　本书涉及的肌肉疾病主要是指骨骼肌疾病。神经

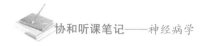

病学是神经科学中的一门临床分支，与神经科学的其他分支彼此渗透，相互促进。神经系统疾病的主要临床症状为运动、感觉和反射障碍；如病变累及大脑时，常常有精神症状。

二、神经病学的特性

1. 定向诊断　即是否属于神经科疾病。

2. 定位诊断　是查明病变的部位，最能体现神经科的特点。定位分为临床定位（病史+体格检查）及综合定位（临床定位+辅助检查）。

3. 定性诊断　是确定病变的性质，又称病因诊断。

神经疾病定性诊断中，除遵循重视病史采集及体格检查外，还应注意：①一元论原则。②辅助检查符合临床思维，而不能主宰临床诊断。③注意排除假性定位体征。④重视共病。

三、神经病学的实践现状、发展趋势

1. 社会老龄化趋势不断加剧，疾病谱发生了巨大的变化，脑血管病和老年变性病也逐年增多。人类的进化及社会结构组成和环境因素变化以及新的检查手段的涌现，使先前已经存在的但当时没有发现的疾病，现在逐渐认识了；使先前不存在的疾病现在发生了。

2. 神经疾病诊断方法不断进步，特别是影像学，使以往不能诊断的疾病，有可能进一步被诊治。神经疾病治疗技术的发展，除了大量新药涌入临床，其他新的治疗手段也大量出现。人工智能的发展为神经病诊治领域带来新的希望。

3. 神经病学的总体目标

（1）发展神经科学，提高对疾病的认识水平。

（2）及时对疾病进行合理诊断，同时尽可能针对病因恰当治疗，提高治愈率，降低死亡率和致残率。

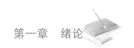

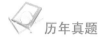 历年真题

神经病学的诊断过程不应包括

　A. 定向诊断

　B. 定位诊断

　C. 定性诊断

　D. 定量诊断

　E. 相关的辅助检查

参考答案：D

第二章 神经系统的解剖、生理及病损的定位诊断

核心问题

1. 额叶的功能区及病损表现。
2. 内囊不同部位的病损表现。
3. 脑干、基底核的解剖结构及病损表现。
4. 脑神经定位诊断。
5. 不同节段的脊髓横贯性损害的表现。
6. 各感觉传导通路及定位诊断。

内容精要

讨论神经结构病损与临床症状之间的关系，可以为临床定位诊断提供理论基础。神经结构病损后出现的症状，按其表现可分为缺损症状、刺激症状、释放症状及断联休克症状（如脑休克、脊髓休克）。

第一节　中枢神经

一、大脑半球

　　大脑半球的表面由大脑皮质所覆盖，在脑表面形成脑沟和脑回，内部为白质、基底核及侧脑室。两侧大脑半球由胼胝体连接。每侧大脑半球借中央沟、大脑外侧裂和其延长线、顶枕沟和枕前切迹的连线分为额叶、顶叶、颞叶和枕叶（表 2-1-1）。此外，大脑还包括位于大脑外侧裂深部的岛叶和位于半球内侧面的由边缘叶、杏仁核、丘脑前核、下丘脑等组成的边缘系统。

表 2-1-1　额叶、顶叶、颞叶和枕叶的解剖结构及生理功能

部位	解剖结构	主要功能区	病损表现及定位诊断
额叶	占大脑半球表面的前 1/3，位于外侧裂上方、中央沟前方	①皮质运动区。②运动前区。③皮质侧视中枢。④书写中枢。⑤运动性语言中枢布罗卡（Broca）区。⑥额叶前部	①外侧面病变：额极（精神障碍为主）、中央前回（对侧上、下肢或面部抽搐或继发全身性癫痫发作，单瘫）、额上回后部（对侧上肢强握和摸索反射）、额中回后部（双眼凝视、书写不能）。②内侧面病变：后部的旁中央小叶（对侧膝以下瘫痪）、矢状窦旁脑膜瘤（双下肢瘫痪伴尿便障碍）。③底面：额叶眶面（饮食过量、胃肠蠕动过度、多尿、高热、皮肤血管扩张等）、额叶底面肿瘤（福斯特-肯尼迪综合征）

续 表

部位	解剖结构	主要功能区	病损表现及定位诊断
顶叶	位于中央沟后、顶枕沟前和外侧裂延线的上方	①皮质感觉区。②运用中枢。③视觉性语言中枢	①中央后回和顶上小叶病变：对侧肢体复合性感觉障碍，病灶对侧肢体的部分性感觉性癫痫、全身抽搐及意识丧失。②顶下小叶（缘上回和角回）病变：体象障碍、古茨曼综合征、失用症
颞叶	位于外侧裂下方，顶枕沟前方	①感觉性语言中枢韦尼克（Wernicke）区。②听觉中枢。③嗅觉中枢。④颞叶前部。⑤颞叶内侧面（海马等）	①优势半球颞上回后部损害：感觉性失语。②优势半球颞中回后部损害：命名性失语。③颞叶钩回损害：幻嗅和幻味等。④海马损害：癫痫、错觉、幻觉、近记忆障碍等。⑤优势侧颞叶广泛病变或双侧颞叶病变：精神症状。⑥颞叶深部的视辐射纤维和视束受损：两眼对侧视野的同向上象限盲
枕叶	顶枕沟和枕前切迹连线的后方，为大脑半球后部的小部分	视中枢	①视觉中枢病变：幻视现象及视野缺损等。②优势侧纹状区周围病变：视觉失认。③顶枕颞交界区病变：视物变形

主治语录：①双侧视觉中枢病变产生皮质盲，表现为全盲，视物不见，但对光反射存在。②一侧视中枢病变：对侧视野同向性偏盲，而中心视力不受影响，称黄斑回避。③距状裂以下舌回损害：对侧同向性上象限盲；距状裂以上楔回损害：对侧同向性下象限盲。

1. 岛叶（脑岛） 位于外侧裂深面，被额、顶、颞叶所覆盖。其损害多引起内脏运动和感觉的障碍。

2. 边缘叶　由半球内侧面位于胼胝体周围和侧脑室下角底壁的一圆弧形结构构成。边缘系统损害时出现情绪及记忆障碍、行为异常、幻觉等精神障碍及内脏活动障碍。

二、内囊

1. 解剖结构　内囊是宽厚的白质层，位于尾状核、豆状核及丘脑之间。其外侧为豆状核，内侧为丘脑，前内侧为尾状核，由纵行的纤维束组成，向上呈放射状投射至皮质各部。

2. 病损表现及定位诊断

（1）完全性内囊损害：病灶对侧可出现偏瘫、偏身感觉障碍及偏盲，即"三偏"综合征。

（2）部分性内囊损害：偏瘫、偏身感觉障碍、偏盲、偏身共济失调、一侧中枢性面舌瘫或运动性失语中的1~2个或更多症状。

三、基底神经节（基底核）

1. 解剖结构　位于大脑白质深部，其主要由尾状核、豆状核、屏状核、杏仁核组成（图2-1-1），另外红核、黑质及丘脑底核也参与基底核系统的组成。尾状核和豆状核合称为纹状体，

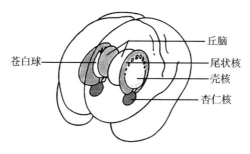

图2-1-1　基底核结构示意

豆状核又分为壳核和苍白球两部分。尾状核和壳核称为新纹状体；苍白球称为旧纹状体；杏仁核称为古纹状体。

2. 病损表现及定位诊断

（1）新纹状体病变：可出现肌张力减低-运动过多综合征，主要产生舞蹈样动作、手足徐动症和偏身投掷运动。

（2）旧纹状体及黑质病变：可出现肌张力增高-运动减少综合征，表现为肌张力增高、动作减少及静止性震颤。

四、间脑

间脑位于两侧大脑半球之间，是脑干与大脑半球连接的中继站。间脑的解剖结构、病损表现及定位诊断见表2-1-2。

表 2-1-2　间脑的解剖结构、病损表现及定位诊断

部　位	解剖结构	病损表现及定位诊断
丘脑	对称分布于第三脑室两侧。被薄层 Y 形白质纤维（内髓板）分隔为若干核群，主要有前核群、内侧核群和外侧核群	①外侧核群尤其是腹后外侧核和腹后内侧核受损：对侧偏身感觉障碍。②丘脑至皮质下（锥体外系统）诸神经核的纤维联系受累：面部表情分离性运动障碍。③外侧核群与红核、小脑、苍白球的联系纤维受损：对侧偏身不自主运动。④丘脑前核与下丘脑及边缘系统的联系受损：情感障碍
下丘脑	位于丘脑下沟的下方，由第三脑室周围的灰质组成，体积很小。分为视前区、视上区、结节区、乳头状区	①视上核、室旁核及其纤维束损害：中枢性尿崩症。②散热和产热中枢损害：体温调节障碍。③饱食中枢和摄食中枢受损：摄食异常。④视前区与后区网状结构损害：睡眠觉醒障碍。⑤腹内侧核和结节区损害：生殖与性功能障碍。⑥后区和前区损害：自主神经功能障碍

部　位	解剖结构	病损表现及定位诊断
上丘脑	位于丘脑内侧，第三脑室顶部周围。主要结构有松果体、缰连合、后连合	病变常见于松果体肿瘤，可出现由肿瘤压迫中脑四叠体而引起的帕里诺综合征。症状多为双侧
底丘脑	外邻内囊，位于下丘脑前内侧，位于中脑被盖和背侧丘脑的过渡区域。主要结构是丘脑底核	丘脑底核损害时出现偏身投掷运动

五、脑干

上与间脑、下与脊髓相连，包括中脑、脑桥和延髓。内部结构主要有神经核、上下行传导束和网状结构。

1. 解剖结构及生理功能

（1）脑干神经核：为脑干内的灰质核团。

（2）脑干传导束：为脑干内的白质，包括深浅感觉传导束、锥体束、锥体外通路及内侧纵束等。

（3）脑干网状结构：为脑干中轴内呈弥散分布的胞体和纤维交错排列的"网状"区域。其中的网状核，与大脑皮质、间脑、脑干、小脑、边缘系统及脊髓均有密切而广泛的联系。

　　主治语录：在脑干网状结构中有心血管运动中枢、血压反射中枢、呼吸中枢及呕吐中枢等，对维持机体正常生理活动有重要作用。

2. 病损表现及定位诊断

（1）延髓

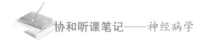

1）延髓上段的背外侧区病变：可出现延髓背外侧综合征，主要表现见表2-1-3。

表2-1-3　延髓背外侧综合征的主要表现

损害部位	表　现
前庭神经核损害	眩晕、恶心、呕吐及眼震
疑核及舌咽、迷走神经损害	病灶侧软腭、咽喉肌瘫痪
绳状体及脊髓小脑束部分小脑半球损害	病灶侧共济失调
交感神经下行纤维损害	霍纳（Horner）综合征
三叉神经脊束核损害	交叉性感觉障碍，同侧面部痛觉、温度觉缺失
脊髓丘脑侧束损害	对侧偏身痛觉、温度觉减退或丧失

2）延髓中腹侧损害：可出现延髓内侧综合征。①舌下神经损害：病灶侧舌肌瘫痪及肌萎缩。②锥体束损害：对侧肢体中枢性瘫痪。③内侧丘系损害：对侧上下肢触觉、位置觉、振动觉减退或丧失。

（2）脑桥

1）脑桥腹外侧部损害：可出现脑桥腹外侧综合征。①展神经麻痹，病灶侧眼球不能外展；面神经核损害，周围性面神经麻痹。②锥体束损害，对侧中枢性偏瘫。③内侧丘系和脊髓丘脑束损害，对侧偏身感觉障碍。

2）脑桥腹内侧部损害：可出现脑桥腹内侧综合征，又称福维尔综合征。①展神经麻痹，病灶侧眼球不能外展；面神经核损害，周围性面神经麻痹。②脑桥侧视中枢及内侧纵束损害，两眼向病灶对侧凝视。③锥体束损害，对侧中枢性偏瘫。

3）脑桥背外侧部损害：可出现脑桥被盖下部综合征。①前庭神经核损害，眩晕、恶心、呕吐、眼球震颤等。②展神经损害，患侧眼不能外展。③面神经核损害，患侧面肌麻痹。④脑桥侧视中枢及内侧纵束损害，双眼患侧注视不能。⑤三叉神经脊束损害，交叉性感觉障碍，即同侧面部痛觉、温度觉缺失；脊髓丘脑侧束损害，对侧偏身痛觉、温度觉减退或丧失。⑥内侧丘系损害，对侧偏身触觉、位置觉、振动觉减退或丧失。⑦交感神经下行纤维损害，患侧霍纳征。⑧小脑中脚、小脑下脚和脊髓小脑前束损害，患侧偏身共济失调。

4) 双侧脑桥基底部病变：可出现闭锁综合征。

（3）中脑

1) 一侧中脑大脑脚脚底损害：可出现大脑脚综合征。①动眼神经麻痹，患侧除外直肌和上斜肌外的所有眼肌麻痹，瞳孔散大。②锥体束损害，对侧中枢性面舌瘫和上下肢瘫痪。

2) 中脑被盖腹内侧部损害：可出现红核综合征。①动眼神经麻痹，患侧除外直肌和上斜肌外的所有眼肌麻痹，瞳孔散大。②黑质损害，对侧肢体震颤、强直。③红核损害，对侧肢体舞蹈样动作、手足徐动症及共济失调。④内侧丘系损害，对侧肢体深感觉和精细触觉障碍。

六、小脑

1. 解剖结构和生理功能　小脑位于颅后窝，小脑幕下方，脑桥及延髓的背侧。

（1）小脑的结构：小脑中央为小脑蚓部，两侧为小脑半球。根据小脑表面的沟和裂，小脑分为绒球小结叶、前叶和后叶。

（2）小脑的纤维

1) 传入纤维：起自大脑皮质、脑干和脊髓，终止于小脑皮质和深部核团，即脊髓小脑束、前庭小脑束、脑桥小脑束及橄榄小脑束。

2）传出纤维：发自小脑深部核团，最终到达脑干的脑神经核及脊髓前角细胞，主要有齿状核红核脊髓束、齿状核红核丘脑束及顶核脊髓束。

（3）小脑的功能：主要维持躯体的平衡，控制姿势和步态，调节肌张力和协调随意运动的准确性。

2. 病损表现及定位诊断

（1）共济失调：小脑病变最主要的症状为共济失调。

（2）压迫脑干的症状：小脑占位性病变压迫脑干可发生阵发性强直性惊厥，或出现去大脑强直状态，表现为四肢强直，角弓反张，神志不清，称小脑发作。

（3）小脑蚓部损害：出现躯干共济失调。表现为躯干不能保持直立姿势、站立不稳、摇晃欲倒、向前或向后倾倒及闭目难立征阳性等。

（4）一侧小脑半球病变：表现为同侧肢体共济失调，上肢比下肢重，远端比近端重，精细动作比粗略动作重，指鼻试验阳性、跟-膝-胫试验阳性、轮替试验笨拙等。

七、脊髓

（一）解剖结构和生理功能

脊髓位于椎管内，为脑干向下延伸部分。脊髓自上而下发出31对脊神经，与此相对应，脊髓也分为31个节段，即8个颈节、12个胸节、5个腰节、5个骶节和1个尾节。

1. 外部结构

（1）表面纵行的沟裂：前正中裂，后正中裂，左右各一的前外侧沟与后外侧沟。脊神经前根由前外侧沟离开脊髓，后根由后外侧沟进入脊髓。

（2）脊髓膜：最外层为硬脊膜，硬脊膜外面和脊椎骨膜之间的间隙是硬膜外腔，其中有静脉丛和脂肪组织。中层为蛛网膜，其下为蛛网膜下腔，内含脑脊液。最内层为软脊膜。

2. 内部结构

（1）脊髓的灰质：前角主要参与躯干和四肢的运动支配；后角参与信息的中转，$C_8 \sim L_2$ 侧角主要是脊髓交感神经中枢，支配血管、内脏及腺体活动，$S_{2\sim 4}$ 侧角为副交感神经中枢，支配膀胱、直肠、性腺。

（2）脊髓的白质

1）上行纤维束（感觉传导束）：主要有薄束、楔束、脊髓小脑束及脊髓丘脑束。

2）下行纤维束（运动传导束）：主要有皮质脊髓束、红核脊髓束、前庭脊髓束、网状脊髓束、顶盖脊髓束及内侧纵束。

3. 脊髓的反射　主要有牵张反射和屈曲反射。

4. 脊髓的功能

（1）脊髓是上、下行传导通路的中继站，脊髓是反射中枢。

（2）独特功能即脊髓反射，分为躯体反射和内脏反射。

（二）病损表现及定位诊断

1. 不完全性脊髓损害（表 2-1-4）

表 2-1-4　不完全性脊髓损害

损害部位	表现
前角损害	节段性下运动神经元性瘫痪，表现为病变前角支配的肌萎缩，腱反射消失，无感觉障碍和病理反射，常伴肌束震颤
后角损害	同侧痛觉温度觉缺失，触觉保留的分离性感觉障碍

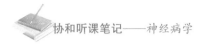

续 表

损害部位	表 现
中央管附近的损害	双侧对称的分离性感觉障碍，痛觉、温度觉减弱或消失，触觉保留
侧角损害	①$C_8 \sim L_2$侧角是脊髓交感神经中枢，受损出现血管舒缩功能障碍、泌汗障碍和营养障碍等。②$C_8 \sim T_1$病变时产生霍纳征。③$S_2 \sim_4$侧角为副交感中枢，损害时产生膀胱直肠功能障碍和性功能障碍
前索损害	脊髓丘脑前束受损出现对侧病变水平以下粗触觉障碍，刺激性病变出现病灶对侧水平以下难以形容的弥散性疼痛，常伴感觉过敏
后索损害	薄束、楔束损害时，振动觉、位置觉障碍，感觉共济失调，精细触觉障碍；后索刺激性病变出现支配区的电击样剧痛
侧索损害	肢体病变水平以下同侧上运动神经元性瘫痪和对侧痛觉、温度觉障碍
脊髓束性损害	①薄束、楔束损害：深感觉障碍。②锥体束损害：中枢性瘫痪。③脊髓小脑束损害：小脑性共济失调
脊髓半侧损害	引起脊髓半切综合征，主要特点是病变节段以下同侧上运动神经元性瘫痪、深感觉障碍、精细触觉障碍及血管舒缩功能障碍，对侧痛觉、温度觉障碍

2. 脊髓横贯性损害

（1）主要症状为损伤平面以下各种感觉缺失，上运动神经元性瘫痪及括约肌障碍等。

（2）急性期出现脊髓休克症状，包括损伤平面以下弛缓性瘫痪、肌张力减低、腱反射减弱，病理反射阴性及尿潴留。慢性压迫症状常因损害结构不同而症状各异。

（3）主要节段横贯性损伤的临床表现见表2-1-5。

表 2-1-5 主要节段横贯性损伤的临床表现

损伤部位	运动障碍	感觉障碍	括约肌障碍	自主神经异常	其 他
高颈髓 ($C_{1~4}$)	四肢痉挛性瘫痪，常伴枕部疼痛及头部活动受限	病变平面以下感觉缺失	存在	四肢和躯干多无汗	①$C_{3~5}$节段受损：膈肌瘫痪，腹式呼吸减弱或消失。②三叉神经脊束核受损：同侧面部外侧痛觉、温度觉丧失。③副神经核受累：同侧胸锁乳突肌及斜方肌无力和萎缩。④病变由枕骨大孔波及颅后窝：延髓及小脑症状
颈膨大 ($C_5~T_2$)	双上肢软瘫、双下肢痉挛性瘫痪	病变平面以下感觉缺失，可有肩和上肢的放射性痛	尿便障碍	霍纳征 ($C_8~T_1$节段侧角细胞受损)	①肱二头肌反射减弱或消失而肱三头肌反射亢进：病损在C_5或C_6。②肱二头肌反射正常而肱三头肌反射减弱或消失：病损在C_7
胸髓中的 $T_4~T_5$	双下肢痉挛性瘫痪	病变平面以下感觉缺失，受损阶段伴束带感	存在		①$T_{10~11}$病变：腹直肌下半部无力，比弗征。② 上（$T_{7~8}$）、中（$T_{9~10}$）和下（$T_{11~12}$）腹壁反射消失，有助于各节段的定位

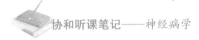

续 表

损伤部位	运动障碍	感觉障碍	括约肌障碍	自主神经异常	其他
腰膨大（$L_1 \sim S_2$）	双下肢软瘫	下肢和会阴感觉缺失	存在	阳痿（$S_{1\sim3}$受损）	①腰膨大上段受损：神经根痛位于腹股沟区或下背部。②下段受损：坐骨神经痛。③$L_{2\sim4}$：膝反射消失。④$S_{1\sim2}$：踝反射消失
脊髓圆锥（$S_{3\sim5}$和尾节）	无下肢瘫痪	肛门周围和会阴部感觉缺失	肛门反射消失、真性尿失禁		髓内病变可出现分离性感觉障碍
马尾神经根	下肢软瘫	根性疼痛和感觉障碍位于会阴部、股部和小腿	常不明显		马尾损害时症状和体征可为单侧或不对称

　主治语录：脊髓损害的临床表现主要为运动障碍、感觉障碍、反射异常及自主神经功能障碍，前两者对脊髓病变水平的定位很有帮助。

第二节 脑与脊髓的血管

一、脑的血管

（一）解剖结构及生理功能

1. 脑的动脉

（1）颈内动脉

1）起自颈总静脉，供应部分间脑和大脑半球前 2/3。主要分支有眼动脉、后交通动脉、脉络膜前动脉、大脑前动脉、大脑中动脉。

2）大脑中动脉为颈内动脉的直接延续，中央支（豆纹动脉）又称出血动脉。

（2）椎动脉

1）椎-基底动脉：起自锁骨下动脉，供应大脑半球后 1/3 及部分间脑、脑干和小脑。

2）椎动脉分支：脊髓前、后动脉，小脑下后动脉（为椎动脉的最大分支）。

3）基底动脉的主要分支：小脑下前动脉、迷路动脉（内听动脉）、脑桥动脉、小脑上动脉、大脑后动脉（为基底动脉的终末支）。

（3）大脑动脉环

1）正常情况下动脉环两侧的血液不相混合，当某一供血动脉狭窄或闭塞时，可一定程度上通过大脑动脉环使血液重新分配和代偿，以维持脑的血液供应。

2）后交通动脉和颈内动脉交界处、前交通动脉和大脑前动脉的连接处是动脉瘤的好发部位。

主治语录： 以顶枕沟为界，大脑半球前 2/3 和部分间脑由颈内动脉分支供应，大脑半球后 1/3 及部分间脑、脑干和小脑由椎-基底动脉供应。

2. 脑静脉

（1）大脑浅静脉：分为大脑上静脉、大脑中静脉（大脑中浅静脉、大脑中深静脉）、大脑下静脉三组，收集大脑半球外侧面、内侧面及脑岛的血液，汇入脑各静脉窦，并与大脑内静脉相吻合。

（2）大脑深静脉：包括大脑内静脉和大脑大静脉。两侧大脑内静脉汇合成大脑大静脉，收集的静脉血注入直窦。

（二）病损表现及定位诊断

1. 颈内动脉主干受累可出现患侧单眼一过性黑蒙、患侧霍纳征、对侧偏瘫、偏身感觉障碍和偏盲、失语症（优势半球）、体象障碍（非优势半球）。

2. 大脑中动脉受累

（1）主干

1）三偏症状，病灶对侧中枢性面舌瘫及偏瘫、偏身感觉障碍、偏盲或象限盲。

2）失语症（优势半球），体象障碍（非优势半球）。

3）意识障碍。

（2）皮质支

1）上分支病损：出现对侧偏瘫和感觉缺失，面部及上肢重于下肢，布罗卡失语和体象障碍。

2）下分支病损：出现韦尼克失语、命名性失语和行为异常等，常无偏瘫。

（3）深穿支

1）对侧中枢性偏瘫，上下肢均等，可有面舌瘫。

2）对侧偏身感觉障碍。

3）可有对侧同向性偏盲。

4）皮质下失语（优势半球）。

3. 大脑前动脉受累

（1）主干

1）病灶对侧中枢性面舌瘫及偏瘫，以面舌瘫及下肢瘫为重，可伴轻度感觉障碍。

2）尿潴留或尿急。

3）精神障碍如淡漠、反应迟钝、欣快、始动障碍和缄默等，常有强握与吸吮反射。

4）优势半球受累可有上肢失用，也可有布罗卡失语。

（2）皮质支

1）对侧下肢远端为主的中枢性瘫，可伴感觉障碍。

2）对侧下肢短暂性共济失调、强握反射及精神症状。

（3）深穿支，对侧中枢性面舌瘫及上肢近端轻瘫。

4. 大脑后动脉受累

（1）主干：对侧偏瘫、偏身感觉障碍及偏盲，丘脑综合征，优势半球病变可有失读。

（2）皮质支

1）对侧同向性偏盲或象限盲，而黄斑视力保存（黄斑回避现象），双侧病变可出现皮质盲。

2）优势侧颞下动脉受累可见视觉失认及颜色失认；顶枕动脉受累可有对侧偏盲，视幻觉痫性发作，优势侧病损可有命名性失语。

（3）深穿支

1）丘脑穿通动脉受累：出现红核丘脑综合征。

2）丘脑膝状体动脉受累：出现丘脑综合征。

3）中脑支受累：出现韦伯（Weber）综合征或贝内迪科特

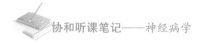

（Benedikt）综合征。

5. 基底动脉受累

（1）主干：引起脑干广泛性病变，累及脑神经、锥体束及小脑，出现眩晕、呕吐、共济失调、四肢瘫痪及消化道出血等，甚至死亡。

（2）基底动脉尖部：受累后出现基底动脉尖部综合征。

1）眼球运动及瞳孔异常。

2）对侧偏盲或皮质盲。

3）严重的记忆障碍。

4）少数患者可有脑干幻觉，表现为大脑脚幻觉及脑桥幻觉。

5）可有意识障碍。

（3）内听动脉：可见病灶侧耳鸣、听力减退、眩晕、呕吐及眼球震颤。

（4）中脑支：可出现韦伯综合征或贝内迪科特综合征。

（5）脑桥支：可出现米勒德-居布莱（Millard-Gubler）综合征。

（6）脑桥旁正中动脉：可出现福维尔（Foville）综合征。

（7）小脑上动脉：可出现脑桥上部外侧综合征。

6. 椎动脉受累　椎动脉发出小脑下后动脉，此两动脉受累可出现瓦伦贝格（Wallenberg）综合征。

二、脊髓的血管

（一）解剖结构和生理功能

1. 脊髓动脉

（1）脊髓前动脉：发自两侧椎动脉的颅内部分，在达延髓的椎体交叉处合并成一支，沿脊髓前正中裂下行，发出沟联合动脉，供应脊髓横断面前 2/3 区域。沟动脉系终末支，易发生缺血性病变。

（2）脊髓后动脉：起源于同侧椎动脉的颅内部分，左右各一根，分支供应脊髓横断面后 1/3 区域，分支吻合好，呈网状，较少发生血供异常。

（3）根动脉：进入椎间孔后分为根前动脉、根后动脉，分别和脊髓前、后动脉吻合形成动脉冠，为脊髓实质外周部分供血。

主治语录：根据脊髓动脉分布的特点，T_4 和 L_1 最易发生供血不足。

2. 脊髓静脉　主要由脊髓前静脉和脊髓后静脉引流至椎静脉丛，椎静脉丛内压力很低，无静脉瓣，血流方向随胸腔、腹腔压力而改变，容易导致感染和肿瘤扩散。

（二）病损表现及定位诊断

1. 脊髓前动脉损害　动脉闭塞产生脊髓前动脉综合征，主要为病灶水平以下的上运动神经元性瘫痪，分离性感觉障碍（痛觉、温度觉缺失而深感觉正常）及膀胱直肠功能障碍。

2. 脊髓后动脉损害　动脉闭塞产生脊髓后动脉综合征，主要为病变水平以下的深感觉障碍，痛觉、温度觉及肌力保存，括约肌功能常不受累。

3. 根动脉损害　中央动脉综合征，主要为病变水平相应节段的下运动神经元瘫痪，肌张力减低，肌萎缩，多无感觉障碍和锥体束损害。

第三节　脑　神　经

一、概述及分类

1. 概述　脑神经有 12 对，它们的排列序数是以出入脑的部位前后次序而定的。

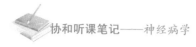主治语录：脑神经的记忆口诀归纳如下：一嗅二视三动眼，四滑五叉六外展，七面八听九舌咽，迷走及副舌下全。

2. 按照功能分类

（1）运动性神经（第Ⅲ、Ⅳ、Ⅵ、Ⅺ、Ⅻ对）。

（2）感觉性神经（第Ⅰ、Ⅱ、Ⅷ对）。

（3）混合性神经（第Ⅴ、Ⅶ、Ⅸ、Ⅹ对）。

二、嗅神经

1. 解剖结构　起于鼻腔上部（并向上鼻甲及鼻中隔上部延伸）嗅黏膜内的嗅细胞（1级神经元）。嗅细胞是双极神经元，其中枢突集合成嗅丝（嗅神经），终止于嗅球（2级神经元）。嗅球神经元发出的纤维→嗅束→外侧嗅纹→嗅中枢（颞叶钩回、海马回前部及杏仁核）。

2. 病损表现及定位诊断

（1）嗅中枢病变：可致幻嗅。

（2）嗅神经、嗅球及嗅束病变：嗅神经损伤可致嗅觉障碍；嗅球、嗅束病变，可致一侧或两侧嗅觉丧失。

（3）鼻腔局部病变：可致双侧嗅觉减退或消失。

三、视神经

1. 解剖结构及生理功能

（1）视神经为特殊躯体感觉神经，由视网膜神经节细胞的轴突聚集而成，主要传导视觉冲动。

（2）视杆、视锥细胞（视觉感受器）→视网膜双极细胞（1级神经元）→视网膜神经节细胞（2级神经元）→视神经发自视网膜不交叉的纤维（颞侧）与来自对侧视网膜的交叉纤维

（鼻侧）合成视束→外侧膝状体（3级神经元）→视辐射→枕叶视皮质中枢（距状裂两侧的楔回和舌回）。

（3）在视觉径路中，尚有光反射纤维，在外侧膝状体的前方离开视束，经上丘臂进入中脑上丘和顶盖前区，与两侧动眼神经副核联系，司瞳孔对光反射。

2. 病损表现及定位诊断

（1）视神经不同部位损害所产生的视力障碍与视野缺损见表2-3-1。

表2-3-1　视神经不同部位损害所产生的视力障碍与视野缺损

损害部位	表　　现
视神经损害	同侧视力下降或全盲
视交叉损害	视交叉外侧部病变引起同侧眼鼻侧视野缺损。视交叉正中部病变，可出现双眼颞侧偏盲。整个视交叉损害，可全盲
视束损害	一侧视束损害出现双眼对侧视野同向性偏盲，偏盲侧瞳孔直接对光反射消失
视辐射损害	全部受损，出现两眼对侧视野的同向偏盲。视辐射下部受损，出现两眼对侧视野的同向上象限盲；视辐射上部受损，出现两眼对侧视野的同向下象限盲
枕叶视中枢损害	一侧局限性病变（对侧象限盲）、一侧完全损害（对侧偏盲，偏盲侧对光反射存在，黄斑回避现象）、刺激性损害（对侧视野出现闪光型幻视）、枕叶前部受损（视觉失认）

（2）视神经盘异常

1）视盘水肿：是颅内压增高的主要客观体征之一。

2）视神经萎缩：视力减退或消失，瞳孔扩大，对光反射减弱或消失。

四、动眼、滑车和展神经

1. 解剖结构

（1）动眼、滑车和展神经：共同支配眼外肌（图 2-3-1），管理眼球运动，合称眼球运动神经，其中动眼神经还支配瞳孔括约肌和睫状肌。

（2）动眼神经：为支配眼肌的主要运动神经，起自中脑上丘的动眼神经核，该核分为外侧核（发出神经支配上睑提肌、上直肌、内直肌、下斜肌、下直肌）、正中核（发出神经主管两眼的辐辏运动）及动眼神经副核（E-W 核，发出神经参与缩瞳和调节反射）。

（3）滑车神经：起自中脑动眼神经核下端、四叠体下丘的导水管周围腹侧灰质中的滑车神经核，支配上斜肌。

（4）展神经：起自脑桥中部被盖中线两侧的展神经核，支配外直肌。

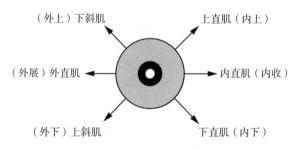

图 2-3-1　眼外肌示意

2. 病损表现及定位诊断

（1）周围性眼肌麻痹

1）动眼神经麻痹：完全损害时表现为上睑下垂，眼球向外下斜视，不能向上、向内、向下转动，复视，瞳孔散大，光反射及调节反射均消失。

2）滑车神经麻痹：单纯损害表现为眼球位置稍偏上，向外下方活动受限，下视时出现复视。

3）展神经麻痹：患侧眼球内斜视，外展运动受限或不能，伴有复视。

4）动眼、滑车及展神经合并麻痹：眼肌全部瘫痪，眼球只能直视前方，不能向任何方向转动，瞳孔散大，光反射及调节反射消失。

（2）核性眼肌麻痹：是脑干病变致眼球运动神经核（动眼、滑车及展神经核）损害所引起的眼球运动障碍。临床特点如下。

1）双侧眼球运动障碍。

2）脑干内邻近结构的损害，展神经核病变常损伤围绕展神经核的面神经纤维，故同时出现同侧的周围性面神经麻痹；同时累及三叉神经和锥体束，出现三叉神经麻痹和对侧偏瘫。

3）分离性眼肌麻痹。

（3）核间性眼肌麻痹：包括前核间性眼肌麻痹、后核间性眼肌麻痹、一个半综合征。

（4）核上性眼肌麻痹（中枢性眼肌麻痹）：临床特点如下。

1）双眼同时受累。

2）无复视。

3）反射性运动仍保存。

（5）不同眼肌麻痹导致的复视：是眼外肌麻痹时经常出现的表现。

（6）不同部位损害导致的瞳孔改变

1）瞳孔缩小（颈上交感神经径路损害）、瞳孔散大（动眼神经麻痹）。

2）瞳孔光反射异常，见于光反射通路损害，可出现瞳孔光反射消失和瞳孔散大。

3）辐辏反射丧失［帕金森（Parkinson）综合征（由于肌

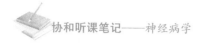

强直）及中脑病变］及调节反射丧失［白喉（损伤睫状神经）及脑炎（损伤中脑）］。

4）阿-罗瞳孔，是顶盖前区光反射径路受损所致。

5）埃迪瞳孔，表现为一侧瞳孔散大，直接、间接光反射及调节反射异常。

五、三叉神经

1. 解剖结构

（1）感觉神经纤维

1）第 1 级神经元：位于三叉神经半月节，其周围突分为眼神经、上颌神经和下颌神经 3 个分支，其中枢突进入脑桥后，深感觉纤维终止于三叉神经中脑核；触觉纤维终止于三叉神经感觉主核；痛觉、温度觉纤维沿三叉神经脊束下降，终止于三叉神经脊束核。

2）由感觉主核及脊束核的 2 级神经元发出纤维，最终止于丘脑腹后内侧核，从丘脑 3 级神经元发出的纤维经内囊后肢最后终止于中央后回感觉中枢的下 1/3 区。

（2）运动神经纤维：起自脑桥三叉神经运动核（受双侧皮质脑干束支配），支配咀嚼肌和鼓膜张肌等。

（3）角膜反射通路：角膜→三叉神经眼支→三叉神经半月神经节→三叉神经感觉主核→双侧面神经核→面神经→眼轮匝肌（出现闭眼反应）。

主治语录： 当三叉神经第 1 支（眼神经）或面神经损害时，均可出现角膜反射消失。

2. 病损表现及定位诊断

（1）三叉神经周围性损害

1）三叉神经半月节和三叉神经根病变：可见三叉神经分布

区的感觉障碍，角膜反射减弱或消失，咀嚼肌瘫痪。

2）三叉神经分支病变：可见三叉神经各分支分布范围内的痛、温、触觉均减弱或消失。

（2）三叉神经核性损害

1）感觉核：三叉神经脊束核损害表现为同侧面部洋葱皮样分离性感觉。

2）运动核：一侧损害，产生同侧咀嚼肌无力或瘫痪，可伴肌萎缩，张口时下颌向患侧偏斜。

六、面神经

1. 解剖结构

（1）运动纤维：发自面神经核，支配除了咀嚼肌和上睑提肌以外的面部表情肌及耳部肌、枕肌、颈阔肌及镫骨肌等。额肌、皱眉肌及眼轮匝肌的神经元由双侧皮质脑干束支配，颊肌及口轮匝肌的神经元由对侧皮质脑干束支配。

（2）感觉纤维

1）（味觉纤维）：起自膝状神经节（第 1 级神经元），周围突参加到舌神经（三叉神经下颌支的分支）中，终止于舌前 2/3 味蕾，司舌前 2/3 味觉；中枢突形成面神经的中间神经，与舌咽神经的味觉纤维一起，终止于孤束核（第 2 级神经元）。从孤束核发出纤维交叉至对侧，终止于丘脑外侧核（第 3 级神经元），再发出纤维终止于中央后回下部。

2）一般躯体感觉纤维：感觉细胞也位于膝状神经节内，纤维病变时产生耳痛。

（3）副交感神经纤维：司泪腺、舌下腺及颌下腺的分泌。

2. 病损表现及定位诊断

（1）上运动神经元损伤所致的中枢面神经麻痹：病变在一侧中央前回下部或皮质延髓束，临床表现为病灶对侧鼻唇沟变浅、口角轻度下垂，而上部面肌（额肌和眼轮匝肌）不受累，皱眉、皱额和闭眼动作均无障碍。

（2）下运动神经元损伤所致的周围性面神经麻痹：病变在面神经核或核以下周围神经，临床表现为患侧额纹变浅或消失、睑裂变大、鼻唇沟变浅、口角下垂并偏向健侧，不能皱眉、闭目、鼓腮、吹口哨。

1）面神经管前损害

面神经核损害：表现为周围性面神经麻痹，常伴展神经麻痹、对侧锥体束征。

膝状神经节损害：表现为周围性面神经麻痹，舌前 2/3 味觉障碍及泪腺、唾液腺分泌障碍，可伴听觉过敏耳后部剧烈疼痛，鼓膜和外耳道疱疹，称亨特综合征。

2）面神经管内损害：表现为周围性面神经麻痹伴有舌前 2/3 味觉障碍及唾液腺分泌障碍，为面神经管内鼓索神经受累；如还伴有听觉过敏，则病变多在镫骨肌神经以上。

3）茎乳孔以外病变：只表现为周围性面神经麻痹。

（3）周围性与中枢性面神经麻痹的鉴别：见表 2-3-2。

表 2-3-2　周围性与中枢性面神经麻痹的鉴别

特　征	周围性面神经麻痹	中枢性面神经麻痹
面瘫程度	重	轻
症状表现	面部表情肌瘫痪使表情动作丧失	病灶对侧下部面部表情肌瘫痪（鼻唇沟变浅和口角下垂），额支无损（两侧中枢支配），皱额、皱眉和闭眼动作无障碍；病灶对侧面部随意动作丧失而哭、笑等动作仍保存；常伴有病灶对侧偏瘫和中枢性舌下神经瘫
恢复速度	缓慢	较快
常见病因	面神经炎	脑血管疾病及肿瘤

七、前庭蜗神经（位听神经）

1. 解剖结构

（1）前庭蜗神经是特殊躯体感觉性神经，由蜗神经和前庭神经组成。

（2）蜗神经起自内耳螺旋神经节的双极神经元，主要传导听觉。

（3）前庭神经起自内耳前庭神经节的双极细胞，功能为反射性调节机体的平衡，调节机体对各种加速度的反应。

2. 病损表现及定位诊断

（1）蜗神经损害：表现为听力障碍和耳鸣。

（2）前庭神经损害：表现为眩晕、眼球震颤及平衡障碍。

八、舌咽、迷走神经

1. 解剖结构

（1）舌咽神经：见表2-3-3。

表2-3-3 舌咽神经的解剖结构

名 称	主要功能
特殊内脏感觉纤维	胞体位于下神经节，周围突分布于舌后1/3味蕾，传导味觉
一般内脏感觉纤维	胞体位于下神经节，周围突接受咽、扁桃体、舌后1/3、咽鼓管和鼓室等处黏膜，接受黏膜感觉；分布于颈动脉窦和颈动脉小球的纤维（窦神经）与呼吸、血压和脉搏的调节有关
一般躯体感觉纤维	胞体位于上神经节，其周围突分布于耳后皮肤，中枢突到三叉神经脊束核，接受耳部皮肤感觉
特殊内脏运动纤维	起自延髓疑核，支配茎突咽肌，与迷走神经共同完成吞咽动作
副交感纤维	为一般运动纤维，起自下泌涎核，司腮腺分泌

（2）迷走神经

1）一般躯体感觉纤维：胞体位于颈静脉神经节，周围突分布于外耳道、耳郭凹面的部分皮肤及硬脑膜，中枢突止于三叉神经脊束核。

2）一般内脏感觉纤维：胞体位于结状神经节，周围突分布于咽、喉、食管、气管及胸腹腔内诸脏器，中枢突止于孤束核。

3）特殊内脏运动纤维：起自疑核，支配软腭、咽及喉部的横纹肌。

4）副交感纤维：为一般内脏运动纤维，起自迷走神经背核，分布于胸腹腔诸脏器，控制平滑肌、心肌和腺体的活动。

2. 病损表现及定位诊断

（1）舌咽、迷走神经共同损伤：表现为延髓麻痹，出现声音嘶哑、吞咽困难、饮水呛咳及咽反射消失。一侧损伤时症状较轻，张口时可见瘫痪一侧的软腭弓较低，腭垂偏向健侧，患者发"啊"音时患侧软腭上抬受限，患侧咽部感觉缺失，咽反射消失。

（2）舌咽、迷走神经单独损伤：舌咽神经麻痹主要表现为咽部感觉减退或丧失、咽反射消失、舌后 1/3 味觉丧失和咽肌轻度瘫痪。迷走神经麻痹时出现声音嘶哑、构音障碍、软腭不能提升、吞咽困难、咳嗽无力和心动过速等。

🖊 **主治语录**：迷走神经是行程最长、分布最广泛的脑神经。

九、副神经

1. 解剖结构

（1）副神经为运动神经，由延髓支和脊髓支组成，分别包括特殊内脏运动纤维和躯体运动纤维。

（2）延髓支起自延髓疑核，加入迷走神经，构成喉返神经，支配声带运动。

（3）脊髓支起自颈髓第 1~5 节段前角腹外侧细胞柱，参与支配胸锁乳突肌和斜方肌。

2. 病损表现及定位诊断

（1）一侧副神经核或其神经损害：同侧胸锁乳突肌和斜方肌萎缩，向病变对侧转颈不能，患侧肩下垂、耸肩无力等。

（2）双侧副神经核或其神经损害：双侧胸锁乳突肌力弱，头前屈无力、直立困难，多呈后仰位，仰卧位时不能抬头。

十、舌下神经

1. 解剖结构　舌下神经为躯体运动神经，位于延髓第四脑室底舌下神经三角深处的舌下神经核发出轴突在橄榄体与锥体之间出脑，经舌下神经管出颅，分布于同侧舌肌。

2. 病损表现及定位诊断

（1）舌下神经核上性病变：一侧病变时，伸舌偏向病灶对侧。

（2）舌下神经及核性病变

1）一侧病变：患侧舌肌瘫痪，伸舌偏向患侧。

2）两侧病变：伸舌受限或不能，同时伴舌肌萎缩。舌下神经核的病变可伴肌束颤动。

第四节　周围神经

一、脊神经

1. 解剖结构

（1）与脊髓相连的周围神经即脊神经，每对脊神经借前根

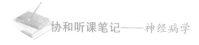

和后根连于一个脊髓节段。

（2）脊神经为混合性，一般含有躯体感觉纤维、躯体运动纤维、内脏传入纤维和内脏运动纤维4种成分。

（3）每条脊神经干在出椎间孔后立即分为前支、后支、脊膜支和交通支。前支分别交织成丛，各丛发出分支，司肌肉运动和皮肤感觉。后支分成肌支（司肌肉运动）和皮支（司皮肤感觉），脊膜支分布于脊髓被膜、血管壁、骨膜、韧带和椎间盘等处，司一般感觉和内脏运动。

（4）脊神经在皮肤的分布有明显的节段性，尤其是颈神经和胸神经的分布，如 T_2 分布于胸骨角水平、T_4 分布于乳头平面、T_6 分布于剑突水平、T_8 分布于肋弓下缘、T_{10} 分布于脐水平、T_{12} 和 L_1 分布于腹股沟水平。

2. 病损表现及定位诊断

（1）脊神经病变导致的运动障碍

1）刺激性症状：肌束震颤、肌痉挛、肌肉痛性痉挛等。

2）麻痹性症状：为下运动神经元性瘫痪，可出现肌力减弱或丧失、肌萎缩、肌张力低。

（2）脊神经病变导致的感觉障碍：分布区内的感觉障碍。

（3）脊神经病变导致的反射变化：浅反射及深反射减弱或消失等。

（4）脊神经病变导致的自主神经障碍：多汗或无汗、皮温降低、色素沉着等。可有性功能障碍、膀胱直肠功能障碍、直立性低血压（又称体位性低血压）及泪腺分泌减少等。

（5）脊神经病变导致的其他症状

1）动作性震颤（见于某些多发性神经病）。

2）周围神经肿大（麻风、神经纤维瘤等）。

3）畸形（马蹄足、爪形手等）。

4）营养障碍（遗传性感觉性神经病）。

二、自主神经

1．解剖结构

（1）自主神经可分为中枢部分和周围部分。

（2）中枢自主神经包括大脑皮质、下丘脑、脑干的副交感神经核团以及脊髓各节段侧角区。

（3）周围自主神经包括交感神经系统、副交感神经系统。

2．病损表现及定位诊断

（1）交感神经损伤：出现副交感神经功能亢进的症状，如瞳孔缩小、唾液分泌增加、心率减慢、血管扩张、血压降低等。

（2）副交感神经损伤：出现交感神经功能亢进的症状，如瞳孔散大、眼裂增宽、眼球突出、心率加快、血压升高等。

三、常见的周围神经病理变化

1．沃勒变性指任何外伤使轴突断裂后，远端神经纤维发生的一切变化。

2．轴突变性是常见的一种周围神经病理改变，可为中毒、代谢营养障碍以及免疫介导性炎症等引起。

3．神经元变性是神经元胞体变性坏死继发的轴突及髓鞘破坏。

4．节段性脱髓鞘是髓鞘破坏而轴突相对保存的病变，可见于炎症、中毒、遗传性或后天性代谢障碍。

第五节　肌　　肉

一、解剖结构

肌肉根据构造分类如下。

1. 平滑肌　主要分布于内脏的中空器官及血管壁。

2. 心肌　构成心壁的主要成分。

3. 骨骼肌　主要存在于躯干和肢体。为本节的主要讨论内容。

二、病损表现及定位诊断

1. 肌无力　为肌肉疾病最常见的表现。另外还有病态性疲劳、肌痛与触痛、肌萎缩、肌肉肥大及肌强直等。

2. 神经肌肉接头损伤　特点为病态性疲劳、晨轻暮重，可累及单侧或双侧，甚至全身肌肉都可无力。病程长者可见肌萎缩。

3. 肌肉损伤　多表现为进行性发展的对称性肌萎缩和无力，可伴肌肉假性肥大，不伴有明显的失神经支配或感觉障碍。

第六节　运动系统

一、概述

运动系统的组成：上运动神经元（锥体系统）、下运动神经元、锥体外系、小脑。

二、解剖生理及功能

1. 上运动神经元（锥体系统）

（1）结构：包括额叶中央前回运动区的大锥体细胞（Betz细胞）及其轴突组成的皮质脊髓束（从大脑皮质至脊髓前角的纤维束）和皮质脑干束（从大脑皮质至脑干脑神经运动核的纤维束）。

1）皮质脊髓束在延髓锥体交叉处大部分纤维交叉至对侧，

形成皮质脊髓侧束下行，终止于脊髓前角；小部分纤维不交叉形成皮质脊髓前束，在下行过程中陆续交叉，止于对侧脊髓前角；仅有少数纤维始终不交叉直接下行，陆续止于同侧前角。

2）除舌下神经核及面神经核下部受对侧皮质脑干束支配外，余脑干运动神经核均受双侧皮质脑干束支配。

（2）功能：发放和传递随意运动冲动至下运动神经元，并控制和支配其活动。

（3）损伤后表现：中枢性（痉挛性）瘫痪。

2. 下运动神经元

（1）结构：包括脊髓前角细胞、脑神经运动核及其发出的神经轴突。

（2）功能：将各方面的冲动组合起来，通过周围神经传递至运动终板，引起肌肉收缩。

（3）损伤后表现：周围性（弛缓性）瘫痪。

3. 锥体外系

（1）广义：锥体系以外的所有躯体运动的神经系统结构，包括纹状体系统和前庭小脑系统。

（2）狭义：主要是纹状体系统，包括纹状体、红核、黑质及丘脑底核，总称为基底核。

（3）主要功能：调节肌张力，协调肌肉运动；维持和调整体态姿势；担负半自动的刻板动作及反射性运动。

（4）损伤后表现：主要出现肌张力变化和不自主运动两大类症状。

主治语录：锥体系统和锥体外系统在运动功能方面是相互不可分割的整体，只有在锥体外系统使肌肉保持稳定协调的前提下，锥体系统才能完成某些精确的随意运动。

4. 小脑

（1）结构：是协调随意运动的重要结构，它并不发出运动冲动，而是通过传入纤维和传出纤维与脊髓、前庭、脑干、基底核及大脑皮质等部位联系，达到对运动神经元的调节作用。

（2）功能：维持躯体平衡、调节肌张力及协调随意运动。

（3）损伤后表现：主要出现共济失调与平衡障碍两大类症状。

三、病损表现及定位诊断

1. 上运动神经元性瘫痪（中枢性瘫痪）　肌张力增高，腱反射亢进，出现病理反射，无肌萎缩，病程长者可有失用性肌萎缩。各部位病变时瘫痪的特点如下。

（1）皮质型：单瘫（对侧单个肢体或面部的瘫痪）。

（2）内囊型：三偏综合征（对侧偏身感觉减退及对侧同向偏盲）。

（3）脑干型：交叉性瘫痪（病变侧脑神经麻痹和对侧肢体中枢性瘫痪）。

（4）脊髓型：截瘫或四肢瘫。

2. 下运动神经元性瘫痪（周围性瘫痪）　肌张力降低，腱反射减弱或消失，肌萎缩，无病理反射。各部位发生病变时瘫痪的特点如下。

（1）脊髓前角细胞：节段性、弛缓性瘫痪而无感觉障碍。

（2）前根：弛缓性瘫痪，不伴感觉障碍。常同时损害后根而出现根性疼痛和节段性感觉障碍。

（3）神经丛：常累及一个肢体的多数周围神经，引起弛缓性瘫痪、感觉障碍及自主神经功能障碍，可伴疼痛。

（4）周围神经：支配区的肌肉弛缓性瘫痪，同时伴感觉及自主神经功能障碍或疼痛。多发性周围神经病时出现对称性四肢远端肌肉瘫痪，伴手套-袜套样感觉障碍。

第七节　感觉系统

一、概述

1. 定义　感觉是作用于各个感受器的各种形式的刺激在人脑中的直接反应。

2. 分类

（1）特殊感觉：视觉、听觉、嗅觉、味觉等。

（2）一般感觉：浅感觉（痛觉、温度觉和触觉）、深感觉（运动觉、位置觉和振动觉）以及复合感觉（实体觉、图形觉、两点辨别觉、定位觉和重量觉等）。

二、解剖结构及生理功能

1. 感觉传导通路

（1）痛觉、温度觉传导通路：皮肤、黏膜感受器→脊神经节周围突→脊神经节（第 1 级神经元）→脊髓后角（第 2 级神经元）→脊髓丘脑侧束→丘脑腹后外侧核（第 3 级神经元）→丘脑皮质束→中央后回的中上部和旁中央小叶的后部。

（2）触觉传导通路：皮肤触觉感受器→脊神经节周围突→脊神经节（第 1 级神经元）→中枢支→进入脊髓后索→一部分传导精细触觉的纤维随薄、楔束上行，走在深感觉传导通路中。

一部分传导粗略触觉的纤维→后角固有核→脊髓丘脑前束，至延髓中部与脊髓丘脑侧束合成脊髓丘脑束（脊髓丘系），以后行程同脊髓丘脑侧束。

（3）深感觉传导通路：肌肉、肌腱、关节等的感受器→脊神经节周围突→脊神经节（第 1 级神经元）→中枢突入脊髓后索，上升成薄束（内侧）和楔束（外侧）→延髓的薄束核和楔束核（第 2 级神经元）→内侧丘系→丘脑腹后外侧核（第 3 神经元）→丘脑皮质束→经内囊后肢，至大脑皮质中央后回的中上部及旁中央小叶后部。

2. 脊髓内感觉传导束的排列

（1）传导浅感觉的脊髓丘脑束（脊髓丘脑侧束、脊髓丘脑前束），传导深感觉的薄束和楔束及脊髓小脑束等。

（2）脊髓丘脑侧束的排列由内向外依次为来自颈、胸、腰、骶的纤维；薄束和楔束位于后索，薄束在内，楔束在外，由内向外依次由来自骶、腰、胸、颈的纤维排列而成。

主治语录：髓内感觉传导束的层次排列特点对脊髓的髓内、髓外病变的诊断具有重要价值。

3. 节段性感觉支配　脊髓损伤的上界应比查体的感觉障碍平面高出 1~2 个节段。节段性感觉分布现象在胸段最明显，如乳头平面为 T_4、脐平面为 T_{10}。脊髓的节段性感觉支配，对临床定位诊断有极重要的意义。

4. 周围性感觉支配　周围神经在体表的分布与脊髓的节段性分布不同。

三、病损表现及定位诊断

1. 神经干型感觉障碍　表现为受损害的某一神经干分布区内各种感觉减退或消失（桡神经麻痹、尺神经麻痹等）。

2. 末梢型感觉障碍　四肢对称性的末端各种感觉障碍，呈手套-袜套样分布，远端重于近端。

3. 后根型感觉障碍　单侧节段性感觉障碍，感觉障碍范围与神经根的分布一致。常伴有剧烈的放射性疼痛（神经痛）。

4. 髓内型感觉障碍

（1）后角型：损伤侧节段性分离性感觉障碍，出现病变侧痛觉、温度觉障碍，而触觉或深感觉保存。

（2）后索型：后索的薄束、楔束损害，则受损平面以下深感觉障碍和精细触觉障碍，出现感觉性共济失调。

（3）侧索型：病变对侧平面以下痛觉、温度觉缺失而触觉和深感觉保存（分离性感觉障碍）。

（4）前连合型：受损部位双侧节段性分布的对称性分离性感觉障碍，表现为痛觉、温度觉消失而深感觉和触觉存在。

（5）脊髓半离断型：病变侧损伤平面以下深感觉障碍及上运动神经元性瘫痪，对侧损伤平面以下 1~2 个节段痛觉、温度觉缺失，亦称脊髓半切综合征。

（6）横贯性脊髓损害：病变平面以下所有感觉（温度觉、痛觉、触觉、深感觉）均缺失或减弱，平面上部可能有过敏带。

（7）马尾圆锥型：主要为肛门周围及会阴部呈鞍状感觉缺失，马尾病变出现后根型感觉障碍并伴剧烈疼痛。

5. 脑干型感觉障碍

（1）延髓外侧和脑桥下部一侧病变损害脊髓丘脑侧束及三叉神经脊束和脊束核，出现同侧面部和对侧半身分离性感觉障碍（痛觉、温度觉缺失而触觉存在）等。

（2）延髓内部病变损害内侧丘系引起对侧的深感觉缺失，而位于延髓外侧的脊髓丘脑束未受损，故痛觉、温度觉无障碍，即出现深、浅感觉分离性障碍。

（3）脑桥上部和中脑的内侧丘系、三叉丘系和脊髓丘脑束已合并在一起，损害时可引起对侧偏身和面部感觉障碍。

主治语录：脑干型感觉障碍为交叉性感觉障碍。

6. 内囊型感觉障碍　出现三偏综合征。

7. 皮质型感觉障碍　病灶对侧的复合感觉（精细感觉）障

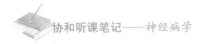

碍；部分区域损害，可出现对侧一个上肢或一个下肢分布的感觉缺失或减退。刺激性病灶则出现局限性感觉性癫痫。

8. 丘脑型感觉障碍　对侧偏身（包括面部）完全性感觉缺失或减退。其特点是深感觉和触觉障碍重于痛觉、温度觉，远端重于近端，并常伴发患侧肢体的自发性疼痛（丘脑痛）。

第八节　反　　射

一、概述

1. 反射是最简单也是最基本的神经活动。
2. 反射弧的组成　感受器→传入神经元（感觉神经元）→中间神经元→传出神经元（脊髓前角细胞或脑干运动神经元）→周围神经（运动纤维）→效应器官（肌肉、分泌腺等）。

主治语录：反射活动依赖完整的反射弧而实现。

二、解剖结构及生理功能

1. 深反射　是刺激肌腱、骨膜的本体感受器所引起的肌肉迅速收缩反应，如肱二、三头肌反射，桡骨膜反射等。
2. 浅反射　是刺激皮肤、黏膜及角膜引起的肌肉快速收缩反应，如腹壁反射、提睾反射、角膜反射等。

三、病损表现及定位诊断

1. 反射弧任何部位损伤都可引起深反射减弱或消失。深反射减弱或消失是下运动神经运动元性瘫痪的重要体征。
2. 深反射亢进是上运动神经元损害的重要体征。
3. 脊髓反射弧中断或锥体束病变均可引起浅反射减弱或消

失。上运动神经元性和下运动神经元性瘫痪均可出现浅反射减弱或消失。

4.病理反射是锥体束损害的指征。巴宾斯基（Babinski）征是最重要的病理征。

 历年真题

1. 无眩晕、无听力障碍和肌力完好的患者，出现右上肢指鼻试验不正确和轮替动作差、右下肢跟膝胫试验差。患者的病损部位在
   A. 小脑蚓部
   B. 右侧小脑半球
   C. 左侧小脑半球
   D. 左侧脑桥前庭神经核
   E. 右侧脑桥前庭神经核

2. 颈内动脉系统短暂性脑缺血发作（TIA）的症状可有
   A. 阵发性眩晕
   B. 复视
   C. 交叉性瘫痪
   D. 吞咽困难
   E. 运动性失语

参考答案：1. B　2. E

第三章　神经系统疾病的常见症状

核心问题

1. 意识障碍的分类。
2. 失语的分类及主要临床特点。
3. 痫性发作与晕厥的鉴别。
4. 周围性眩晕与中枢性眩晕的鉴别。
5. 前庭周围性眼震与前庭中枢性眼震的鉴别。
6. 上运动神经元性瘫痪与下运动神经元性瘫痪的鉴别。
7. 小脑性共济失调的主要临床表现。
8. 病理性震颤的分类及主要临床表现。

内容精要

神经系统疾病常见症状包括意识障碍、认知障碍、运动障碍、感觉障碍和平衡障碍等多种表现。了解和掌握神经科的常见症状，有助于指导诊断和治疗。

第一节　意识障碍

一、概述

1. 意识是指个体对周围环境及自身状态的感知能力。

2. 意识障碍可分为觉醒度下降和意识内容变化。

3. 影响意识最重要的结构是脑干上行网状系统，病变于脑干或广泛皮质受累。

二、分类

1. 以觉醒度改变为主的意识障碍

（1）嗜睡：睡眠时间过度延长，但能被叫醒，醒后可勉强配合检查及回答简单问题，停止刺激后患者又继续入睡。

（2）昏睡：处于沉睡状态，较重的疼痛和言语刺激才能唤醒，简单模糊的回答后马上入睡。

（3）昏迷：意识完全丧失，各种强刺激不能使其觉醒，无有目的的自主活动，不能自发睁眼。昏迷按照严重程度的分级，见表3-1-1。

表3-1-1 昏迷按照严重程度的分级

程 度	疼痛刺激	无意识 自发动作	角膜反射、 瞳孔对光反射	生命体征
浅昏迷	有反应	可有	存在	无明显改变
中昏迷	强刺激才有	很少	减弱	轻度改变
深昏迷	无	无	消失	明显改变

2. 以意识内容改变为主的意识障碍

（1）意识模糊：注意力减退、情感反应淡漠，定向力障碍，活动减少，语言缺乏连贯性，对外界刺激有反应，但低于正常水平等。

（2）谵妄：常有丰富的错觉、幻觉，睡眠觉醒周期紊乱，认知、注意力、定向、记忆功能受损等。谵妄的常见病因，见表3-1-2。

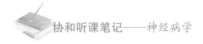

表 3-1-2　谵妄的常见病因

分　类	病　　因
颅内病变	脑膜炎、脑炎、脑外伤、蛛网膜下腔出血、癫痫等
药物过量或戒断后	抗高血压药、西咪替丁、胰岛素、抗胆碱能药物、抗癫痫药物、抗帕金森病药物、阿片类、水杨酸类、类固醇等
化学品中毒	一氧化碳、重金属及其他工业毒物
其他	肝性脑病、肺性脑病、低氧血症、尿毒症性脑病、心力衰竭、心律不齐及高血压脑病等

3. 特殊类型的意识障碍

（1）去皮质综合征

1）多见于双侧大脑皮质广泛损害导致的皮质功能减退或丧失，皮质下功能仍保存。

2）患者意识丧失，睡眠和觉醒周期存在。可以无意识地睁眼、闭眼或转动眼球，但眼球不能随光线或物品转动，对外界无刺激反应。光反射、角膜反射甚至咀嚼动作、吞咽、防御反射均存在，无自发性动作。大小便失禁。四肢肌张力增高，双侧锥体束征阳性。身体姿势为上肢屈曲内收，腕及手指屈曲，双下肢伸直，足屈曲，有时称为去皮质强直。

（2）去大脑强直

1）病灶位于中脑水平或上位脑桥时出现的一种伴有特殊姿势的意识障碍。

2）表现为角弓反张、牙关紧闭、双上肢伸直旋内、双下肢伸直跖屈，病理征阳性，多有双侧瞳孔散大固定。

（3）无动性缄默症

1）由脑干上部和丘脑的网状激活系统受损引起。

2）患者能注视周围环境及人物，貌似清醒，但不能活动或言语，大小便失禁。肌张力减低，无锥体束征。强烈刺激不能改变其意识状态，存在觉醒–睡眠周期。

（4）植物状态

1）指大脑半球严重受损而脑干功能相对保留的一种状态。

2）患者对自身和外界的认知功能全部丧失，呼之不应，不能与外界交流，有自发或反射性睁眼，偶可发现视物追踪，可有无意义哭笑，存在吸吮、咀嚼和吞咽等原始反射，有觉醒－睡眠周期，大小便失禁。

三、鉴别诊断

1. 闭锁综合征

（1）多为脑血管病、感染、肿瘤、脱髓鞘病等所致。

（2）意识清醒，呈失运动状态，眼球不能向两侧转动，不能张口，四肢瘫痪、不能言语，仅能以瞬目和眼球垂直运动示意与周围建立联系。

2. 意志缺乏症

（1）多为双侧额叶病变所致。

（2）清醒状态，运动感觉功能存在，记忆功能尚好，不语少动，对刺激无反应、无欲望，呈严重淡漠状态，有掌颌反射、吸吮反射等。

3. 木僵

（1）见于紧张性木僵、抑郁性木僵、反应性木僵等。

（2）不语不动，不吃不喝，对外界刺激缺乏反应，可有大小便潴留，多伴有蜡样屈曲、违拗症，言语刺激触及其痛处时可有流泪、心率增快等情感反应，缓解后多能清楚回忆发病过程。

第二节 认知障碍

一、概述

1. 认知是指人脑接受外界信息，经过加工处理，转换成内在的心理活动，从而获取知识或应用知识的过程。它包括记忆、语言、视空间、执行、计算和理解判断等方面。

2. 认知障碍是指上述几项认知功能中的一项或多项受损，当上述认知域有 2 项或 2 项以上受累，并影响个体的日常或社会能力时，可考虑为痴呆。

二、分类及临床表现

1. 记忆障碍

（1）顺行性遗忘：回忆不起在疾病发生以后一段时间内所经历的事件，近期事件记忆差，远期记忆尚保存。

（2）逆行性遗忘：回忆不起疾病发生之前某一阶段的事件，过去的信息与时间梯度相关的丢失。

（3）记忆减退：识记、保持、再认和回忆普遍减退。临床上常见于阿尔茨海默病、血管性痴呆、代谢性脑病等。

（4）记忆错误：记忆恍惚、错构（记忆顺序有误）、虚构。

（5）记忆增强：远事记忆异常增强。

2. 视空间障碍　不能准确地判断自身及物品的位置而出现的功能障碍。

3. 执行功能障碍　不能做出计划，不能进行创新性工作，不能根据规则进行自我调整，不能对多件事进行统筹安排。检查时，不能按照要求完成较复杂的任务。

4. 计算力障碍　计算能力减退，以前能做的简单计算无法正确做出。

5. 失语　在神志清楚，意识正常，发音和构音没有障碍的情况下，表现为听理解、自发谈话、命名、复述、命名、阅读、书写方面的障碍，都是累及优势半球。临床失语的类型，见表3-2-1。

表 3-2-1　失语的类型

类　型	临床表现
布罗卡（Broca）失语	又称运动性失语，口语表达障碍最为突出，谈话为非流利型、电报式语言，病变主要累及优势半球布罗卡（Broca）区（额下回后部）
韦尼克（Wernicke）失语	又称感觉性失语，严重听理解严重障碍为其特点，流利型口语、语量增多、言语混乱而割裂、难以理解、答非所问等；病变累及优势半球韦尼克区（颞上回后部）
传导性失语	复述不成比例受损为特点，不能复述出在自发谈话时较容易说出的内容，病变累及优势侧缘上回、韦尼克区
经皮质性失语	可分为经皮质感觉性、运动性、混合性失语，共同特点是复述相对保留
命名性失语	命名不能为主要特征，多描述物品性质和用途以代替名称，说话啰嗦，病变累及优势半球颞中回后部
完全性失语	也称混合性失语，所有语言功能均明显障碍或几乎完全丧失，多见于优势半球大范围病变
皮质下失语	丘脑、基底核、内囊、皮质下深部白质等部位病损所致

6. 失用　其类型见表 3-2-2。

表 3-2-2　失用的类型

类　型	临床表现	多见的病变位置
观念性失用	对复杂精细的动作失去正确概念，使动作混乱	双侧大脑半球
观念运动性失用	自然状态下可以完成相关动作，可口述相关动作的过程，但不能按照指令完成动作或模仿动作	优势半球顶叶
结构性失用	绘制或制作包含有空间位置关系的图像或模型困难，不能将物体的各个成分连贯成一个整体	非优势半球枕叶或顶枕联合区

续 表

类 型	临床表现	多见的病变位置
肢体运动性失用	通常表现为上肢远端失去执行精细熟练动作的能力，自发动作、执行口令及模仿均受到影响	双侧或对侧皮质运动区
穿衣失用	不能正确地穿脱衣裤	非优势侧顶叶

7. 失认　是无视觉、听觉和躯体感觉障碍，在意识正常情况下，不能辨认以往熟悉的物体。失认的类型，见表3-2-3。

表3-2-3　失认的类型

类 型	临床表现	多见的病变位置
视觉失认	对眼前看到的原来熟悉的物品不能正确识别、描述、命名，通过其他感觉途径则可认出	枕叶
听觉失认	听力正常但却不能辨认以前熟悉的声音	多位于双侧颞上回中部及其听觉联络纤维
触觉性失认	无初级触觉和位置觉障碍，闭眼后不能通过触摸辨别以前熟悉的物品	双侧顶叶角回及缘上回
体象障碍	对自身躯体各个部位的存在、空间位置、相互关系的认识障碍	非优势半球顶叶

8. 轻度认知障碍和痴呆

（1）轻度认知障碍：是介于正常衰老和痴呆之间的一种中间状态。核心症状是认知功能的减退。

（2）痴呆：由于脑功能障碍而产生的获得性、持续性智能损害综合征。除认知症状外，还可以伴发精神行为的异常。痴呆是一种综合征，按其不同原因可有多种分类，包括变性病性

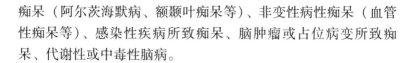

痴呆（阿尔茨海默病、额颞叶痴呆等）、非变性病性痴呆（血管性痴呆等）、感染性疾病所致痴呆、脑肿瘤或占位病变所致痴呆、代谢性或中毒性脑病。

第三节　头　　痛

一、概述

头痛指外眦、外耳道与枕外隆突连线以上部位的疼痛。面痛指上述连线以下到下颌部的疼痛。

二、临床表现

全头或局部的胀痛或钝痛、搏动性疼痛、头重感、戴帽感或勒紧感等，同时可伴有恶心、呕吐、眩晕和视力障碍等。

三、头痛部位与疾病的可能关系

头痛部位与疾病的可能关系，见表3-3-1。

表3-3-1　头痛部位与疾病的可能关系

疼痛部位	病　因
全头	脑肿瘤、颅内出血、颅内感染、紧张性头痛、低颅压性头痛
偏侧头部	血管性偏头痛、鼻窦炎性头痛、耳源性头痛、牙源性头痛
前头部	颅内肿瘤、鼻窦炎性头痛、丛集性头痛
眼部（单侧或双侧）	高颅压性头痛、丛集性头痛、青光眼、一氧化碳中毒性头痛
双颞部	垂体瘤、蝶鞍附近肿瘤
枕颈部	蛛网膜下腔出血、脑膜炎、后颅窝肿瘤、高颅压性头痛、高血压头痛、颈性头痛、肌挛缩性头痛

主治语录：头痛的部位和发病快慢对病灶的诊断有一定的参考价值。

第四节　痫性发作和晕厥

一、概述

痫性发作和晕厥均可导致短暂的可逆性意识丧失，但两者具有不同的病理基础及临床特点。

二、痫性发作

1. 概念　痫性发作是大脑皮质神经元异常放电而导致的短暂脑功能障碍。可为原发性神经系统疾病引起，也可为其他系统疾病引起。常见病因，见表3-4-1。

表 3-4-1　痫性发作的常见病因

分　　类	病　　因
原发性神经系统疾病	特发性癫痫、脑外伤、脑卒中或脑血管畸形、脑炎或脑膜炎
其他系统疾病	低血糖、低血钠、低血钙、高渗状态、尿毒症、肝性脑病、高血压脑病、药物中毒、高热

2. 临床表现　意识障碍、运动异常、感觉异常、精神异常及自主神经功能异常。

三、晕厥

1. 概念　大脑半球及脑干血液供应减少导致的伴有姿势张力丧失的发作性意识丧失。

2. 常见病因　见表 3-4-2。

表 3-4-2　晕厥的常见病因

分　类	病　因
反射性晕厥	血管迷走性晕厥、直立性低血压性晕厥、颈动脉窦性晕厥、排尿性晕厥等
心源性晕厥	心律失常、冠心病及心肌梗死、先天性心脏病等
脑源性晕厥	高血压脑病、主动脉弓综合征等
其他	过度换气综合征、低血糖性晕厥、严重贫血性晕厥等

3. 临床表现

（1）晕厥前期：发生前数分钟会有先兆症状（头晕、恶心、大汗、视物模糊、心动过速等）。

（2）晕厥期：意识丧失，伴有血压降低、脉缓细弱、瞳孔散大、肌张力降低、尿失禁，神经系统无阳性体征。

（3）恢复期：可有面色苍白、恶心、出汗、乏力，不留任何后遗症。

四、鉴别诊断

痫性发作与晕厥的鉴别，见表 3-4-3。

表 3-4-3　痫性发作与晕厥的鉴别

临床特点	痫性发作	晕　厥
先兆	无或短（数秒）	可较长
发作与体位	无关	多于站立时发作
发作时间	睡眠时较多、白天夜晚都可	白天多
皮肤颜色	青紫或正常	苍白
抽搐	多	无或少见

续　表

临床特点	痫性发作	晕　厥
尿失禁、舌咬伤	多	无或少见
发作后意识模糊	多	无或少见
发作后头痛	多	无或少见
定位体征	可有	无
心血管异常	无	常有
发作间期脑电图	异常	多正常

第五节　眩　晕

一、概述

眩晕是一种运动性或位置性错觉，造成人与周围环境空间关系在大脑皮质中反应失真，产生旋转、倾倒及起伏等感觉。

二、分类

1. 按照眩晕性质分类　分为真性眩晕和假性眩晕。
2. 按照解剖部位分类
（1）系统性眩晕：按照病变部位和临床表现等分为两类，见表3-5-1。

表3-5-1　系统性眩晕的分类

临床特征	周围性眩晕	中枢性眩晕
病变部位	前庭感受器及前庭神经颅外段（未出内听道）	前庭神经颅内段、前庭神经核、核上纤维、内侧纵束、小脑和大脑皮质

临床特征	周围性眩晕	中枢性眩晕
常见疾病	迷路炎、中耳炎、前庭神经元炎、梅尼埃病、乳突炎、咽鼓管阻塞、外耳道耵聍等	椎-基底动脉供血不足、颈椎病、小脑肿瘤、脑干（脑桥和延髓）病变、听神经瘤、第四脑室肿瘤、颞叶肿瘤、颞叶癫痫等
眩晕情况	发作性、症状重、持续时间短	症状轻、持续时间长
眼球震颤	幅度小、多水平或水平加旋转、眼震快相向健侧或慢相向病灶侧	幅度大、形式多变、眼震方向不一致
平衡障碍	①倾倒方向与眼震慢相一致。②与头位有关	①倾倒方向不定。②与头位无一定关系
前庭功能试验	无反应或反应减弱	反应正常
听觉损伤	伴耳鸣、听力减退	不明显
自主神经症状	恶心、呕吐、出汗、面色苍白等	少有或不明显
脑功能损害	无	脑神经损害、瘫痪和抽搐等

（2）非系统性眩晕：是眼部疾病、心血管系统疾病、内分泌代谢疾病、感染等导致的眩晕，表现为头晕、视物模糊、站立不稳，通常无外界环境或自身旋转感或摇摆感，很少伴有恶心、呕吐。

第六节　视觉障碍

一、概述

视觉障碍可为视觉感受器至枕叶皮质中枢之间的任何部位

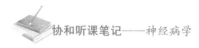

受损引起。

二、分类

1. 视力障碍

（1）单眼视力障碍

1）突发视力丧失：可见于眼动脉或视网膜动脉闭塞、一过性单眼视力障碍。

2）进行性单眼视力障碍：如治疗不及时，一般可致不可逆视力障碍，可见于视神经炎、巨细胞（颞）动脉炎、视神经压迫性病变。

（2）双眼视力障碍

1）一过性双眼视力障碍：多见于双侧枕叶视皮质的短暂性脑缺血发作。

2）进行性视力障碍：起病较慢，病情进行性加重，直至视力完全丧失。多见于原发性视神经萎缩、中毒等。

2. 视野缺损

（1）双眼颞侧偏盲：多见于视交叉中部病变。

（2）双眼对侧同向性偏盲：视束、外侧膝状体、视辐射及视皮质病变均可导致病灶对侧同向性偏盲。

（3）象限盲：双眼对侧同向上象限盲（主要是颞叶后部病变引起）及双眼对侧同向下象限盲（主要是顶叶病变引起）。

第七节 听觉障碍

一、概述

听觉障碍为听觉传导通路损害引起，表现为耳聋、耳鸣及听觉过敏。

二、临床表现

1. 传导性耳聋

（1）多见于中耳炎、鼓膜穿孔和外耳道耵聍堵塞等。

（2）低音调的听力明显减低或丧失，而高音调的听力正常或轻微减低。Rinne 试验阴性，即骨导大于气导；韦伯（Weber）试验偏向患侧；无前庭功能障碍。

2. 感音性耳聋

（1）多见于迷路炎或听神经瘤等。

（2）高音调的听力明显减低或丧失，低音调听力正常或轻微减低。Rinne 试验阳性，即气导大于骨导，但两者都降低；韦伯试验偏向健侧；可伴前庭功能障碍。

3. 耳鸣

（1）在无外界声音刺激的情况下，患者听到的一种鸣响感。

（2）高音调耳鸣提示神经系统疾病引起，低音调耳鸣提示外耳和中耳病变。

4. 听觉过敏

（1）患者对于正常的声音感觉比实际声源的强度大。

（2）常见于中耳炎早期三叉神经鼓膜张肌肌支刺激性病变、面神经麻痹致镫骨肌瘫痪。

第八节　眼球震颤

一、概述

眼球震颤是指眼球注视某一点时发生的不自主的节律性往复运动，简称眼震。

二、常见的眼球震颤类型

常见的眼球震颤类型，见表3-8-1。

表3-8-1　常见的眼球震颤类型

类　型	临床表现	原　因
眼源性眼震（视觉系统疾病或眼外肌麻痹引起）	水平摆动性眼震，幅度细小，持续时间长，可为永久性	视力障碍、先天性弱视、严重屈光不正、先天性白内障、色盲、长期在光线不足的环境下工作等
前庭周围性眼震	水平性或水平旋转性眼震，一般无垂直性眼震，持续时间较短，多呈发作性	内耳或前庭神经内听道部分病变
前庭中枢性眼震	眼震方向可水平（多为脑桥病变）、垂直（多为中脑病变）、旋转（多为延髓病变）和形式多变（多为小脑病变），持续时间较长，幅度大	多数为脑干或小脑，少数可为中脑病变

第九节　构　音　障　碍

一、概述

构音障碍是和发音相关的中枢神经、周围神经或肌肉疾病导致的一类言语障碍。

二、临床特点

构音障碍的临床特点，见表3-9-1。

表 3-9-1 构音障碍的临床特点

病变部位	特 点
上运动神经元损害	①单侧皮质脊髓束病变：主要为双唇和舌承担的辅音部分不清晰，发音和语音共鸣正常。②双侧皮质延髓束损害：咽喉部肌肉和声带的麻痹（假性延髓麻痹），表现为说话带鼻音、声音嘶哑、言语缓慢。常伴有吞咽困难、饮水呛咳等
基底核病变	唇、舌等构音器官肌张力高、震颤及声带不能张开，使说话缓慢而含糊，声调低沉，发音单调、口吃样重复等
小脑病变	呈共济失调性构音障碍，表现为构音含糊，音节缓慢拖长，声音强弱不等甚至呈暴发样，言语不连贯，呈吟诗样或分节样
下运动神经元损害	共同特点发音费力和声音强弱不一
肌肉病变	表现类似下运动神经元损害，但多同时伴其他肌肉病变，如重症肌无力、进行性肌营养不良和强直性肌病等

✏️ **主治语录：** 构音障碍患者具有语言交流所必备的语言形成及接受能力，仅表现为口语的声音形成困难。

第十节 瘫 痪

一、概述

瘫痪是指个体随意运动功能的减低或丧失，可分为神经源性、神经肌肉接头性及肌源性等类型。本节主要叙述神经源性瘫痪。

二、临床表现

1. 上运动神经元性瘫痪 即大脑皮质运动区神经元及其发

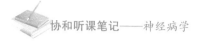

出的下行纤维病变所致。

（1）肌力减弱：一侧上运动神经元受损，可表现为单瘫或偏瘫；双侧上运动神经元受损，可表现为截瘫或四肢瘫。瘫痪时肢体远端肌肉受累较重，尤其是手、指和面部等，而肢体近端症状较轻。

（2）肌张力增高：上肢呈屈曲旋前，下肢则伸直内收。由于肌张力的增高，患肢出现"折刀"现象。

（3）腱反射活跃或亢进：可有反射扩散；腱反射过度亢进时还可有阵挛，表现为当牵拉刺激持续存在，可诱发节律性肌肉收缩。

（4）浅反射减退或消失：包括腹壁反射、提睾反射及跖反射等。

（5）病理反射：当上运动神经元瘫痪时锥体束受损，病理反射被释放，包括 Babinski 征（最重要的锥体束受损害的体征，1 岁以下婴儿由于锥体束未发育成熟，本征阳性）、奥本海姆征（Oppenheim sign）等。

（6）肌肉无明显的萎缩：当长期瘫痪时可表现为失用性肌萎缩。

主治语录：在急性严重的病变（如急性脑血管病或急性脊髓炎）时，由于断联休克作用瘫痪开始呈弛缓性，腱反射降低或消失，休克过后即逐渐转为肌张力增高，腱反射亢进。

2. **下运动神经元性瘫痪** 是脊髓前角的运动神经元以及它们的轴突组成的前根、神经丛及其周围神经受损所致。

（1）受损的下运动神经元支配的肌力减退。

（2）肌张力减低或消失，肌肉松弛，外力牵拉时无阻力，与上运动神经元瘫痪时"折刀"现象有明显不同。

（3）腱反射减弱或消失。

（4）肌萎缩明显。

三、鉴别诊断

上运动神经元和下运动神经元性瘫痪的比较，见表 3-10-1。

表 3-10-1　上运动神经元和下运动神经元性瘫痪的比较

临床检查	上运动神经元性瘫痪	下运动神经元性瘫痪
瘫痪分布	整个肢体为主	肌群为主
肌张力	增高，呈痉挛性瘫痪	降低，呈弛缓性瘫痪
浅反射	消失	消失
腱反射	增强	减弱或消失
病理反射	阳性	阴性
肌萎缩	无或有轻度实用性萎缩	明显
皮肤营养障碍	多数无障碍	常有
肌束颤动或肌纤维颤动	无	可有
肌电图	神经传导速度正常，无失神经电位	神经传导速度异常，有失神经电位

第十一节　肌　萎　缩

一、概述

肌萎缩是指肌肉营养不良导致的骨骼肌体积缩小，肌纤维变细甚至消失，通常是下运动神经元病变或肌肉病变的结果。

二、分类及临床表现

1. 神经源性肌萎缩

（1）脊髓前角受损：受累肢体的肌萎缩呈节段性分布，肌力减低、腱反射减弱和肌束震颤，无感觉障碍。

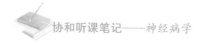

（2）延髓运动神经核病变：延髓麻痹、舌肌萎缩和肌束震颤。

（3）神经根或神经干损伤：肌萎缩常呈根性或干性分布。

（4）多神经根或神经丛的损害：表现为近端为主的肌萎缩。

（5）单神经病变：肌肉按照单神经支配的范围发生萎缩。

主治语录：神经源性肌萎缩常起病急、进展较快，但随病因而异。

2. 肌源性肌萎缩　肌萎缩分布不能用神经节段性、干性、根性或某一周围神经支配解释，多不伴皮肤营养障碍和感觉障碍，无肌束颤动。

3. 失用性肌萎缩　为上运动神经元损害引起。

4. 缺血性肌萎缩　为肌肉血管病变引起。

第十二节　躯体感觉障碍

一、概述

躯体感觉指作用于躯体感受器的各种刺激在人脑中的反应。一般躯体感觉包括浅感觉、深感觉和复合感觉。

二、分类

1. 抑制性症状感觉　传导路径被破坏时，功能受到抑制，出现感觉（痛觉、温度觉、触觉和深感觉）减退或缺失。

（1）同一部位各种感觉都缺失称为完全性感觉缺失。

（2）在意识清醒的情况下，同一部位仅某种感觉缺失而其他感觉保留称分离性感觉障碍。

（3）患者深浅感觉正常，但无视觉参加的情况下，对刺激

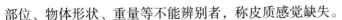

部位、物体形状、重量等不能辨别者，称皮质感觉缺失。

（4）当一神经分布区有自发痛，同时存在痛觉减退者，称痛性痛觉减退或痛性麻痹。

2. 刺激性或激惹症状（表3-12-1）

表3-12-1　刺激性或激惹症状

类　型	含　义	常见疾病
感觉过敏	一般在正常人中不引起不适感觉或仅有轻微感觉的刺激，患者却感觉非常强烈，甚至难以忍受	浅感觉障碍
感觉过度	一般发生在感觉障碍的基础上，具有潜伏期长、感受性降低、兴奋阈增高、不愉快的感觉、扩散性、延时性等特点	带状疱疹疼痛、烧灼性神经痛、丘脑血管性病变
感觉倒错	对刺激产生的错误感觉	顶叶病变、癔症
感觉异常	没有外界刺激而有自发感觉，如麻木感、蚁走感。客观检查无感觉障碍	周围神经或自主神经病变
疼痛	是感觉纤维受到刺激时的躯体感受，是机体的防御机制	①局部疼痛：如三叉神经痛引起的局部疼痛。②放射性疼痛：如脊髓空洞症的痛性麻痹。③扩散性疼痛：如牙痛时，疼痛扩散到其他三叉神经的分支区域。④牵涉性疼痛：如胆囊病变可引起右肩痛。⑤幻肢痛：与下行抑制系统的脱失有关。⑥灼烧性神经痛：多见于正中神经或坐骨神经损伤后

第十三节 共济失调

一、概述

共济失调指小脑、本体感觉、前庭功能障碍导致的运动笨拙和不协调，可伴有平衡、姿势、步态及语言障碍。

二、分类

1. 小脑性共济失调

（1）姿势和步态改变

1）小脑蚓部病变：可引起站立不稳，步态蹒跚，行走时两腿分开呈共济失调步态，坐位时患者将双手和两腿呈外展位分开以保持身体平衡。

2）蚓部受损：上蚓部受损向前倾倒、下蚓部受损向后倾倒，一侧小脑半球受损行走时向患侧倾倒。

（2）随意运动协调障碍：小脑半球病变可引起辨距不良，意向性震颤，对精细运动的协调障碍。

（3）言语障碍：呈吟诗样语言、暴发性语言。

（4）眼运动障碍：双眼粗大眼震，少数可见下跳性眼震、反弹性眼震等。

（5）肌张力降低：小脑病变时常可出现肌张力降低，腱反射减弱或消失；坐位时可出现钟摆样腱反射。

2. 大脑性共济失调

（1）额叶性共济失调

1）为额叶或额桥小脑束病变引起。

2）症状出现在对侧肢体，表现类似小脑性共济失调。常伴有肌张力增高，病理反射阳性，精神症状，强握反射等额叶损害表现。

（2）颞叶性共济失调

1）为颞叶或颞桥束病变引起。

2）表现为对侧肢体的共济失调，可伴有同向性象限盲和失语等。

（3）顶叶性共济失调：表现对侧肢体不同程度的共济失调。闭眼时症状明显，深感觉障碍多不重或呈一过性；两侧旁中央小叶后部受损可出现双下肢感觉性共济失调及大小便障碍。

（4）枕叶性共济失调

1）为枕叶或枕桥束病变引起。

2）表现为对侧肢体的共济失调，伴有深感觉障碍，闭眼时加重，可伴视觉障碍等。

3. 感觉性共济失调

（1）站立不稳、迈步不知远近、落足不知深浅；睁眼时不明显、闭目难立征（+）。无眩晕、眼震和言语障碍。

（2）多见于脊髓后索和周围神经病变，也可见于其他影响深感觉传导路的病变等。

4. 前庭性共济失调

（1）站立不稳，改变头位可使症状加重，行走时向患侧倾倒。伴明显的眩晕、恶心、呕吐、眼球震颤。

（2）多见于内耳疾病、脑血管病、脑炎及多发性硬化等。

第十四节　步态异常

一、概述

步态是指行走、站立的运动形式与姿态。一些神经系统疾病，虽然病变部位不同，但可出现相似的步态障碍。

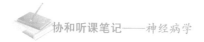

二、分类

步态异常的分类，见表 3-14-1。

表 3-14-1　步态异常的分类

类　型	特　点	常见疾病
痉挛性偏瘫步态	单侧皮质脊髓束受损所致	脑血管病、脑外伤恢复期及后遗症期
痉挛性截瘫步态	又称剪刀样步态，为双侧皮质脊髓束受损步态	脑性瘫痪、慢性脊髓病变
慌张步态	主要为一旦起步便急速前进，行走时身体前倾，步伐很小，上肢连带运动消失，身体重心前移，不能立即停步	帕金森病
摇摆步态	又称鸭步，指行走时躯干部，特别是臀部左右交替摆动的一种步态	进行性肌营养不良症、进行性脊肌萎缩症、少年型脊肌萎缩症
跨阈步态	又称鸡步，与胫前肌群病变或腓总神经损害有关，如跨门槛样	腓总神经损伤、脊髓灰质炎、进行性腓骨肌萎缩
感觉性共济失调步态	肢体活动不稳，晃动，行走时姿势屈曲，腿部运动过大，双脚触地粗重。失去视觉提示（如闭眼或黑暗）时，共济失调显著加重，闭目难立征阳性，夜间行走不能	脊髓痨、脊髓小脑变性疾病、慢性酒精中毒、副肿瘤综合征、脊髓压迫症、多发性神经病
小脑步态	行走时两腿分开，步基宽大，站立时向一侧倾倒，步态不稳且向一侧偏斜	遗传性小脑性共济失调、小脑血管病、炎症等

第十五节　不自主运动

一、概述

不自主运动是指患者在意识清醒的状态下，出现的不受主观控制的无目的的异常运动。其表现形式有多种。

二、分类

1. 震颤

（1）静止性震颤：安静和肌肉松弛时出现，活动时减轻，睡眠时消失。常见于帕金森病。

（2）动作性震颤

1）姿势性震颤：运动完成，肢体和躯干主动保持在某种姿势时才出现。常见于特发性震颤、慢性酒精中毒、肝性脑病等。

2）运动性震颤：肢体有目的地接近某个目标时，在运动过程中出现的震颤，越接近目标震颤越明显。见于小脑病变、丘脑病变、红核病变等。

2. 舞蹈样运动

（1）为肢体不规则、无节律、无目的不自主运动，上肢比下肢重，远端比近端重，随意运动或情绪激动时加重，安静时减轻，睡眠时消失。

（2）可出现挤眉弄眼、噘嘴伸舌等动作。病情严重时肢体可有粗大的频繁动作。

3. 手足徐动症

（1）指肢体远端游走性的肌张力增高或降低，产生腕及手指缓慢交替性的伸屈动作。

（2）多见于脑炎、播散性脑脊髓炎、胆红素脑病（核黄

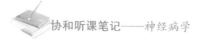

疳）和肝豆状核变性等。

4. 扭转痉挛

（1）扭转痉挛又称变形性肌张力障碍，病变位于基底核，表现为躯干和四肢发生的不自主的扭曲运动。

（2）躯干及脊旁肌受累引起的围绕躯干或肢体长轴的缓慢旋转性不自主运动是特征性表现。

5. 偏身投掷运动

（1）为一侧肢体猛烈的投掷样的不自主运动，运动幅度大，力量强，以肢体近端为重。

（2）为对侧丘脑底核损害所致，也可见于纹状体至丘脑底核传导通路的病变。

6. 抽动症

（1）单个或多个肌肉的快速收缩动作，固定一处或呈游走性。

（2）若累及呼吸及发音肌肉，抽动时会伴有不自主的发音，或伴秽语，故称"抽动秽语综合征"。

第十六节　尿便障碍

一、概述

尿便障碍主要为自主神经功能紊乱所致，病变部位在皮质、下丘脑、脑干和脊髓。

二、排尿障碍

1. 临床表现　主要表现为排尿困难、尿频、尿潴留、尿失禁及自动性排尿等。

2. 神经源性膀胱的分类　神经系统病变导致的排尿障碍称

为神经源性膀胱。主要有以下类型，见表 3-16-1。

表 3-16-1 神经源性膀胱的分类

类 型	病损部位	临床表现	尿动力学检查	常见疾病
感觉障碍性膀胱（感觉性无张力膀胱）	脊髓后索或骶神经后根	早期排尿困难，膀胱不能完全排空，晚期尿潴留、充盈性尿失禁	膀胱内压力很低，为 5~10cmH$_2$O，容量显著增大，达 500~600ml，甚至可达 600~1000ml，残余尿增多，为 400~1000ml	多发性硬化、亚急性联合变性
运动障碍性膀胱（运动无张力性膀胱）	骶髓前角或前根	早期表现为排尿困难，膀胱不能完全排空，有膀胱冷热感和膨胀感，晚期表现为尿潴留或充盈性尿失禁	膀胱内压低，为 10~20cmH$_2$O，容量增大，达 400~500ml，残余尿增多，为 150~600ml	急性脊髓灰质炎、吉兰-巴雷综合征
自主性膀胱	脊髓排尿反射中枢（S$_{2-4}$）或马尾或盆神经	尿不能完全排空，咳嗽和屏气时出现压力性尿失禁。早期排尿困难、膀胱膨胀，后期为充盈性尿失禁	膀胱冷热感及膨胀感消失，膀胱内压随容量增加直线上升，容量略增大，300~400ml，残余尿增多，为 100ml 以上	腰骶段的损伤、肿瘤、感染导致的 S$_{2-4}$、马尾或盆神经损害而排尿反射弧中断
反射性膀胱（自动膀胱）	骶段以上脊髓横贯性病变损害两侧锥体束	尿频、尿急以及间歇性尿失禁，除急性偏瘫可出现短暂性的排尿障碍外，一侧锥体束损害一般不引起括约肌障碍	膀胱冷热感及膨胀感消失，膀胱内压随容量增加，不断出现无抑制性收缩波，收缩压力逐渐升高，至一定压力时即自行排尿，有残余尿，为 100ml 以内	横贯性脊髓炎、脊髓高位完全性损伤、肿瘤

续　表

类　型	病损部位	临床表现	尿动力学检查	常见疾病
无抑制性膀胱	皮质和锥体束	尿频、尿急、尿失禁，尿量少，排完后膀胱膨胀感存在	膀胱冷热感及膨胀感正常，膀胱内压高于 $10cmH_2O$，膀胱不断出现无抑制性收缩波，膀胱内压随之升高，膀胱容量小于正常，无残余尿	脑肿瘤、脑血管病、多发性硬化、颅脑手术后

三、排便障碍

1. 临床表现　主要表现为便秘、大便失禁、自动性排便以及排便急迫，可为神经系统病变引起（为本节主要介绍内容），也可为消化系统或全身性疾病引起。

2. 分类

（1）便秘：主要见于以下原因。

1）大脑皮质对排便反射的抑制增强，如脑血管病、颅脑损伤、脑肿瘤等。

2）$S_{2~4}$以上的脊髓病变，如横贯性脊髓炎、多发性硬化、多系统萎缩等。

（2）大便失禁：常见于深昏迷或癫痫发作患者，也见于先天性腰骶部脊膜膨出、脊柱裂患者。

（3）自动性排便：为不受意识控制的排便，每天自动排便 4~5 次以上。主要见于各种脊髓病变。

（4）排便急迫：多为躯体疾病引起，有时可见于腰骶部神经刺激性病变，此时常伴有鞍区痛觉过敏。

第十七节 颅脑异常和脑疝

一、概述

颅内压是指颅腔内容物对颅腔内壁的压力。脑脊液循环通畅时，通常以侧卧位腰段蛛网膜下腔穿刺所测的脑脊液静水压力为代表，正常为 $80 \sim 180mmH_2O$，女性稍低，儿童 $40 \sim 100mmH_2O$。

主治语录：脑疝是颅内压增高的严重后果。

二、颅内压异常

（一）颅内压增高

1. 病因

（1）脑组织体积增加：脑水肿是颅内压增高的常见原因。常见于脑损伤、炎症、窒息等。

（2）颅内占位性病变：颅内血肿、肿瘤等。

（3）颅内血容量增加：如呼吸中枢功能衰竭引起的二氧化碳蓄积、呼吸道梗阻等引起的脑血管扩张等。

（4）脑脊液增加：为脑脊液的分泌增多、吸收障碍或循环受阻引起。

（5）颅腔容积变小：颅缝过早闭合使颅腔的容积变小如狭颅症等。

2. 临床表现 临床上分为急性和慢性两类，见表3-17-1。

表 3-17-1　急性与慢性颅内压增高的临床表现

临床表现	急性颅内压增高	慢性颅内压增高
头痛	极剧烈	持续钝痛。阵发性加剧，夜间痛醒
视盘水肿	不一定出现	典型而具有诊断价值
单或双侧展神经麻痹	多无	较常见
意识障碍及生命体征改变	出现早而明显，甚至去脑强直	不一定出现，如出现则为缓慢进展
癫痫	多有，可为强直阵痉挛发作	可有，多为部分性发作
脑疝	发生快，有时数小时即可出现	缓慢发生甚至不发生
常见病因	蛛网膜下腔出血、脑出血等	颅内肿瘤、炎症及出血后粘连

主治语录：颅内压增高的"三主征"为头痛、呕吐、视盘水肿。视盘水肿是颅内压增高重要的客观体征。

3. 良性颅内压增高　又称"假脑瘤"，临床表现为颅内压增高，伴头痛、呕吐及视力障碍，神经系统检查除视盘水肿、展神经麻痹外，无其他神经系统定位体征，腰穿压力 > 200mmH$_2$O，头颅 CT 或 MRI 显示无脑室扩大或颅内占位病变。

（二）颅内压降低

颅内压降低又称低颅压，是指脑脊液压力降低（<60mmH$_2$O）而出现的一组综合征。

三、脑疝

根据移位的脑组织及其通过的硬脑膜间隙和孔道，可将脑疝分为常见的三类，见表3-17-2。

表 3-17-2　脑疝的常见分类

类　型	特　点	临床表现
小脑幕裂孔疝	脑组织由上而下挤入小脑幕裂孔	①外侧型（钩回疝）：颅内压升高症状明显加重、意识障碍进行性恶化、瞳孔改变、双侧椎体束损害体征、去脑强直及生命体征的改变。②中央型（中心疝）：明显的意识障碍，进行性加重，呼吸改变较明显，中晚期时瞳孔改变，较易出现去皮质或去脑强直
枕骨大孔疝	小脑扁桃体及邻近小脑组织向下移位经枕骨大孔疝入颈椎管上端	枕、颈部疼痛，颈强直或强迫头位；意识障碍，伴有后组脑神经受累表现。急性枕骨大孔疝可有明显的生命体征改变，如突发呼吸衰竭、循环功能障碍等

第十八节　睡　眠　障　碍

一、概述

内稳态系统、昼夜生物节律系统及次昼夜生物节律系统均可影响睡眠-清醒节律。

二、分类

1. 失眠症（常见）　指睡眠的深度、时间长短或觉醒出现问题，表现为入睡困难、维持睡眠困难、早醒和醒后不能恢复精神和体力。分为原发性、继发性失眠。

2. 睡眠节律障碍　指患者睡眠作息节律紊乱，易在日间入睡，夜间正常睡眠时间段难以成眠。

3. **睡眠相关运动障碍** 是睡眠中出现相对简单刻板的运动，造成睡眠紊乱和日间功能障碍。见于不宁腿综合征、磨牙、腿部痉挛等。

4. **睡眠相关的呼吸障碍** 最为常见的是阻塞性睡眠呼吸暂停综合征。

5. **异态睡眠** 包括夜惊和梦魇、睡行症、遗尿、快速眼动睡眠（REM）期睡眠行为障碍。

 历年真题

1. 不会引起病理性颅内压增高的是
   A. 脑震荡
   B. 颅内肿瘤
   C. 脑积水
   D. 颅内出血
   E. 狭颅症
2. 下列不属于枕骨大孔疝常见症状的是
   A. 剧烈头痛、呕吐
   B. 颈强直
   C. 早期出现一侧瞳孔散大
   D. 意识障碍
   E. 呼吸骤停发生早
3. 提示上运动神经元性瘫痪最有意义的体征是
   A. 病理征阳性
   B. 腱反射消失
   C. 浅反射消失
   D. 肌张力正常
   E. 瘫痪肌肉不萎缩

参考答案：1. A 2. C 3. A

第四章 神经系统疾病的病史采集和体格检查

内容精要

神经系统的临床检查包括病史采集、神经系统体格检查以及各种辅助检查，其中病史采集和体格检查是神经系统疾病正确诊断的关键。

第一节 病 史 采 集

一、概述

病史包括一般情况：年龄、性别、职业、居住地、左利手/右利手、主诉、现病史、发育情况（儿童）、系统回顾、既往病史、个人史和家族史。

二、具体内容

1. 主诉 是患者在疾病中感受最痛苦，并促使就诊的主要原因，包括主要症状、发病时间和疾病变化或演变情况等。主诉往往是疾病定位和定性诊断的第一线索。

2. 现病史

（1）是主诉的延伸。

（2）采集重点：症状发生的情况、特点、发展和演变，既往诊治情况、伴随症状及相互关联，与现病有关的其他疾病以及病程中的一般情况等。

（3）神经系统重点询问：是否有头痛、疼痛、感觉异常、眩晕、抽搐、瘫痪、视力障碍、睡眠障碍和意识丧失等。

3. 既往史

（1）重点询问：头部外伤、脑肿瘤、内脏肿瘤以及手术史等；感染病史；内科疾病病史；颈椎病和腰椎管狭窄病史等；过敏及中毒史等。

（2）婴幼儿患者还应询问：母亲妊娠期情况和出生情况。

4. 个人史　询问内容：出生地、居住地、文化程度、职业、是否到过疫区、生活习惯、性格特点、左利手/右利手等。女性患者应询问月经史和婚育史等。儿童应注意围生期、疫苗接种和生长发育情况等。

5. 家族史

（1）意义：对于确定诊断有重要价值。

（2）注意：准确性，有些疾病是遗传性疾病，询问患者父母之间有无血缘关系。必要时注意种族背景。

6. 病史采集的注意事项和技巧

（1）对患者友好、热情，整个交谈过程要自然，语言要得体，尽量避免打断患者的叙述。注意保护患者隐私，让患者感到舒适、放松。

（2）记录病史时应该字迹清楚、内容准确、思路清晰，重点突出，去伪存真。

（3）需注意，患者所提供的病史并不一定完全准确。在采集病史时，最好先不要阅读患者既往的病史记录。

（4）注意收集患者对自身症状的描述、以前其他医生的诊断和处理、既往的医疗记录和护理人员提供的信息。

（5）针对不同类型的患者应该采取不同的方法。

（6）为了提高效率，在直接询问病史的同时，可以适当参考过去的病历记录。

（7）采集病史时，可以一边提问，一边进行记录。

主治语录：对于神经系统疾病的诊断，病史采集是最重要的。

<h1 style="text-align:center">第二节　体格检查</h1>

一、概述

1. **神经系统体格检查**　是神经科医生最重要的基本技能。

2. **其他体格检查**　包含一般检查及对意识障碍、精神状态和高级皮质功能、脑神经、运动系统、感觉系统、腱反射、脑膜刺激征以及自主神经系统功能的检查。

二、具体内容

1. 一般检查

（1）一般情况：性别、年龄、发育（体格发育、智力发育与性征发育）、营养（根据皮肤、皮下脂肪、毛发及肌肉发育情况等判断）及面容表情等。

（2）生命体征：体温（正常成人平均37℃，24小时内体温波动一般不超过1℃）、呼吸（观察呼吸方式、节律和频率）、脉搏（检查时选择浅表动脉）、心率（正常人静息、清醒状态下 60~100 次/分）、血压。

（3）其他：体味或呼吸气味（如酒味提示饮酒或酒精中毒）；体位、姿势和步态；语言、语调、语态和构音；皮肤黏膜；头颈部（头颅部、面部及五官、颈部、头颅外伤体征）；胸腹部、躯干和四肢等检查。

主治语录：一般检查以视诊为主，可配合触诊、叩诊、听诊。

2. 意识状态

（1）眼征：包括瞳孔、眼底、眼球位置、眼球运动。

（2）对疼痛刺激的反应：用力按压眶上缘、胸骨检查昏迷患者对疼痛的反应，有助于判定位脑功能障碍水平或昏迷程度。

（3）瘫痪体征：先观察有无面瘫，一侧面瘫时，可见该侧鼻唇沟变浅，口角低垂，睑裂增宽，呼气时面颊鼓起，吸气时面颊塌陷。通过观察自发活动可判定昏迷患者的瘫痪肢体。坠落试验可检查瘫痪的部位。

（4）脑干反射：可通过睫脊反射、角膜反射、头眼反射以及眼前庭反射等脑干反射来判断是否存在脑干功能损害。

（5）脑膜刺激征：包括颈强直、凯尔尼格征（Kernig sign）、布鲁津斯基征（Brudzinski sign）等，见于脑膜炎、蛛网膜下腔出血、脑炎及颅内压增高等，深昏迷时脑膜刺激征可消失。

（6）意识障碍的其他症状：感知能力、对环境的识别能力以及生活自理能力均发生改变。咳嗽、吞咽等各种反射减弱或消失，不能控制排便、生命体征改变、营养不良、肺部或泌尿系统感染等。

3. 精神状态和高级皮质功能检查

（1）记忆：分为瞬时记忆、短时记忆和长时记忆 3 类。记忆障碍可仅涉及一段时期和部分内容。

（2）计算力：可通过让患者正向或反向数数、数硬币、找零钱来检查。

（3）定向力：可检查时间定向力、地点定向力和人物定向力。

（4）失语：可检查口语表达（语音、言语流畅性等）、听理解、复述、命名、阅读、书写等。

（5）失用：可给予口头和书面命令，观察患者执行命令、模仿动作和实物演示能力等。

（6）失认：包括视觉失认、听觉失认、触觉失认等。体象失认多不作为常规检查。

（7）视空间：包括视空间技能和执行功能检查。

4. 脑神经检查

（1）嗅神经

1）主要检查：分别测量患者双侧鼻孔是否能区分气味。

2）特别注意：检查时不要用刺激性物质，刺激性物质可刺激三叉神经末梢，不能用于检查嗅觉。

（2）视神经

主要检查：视力（远视力、近视力）、视野（周边视野、中心视野）和眼底等。

（3）动眼、滑车和展神经

主要检查：外观（睑裂是否对称，是否有上睑下垂、眼球前突或内陷、斜视和同向偏斜、眼震等自发运动）、眼球运动（观察有无眼球运动受限及受限方向和程度，有无复视和眼球震颤）、瞳孔及其反射（观察瞳孔大小、形状、位置是否对称、对光反射及调节反射）。

（4）三叉神经

主要检查：面部感觉（测试三叉神经分布区域的痛觉、温度觉、触觉及振动觉）、咀嚼肌运动（观察是否有颞肌、咬肌萎缩等）、反射（检查角膜反射及下颌反射）。

（5）面神经

1）主要检查：面肌运动（观察额纹、睑裂、鼻唇沟和口角是否对称、有无肌痉挛，然后检查面神经的5个分支有无瘫痪及是否对称）、感觉（检查味觉；外耳道和耳后皮肤的痛觉、温度和触觉及有无疱疹；询问患者是否有听觉过敏现象）、反射（检查角膜反射、眼轮匝肌反射、掌颏反射）。

2）特别注意：测试味觉前要禁食和禁烟数小时，测试时需屏气以避免嗅觉的干扰。

3）膝状神经节或其附近病变可导致同侧泪液减少，膝状神经节远端病变可导致同侧泪液增多。

（6）前庭蜗神经

1）蜗神经：临床通常采用 Rinne 试验和 Weber 试验，对听力进行评测（表4-2-1）。

表4-2-1　听力评测

名　称	正　常	传导性耳聋	感音性耳聋
Rinne 试验	气导>骨导	气导<骨导	气导>骨导，但时间均缩短
Weber 试验	居中	偏向患侧	偏向健侧

2）前庭神经：检查时可观察患者的自发性症状如眩晕、呕吐、眼球震颤和平衡障碍等，也可进行冷热水试验和转椅试验诱发眼震。

（7）舌咽、迷走神经

主要检查：运动（是否有声音嘶哑、带鼻音或完全失音，双侧软腭抬举是否一致，腭垂是否偏斜，有无饮水呛咳）、感觉

（测试两侧软腭及咽后壁黏膜有无感觉）、味觉、反射（检查咽反射、眼心反射、颈动脉窦反射）。

主治语录：一侧或双侧舌咽、迷走神经下运动神经元损害引起真性延髓麻痹；双侧皮质脑干束受损产生假性延髓麻痹。

（8）副神经：检查时让患者对抗阻力向两侧转颈和耸肩，检查胸锁乳突肌和斜方肌上部功能，比较双侧的肌力和坚实度。

（9）舌下神经

主要检查：舌在口腔的位置及形态，有无伸舌偏斜、舌肌萎缩和肌束颤动。

5. 运动系统检查

（1）主要检查：肌容积（比较观察双侧对称部肌肉体积，有无肌萎缩、束颤）、肌张力（有无增高或减低）、肌力（肌肉收缩力）、不自主运动（观察是否有不能随意控制的舞蹈样动作、手足徐动、肌束颤动等）、共济运动（观察有无动作性震颤和语言顿挫等，然后检查指鼻试验、反击征、跟－膝－胫试验、轮替试验、起坐试验、闭目难立征试验）、姿势和步态（观察患者的姿势、步态、起步情况、步幅和速度等）。

（2）六级肌力记录法：见表4-2-2。

表4-2-2　六级肌力记录法

级别	表现
0 级	完全瘫痪，肌肉无收缩
1 级	肌肉可收缩，但不产生动作
2 级	肢体能在床面上移动，但不能抬起
3 级	肢体能离开床面，但不能抵抗阻力
4 级	肢体能对抗阻力，但不完全
5 级	正常肌力

6. 感觉系统检查

（1）浅感觉：痛觉、触觉、温度觉。

（2）深感觉：运动觉、位置觉、振动觉。

（3）复合（皮质）感觉：定位觉、两点辨别觉、图形觉、实体觉。

7. 反射检查

（1）深反射

1）主要反射：见表4-2-3。

表 4-2-3　主要的深反射

名　　称	支配部位	传导神经
肱二头肌反射	$C_{5\sim6}$	肌皮神经
肱三头肌反射	$C_{6\sim7}$	桡神经
桡骨膜反射	$C_{5\sim8}$	桡神经
膝反射	$L_{2\sim4}$	股神经
踝反射	$S_{1\sim2}$	胫神经
霍夫曼征（Hoffman sign）	$C_7 \sim T_1$	正中神经
罗索利莫征（Rossolimo sign）	$L_5 \sim S_1$	胫神经

2）阵挛：包括髌阵挛和踝阵挛，是腱反射高度亢进的表现。

（2）浅反射

主要检查：腹壁反射（肋弓下缘 $T_{7\sim8}$、脐孔水平 $T_{9\sim10}$、腹股沟上 $T_{11\sim12}$）、提睾反射（反射中心 $L_{1\sim2}$，经生殖股神经传导）、跖反射（反射中心 $S_{1\sim2}$，传导神经为胫神经）、肛门反射（反射中心 $S_{4\sim5}$，传导为肛尾神经）。

（3）病理反射

1）巴宾斯基征（Babinski sign）及等位征：查多克征（Chaddock sign，足面上划）、奥本海姆征（Oppenheim sign，胫骨下滑）、戈登征（Gordon sign，挤压腓肠肌）及普谢普征（Pussep sign）。

2）强握反射：新生儿为正常反射，成年人见于对侧额叶运动前区病变。

3）脊髓自主反射。

8. 脑膜刺激征检查

主要检查：屈颈反射、凯尔尼格征（伸直受限并出现疼痛，大、小腿间夹角<135°，为阳性）及布鲁津斯基征。

9. 自主神经检查

（1）一般检查：皮肤黏膜（颜色、质地、温度、水肿、溃疡、压疮等）、毛发和指甲、出汗以及瞳孔（对光反射、调节反射）。

（2）内脏及括约肌功能：胃肠功能、排尿障碍及性质、下腹部膀胱区膨胀程度等。

（3）自主神经反射：竖毛试验、皮肤划痕试验、眼心反射、血压和脉搏的卧立位试验等。

 历年真题

1. 不属于运动系统检查的是
   A. 肌力
   B. 肌容积
   C. 肌张力
   D. 姿势及步态
   E. 发汗试验
2. 浅感觉检查不包括

   A. 痛觉
   B. 冷觉
   C. 热觉
   D. 触觉
   E. 振动觉

参考答案：1. E　2. E

第五章　神经系统疾病的辅助检查

核心问题

1. 腰椎穿刺的适应证、禁忌证及并发症。
2. 临床常用的脑脊液检查及临床意义。
3. 头颅 CT、MRI 及 DSA 检查的适应证。
4. 异常脑电图的特点及意义。
5. 诱发电位的临床应用。
6. 肌电图检查的适应证。
7. 神经传导速度测定和重复神经电刺激检查的临床意义。
8. 经颅多普勒超声检查（TCD）的临床应用范围。
9. 肌活检和神经活检的适应证。

内容精要

神经系统疾病临床比较常用的辅助检查包括脑脊液、神经影像学、神经电生理学、血管超声、放射性核素、病理、基因诊断等。

第一节　腰椎穿刺和脑脊液检查

一、概述

脑脊液（CSF）是由脑室脉络丛产生的透明水样液体，经室间孔进入第三脑室、中脑导水管、第四脑室，最后经第四脑室正中孔和两个侧孔流到蛛网膜下腔和脑池。大部分 CSF 经蛛网膜颗粒吸收至上矢状窦，对脑和脊髓具有保护、支持和营养作用。成人 CSF 总量平均为 130ml，每日产生约 500ml。通常经腰椎穿刺采集 CSF。

二、腰椎穿刺

1. 适应证

（1）辅助中枢神经系统疾病如感染性疾病等的诊断。

（2）怀疑颅内压异常时进行本项检查。

（3）动态观察 CSF 变化以助判断病情、预后及指导治疗。

（4）注入放射性核素行脑、脊髓扫描等。

（5）注入液体或放出 CSF 以维持、调整颅内压平衡，或注入药物治疗相应疾病。

2. 禁忌证

（1）颅内压明显升高或已有脑疝现象，特别是怀疑后颅窝存在占位性病变。

（2）穿刺部位有感染灶、脊柱结核或开放性损伤。

（3）明显出血倾向或病情危重不宜搬动。

（4）脊髓压迫症患者脊髓功能处于即将丧失的临界状态。

3. 主要并发症及其防治　见表 5-1-1。

表 5-1-1　腰椎穿刺的主要并发症及其防治

并发症类别	定　　义	预　　防	治　　疗
低颅压综合征（常见）	侧卧位腰椎穿刺脑脊液压力在 60～80mmH$_2$O 以下	使用较细的针无创穿刺，术后至少去枕平卧 4～6 小时	多饮水和卧床休息，严重者每日滴注生理盐水1000～1500ml

续 表

并发症类别	定 义	预 防	治 疗
脑疝形成	颅内压增高，放脑脊液过多过快	严格掌握腰椎穿刺指征	脱水、利尿药治疗
神经根痛	如针尖刺伤马尾神经，会引起暂时性神经根痛	尽量避免刺伤马尾神经	一般不做特殊处理

4. 操作和测压

（1）操作要点：选择第 4~5 或第 3~4 椎间隙进针；2% 利多卡因皮下麻醉时注意，回抽无血液，边退针，边注入麻醉药；成人进针 4~6cm；术后平卧 4~6 小时。

（2）压力测定：侧卧位，正常成人一般为 80~180mmH$_2$O；>200mmH$_2$O 提示颅内压增高，<80mmH$_2$O 提示颅内压降低。

三、脑脊液检查

1. 常规检查

（1）性状：正常 CSF 无色透明。如 CSF 为血性或粉红色可用三管试验法加以鉴别：连续用 3 个管接取 CSF，如前后各管为均匀一致的血色，提示为蛛网膜下腔出血；前后各管的颜色依次变淡，可能为穿刺损伤出血。血性 CSF 离心后如变为无色，可能为新鲜出血或损伤；离心后为黄色，提示为陈旧性出血。

CSF 呈云雾状，通常是细菌感染引起细胞计数增高所致，见于各种化脓性脑膜炎，严重者可呈米汤样；CSF 放置后有纤维蛋白膜形成，见于结核性脑膜炎。CSF 蛋白含量过高时，外观呈黄色，离体后不久自动凝固，称为弗洛因综合征，见于椎管梗阻等。微绿色脑脊液可见于铜绿脓假单胞菌性脑膜炎和甲型链球菌性脑膜炎。

（2）细胞计数：正常白细胞计数为（0~5）×10⁶/L，多为单核细胞。

2. 生化检查

（1）蛋白质：正常人 CSF 蛋白质含量为 0.15~0.45g/L，降低见于脑脊液丢失、营养不良、身体极度虚弱。

（2）糖：正常成人 CSF 糖含量为血糖的 1/2~2/3，正常值为 2.5~4.4mmol/L（45~60mg/dl），糖含量增加见于糖尿病。

（3）氯化物：正常 CSF 为 120~130mmol/L，降低常见于结核性、细菌性、真菌性脑膜炎等。

3. 特殊检查

（1）细胞学检查：化脓性感染可见中性粒细胞增多，病毒性感染可见淋巴细胞增多，结核性脑膜炎呈混合性细胞反应，中枢神经系统寄生虫感染以嗜酸性粒细胞增多为主。细胞学检查对于脑膜癌病、中枢神经系统白血病等的诊断有非常重要的意义。也有助于蛛网膜下腔出血的诊断。

（2）蛋白电泳：CSF 蛋白量增高，前白蛋白比例降低、消失，可见于脑膜炎。α 球蛋白升高见于中枢神经系统感染和肿瘤等，β 球蛋白增高见于肌萎缩性侧索硬化和某些退行性疾病，γ 球蛋白增高而总蛋白量正常见于多发性硬化和神经梅毒等。

（3）免疫球蛋白：含量增高见于中枢神经系统炎症反应（细菌、病毒、螺旋体及真菌等感染）、多发性硬化、中枢神经系统血管炎等。CSF-IgG 指数及中枢神经系统 24 小时 IgG 合成率可作为中枢神经系统内自身合成免疫球蛋白的标志。

（4）寡克隆区带（OB）：一般临床上检测的是 IgG 型 OB，是诊断多发性硬化的重要辅助指标。

主治语录：OB 阳性并非多发性硬化的特异性改变，也可见于其他神经系统感染疾病。

（5）病原学检查：腰椎穿刺脑脊液检查是诊断中枢神经系统感染最为重要的检查手段，病原学检查可以确定中枢神经系统感染的类型。

（6）特殊蛋白的检测：CSF 中总 tau 蛋白、磷酸化 tau 蛋白及 β 淀粉样蛋白（$A\beta_{42}$）的检测对阿尔茨海默病（AD）的早期诊断有一定价值。

第二节　神经系统影像学检查

一、概述

临床上常用的神经系统影像学检查有头颅 X 线片和脊柱 X 线平片、数字减影血管造影、电子计算机断层扫描、磁共振成像等检查。

二、头颅 X 线片和脊柱 X 线平片

1. 头颅 X 线检查　观察颅骨的厚度、密度及各部位结构，颅缝的状态，颅底的裂和孔，蝶鞍及颅内钙化灶等。

2. 脊柱 X 线检查　观察脊柱的生理弯曲，椎体有无发育异常、骨质破坏、骨折、脱位、变形或骨质增生等，包括前后位、侧位和斜位。

三、数字减影血管造影（DSA）

1. 全脑血管造影术

（1）主要检查：颅内动脉、毛细血管及静脉的形态、分布和位置。

（2）适应证：颅内外血管性病变、自发性颅内血肿检查等。

（3）禁忌证：碘过敏者、严重出血倾向及心功能不全者等。

2．脊髓血管造影术

（1）适应证：脊髓血管病变、蛛网膜下腔出血而脑血管造影阴性者等。

（2）禁忌证：碘过敏者、严重出血倾向及严重高血压或动脉粥样硬化者等。

3．正常脑血管 DSA 表现　根据颅骨的自然标志来描述脑血管形态及走向。

主治语录：DSA 是血管成像的"金标准"。

4．血管性病变 DSA 表现

（1）颅内动脉瘤：清楚地显示动脉瘤的形状和发生的部位。

（2）脑动静脉畸形：供应动脉常扩张迂曲，周围脑动脉显影差。

（3）颅内外动脉狭窄：清楚地显示其狭窄的部位、程度及有无溃疡形成。

四、电子计算机断层扫描（CT）

1．基本原理　各种组织对 X 线吸收系数不同，可由此获得断层图像。

2．装置　有 3 部分，包含数据收集、计算机图像处理、终端图像显示。

3．临床常用技术　包括 CT 平扫、增强 CT、螺旋 CT、CT 血管成像（CTA）、CT 灌注成像（CTP）。

4．优点　方便、迅速、安全，提高病变诊断的准确性，对中枢神经系统疾病有重要的诊断价值。

5．CT 在中枢神经系统病变诊断中的应用

（1）脑血管疾病：脑出血、蛛网膜下腔出血、脑静脉窦血栓的首选检查为 CT 扫描，急性缺血性脑卒中患者首选急

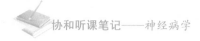

诊 CT。

主治语录：CTP 和 CTA 联合检查对于超早期脑梗死的诊断和治疗有重要价值。

（2）颅内感染：可应用增强 CT。

（3）颅内损伤：CT 可发现颅内血肿和脑挫伤，骨窗可发现颅骨骨折。

（4）脑变性疾病：早期 CT 不明显。

五、磁共振成像（MRI）

1. 临床常用技术　包括磁共振成像及增强、磁共振血管造影、磁共振弥散加权与灌注加权成像、磁共振波谱成像、高分辨磁共振等。

2. 优点　图像清晰度高，可清楚显示脊髓、脑干和后颅窝等处的病变，对人体无放射性损害，用于脑梗死、脑炎、脑肿瘤、颅脑先天发育畸形和颅脑外伤等的诊断。

3. MRI 在神经系统疾病诊断中的应用

（1）脑梗死、脑出血：显示出不同时期信号变化。

（2）脑肿瘤：易于发现低分化、比较小的肿瘤及转移瘤。

主治语录：磁共振增强扫描有助于肿瘤的诊断，特别是对软脑膜、硬脑膜和脊膜转移瘤的诊断。

（3）脑血管病变：MRA 可发现多种脑血管异常。MRA 联合 MRI 可以准确地诊断动脉夹层。MRA 在诊断闭塞性脑血管疾病方面优势较大。

（4）颅内感染：诊断单纯疱疹脑炎时头颅 MRI 非常敏感。

（5）脑其他病变：可用于帮助诊断脑白质病变和脱髓鞘病。

（6）神经系统变性疾病。

（7）椎管和脊髓病变。

（8）神经系统发育异常疾病。

第三节　神经电生理检查

一、概述

临床上常见的神经电生理检查有脑电图、脑磁图、诱发电位、肌电图及神经传导速度等。

二、脑电图

1. 定义　脑电图是脑生物电活动的检查技术，通过测定自发的有节律的生物电活动了解脑功能状态，是癫痫诊断和分类的最客观手段。

2. 电极的安放及注意事项

（1）电极的安放

1）放置方法：以顶点为圆心，分别向颞侧的各等分点（分10等份）引直线，然后以矢状线各等分点为半径作同心圆，按相交点确定电极放置位置。

2）注意事项：采用单极和双极的方法，参考电极置于双耳垂或乳突，共放置21个电极，可根据需要增减。

（2）特殊电极：包括蝶骨电极、鼻咽电极和深部电极。

3. 常见的脑电图诱发试验　睁闭眼诱发试验（常规诱导方法）、过度换气、闪光刺激（常规检查）、睡眠诱发试验（用于清醒时脑电图正常的癫痫患者）、药物诱发等。

主治语录：闪光刺激对光敏性癫痫有重要的诊断价值。

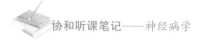
4. 正常脑电图

（1）正常成年人：清醒、静息、闭眼时，脑电的基本节律是 8~13Hz 的 α 节律，主要分布在枕部和顶部；β 活动的频率为 14~25Hz，主要分布在额叶和颞叶；部分正常人在大脑半球前部可见少量 4~7Hz 的 θ 波；频率在 4Hz 以下称为 δ 波，清醒状态下的正常人几乎没有该节律波。<8Hz 的是慢波。

（2）儿童：以慢波为主，随年龄增加慢波逐渐减少，14~18 岁时接近成人脑电波。

（3）睡眠：非快速眼动相、快速眼动相。

5. 异常脑电图　见表 5-3-1。

表 5-3-1　异常脑电图

异常脑电波	特　点	常见疾病
弥漫性慢波	是常见的异常表现	脑膜炎、缺氧性脑病等
局灶性慢波	局灶性脑实质功能障碍导致	局灶性癫痫、脑脓肿、局灶性硬膜下或硬膜外血肿
三相波	中至高波幅、频率为 1.3 ~ 2.6Hz 的负-正-负或正-负-正波	肝性脑病和其他中毒代谢性脑病
癫痫样放电	棘波：突发一过性顶端为尖的波形，负相，波幅多变，典型棘波上升支陡峭，下降支可有坡度	癫痫
	尖波：波形与棘波相似，仅时限宽于棘波，常为负相，波幅 100~200μV	癫痫
	3Hz 棘慢波综合：一个棘波继之以一个慢波，易为过度换气诱发	典型失神发作
	多棘波：两个以上高幅双相棘波呈节律性出现	肌阵挛、强直阵挛发作
	尖慢复合波：由一个尖波及其后的慢波组成	癫痫发作

异常脑电波	特　　点	常见疾病
癫痫样放电	多棘慢复合波：一个以上棘波随之一个慢波，频率为 2~3Hz，散在单个出现，两侧同步对称	肌阵挛癫痫
	高幅失律：高波幅的尖波、棘波发放，然后有一电活动静止期	婴儿痉挛、苯丙酮酸尿症

三、脑磁图

脑磁图是对脑组织自发的神经磁场的记录。用声音、光和电刺激后探测和描记的脑组织神经磁场称为诱发脑磁场。由于价格昂贵，临床不常用。

四、诱发电位

1. 躯体感觉诱发电位（SEP）

（1）定义：是刺激肢体末梢感觉神经，在躯体感觉上行通路的不同部位记录的电位，能评估周围神经、脊髓后索、脑干、丘脑及皮质感觉区的功能状态。

（2）检测方法：刺激电极置于周围神经干体表部位。

（3）临床应用：检测感觉传导通路的功能，有助于确定脑死亡、吉兰-巴雷综合征、颈椎病、后侧索硬化综合征、多发性硬化（MS）、亚急性联合变性和脊髓手术的监护等。

2. 视觉诱发电位（VEP）

（1）定义：指对视神经进行光刺激时，经头皮记录的枕叶皮质对视觉刺激产生的电活动。

（2）检测方法：模式翻转刺激技术诱发 VEP 和闪光刺激 VEP。

（3）波形命名：最可靠的成分为 P100，潜伏期稳定且波幅高。

（4）临床应用：有助于诊断视通路病变，特别对多发性硬化患者可提供早期视神经损害的客观依据。

3. 脑干听觉诱发电位（BAEP）

（1）定义：是经耳机传出的声音刺激听神经，经头皮记录的电位。

（2）波形命名：由5个波组成（罗马数字I、Ⅱ、Ⅲ、Ⅳ、V）。

（3）临床应用：主要用于客观评价听力、多发性硬化、脑死亡的诊断等。

4. 运动诱发电位

（1）各段潜伏期和中枢运动传导时间：为主要检测指标。

（2）临床应用：运动通路病变的诊断，如多发性硬化、肌萎缩侧索硬化等。

5. 事件相关电位

（1）定义：大脑对某种信息进行认知加工（注意、记忆和思维等）时，通过叠加和平均技术在头颅表面记录的电位。

（2）临床应用：各种脑部疾病引起的认知功能障碍的评价。

五、肌电图（EMG）

1. 定义　指用同心圆针电极记录肌肉安静和不同程度随意收缩状态下的各种电生理特性的技术。

2. 异常肌电图

（1）插入电位的改变：插入电位减少或消失见于严重的肌萎缩、肌肉纤维化和脂肪组织浸润以及肌纤维兴奋性降低等；插入电位的延长或增多见于失神经支配的肌肉或炎性肌病。

（2）异常自发电位

1）纤颤电位：神经源性和肌源性损害都可以出现，没有特异性。

2）正锐波：神经源性和肌源性损害都可以出现，没有特异性。

3）束颤电位：见于神经源性损害。

（3）肌强直放电

1）放电：多见于肌肉自主收缩或受到机械刺激时产生的异常放电。

2）特点：放电过程中频率、波幅逐渐衰减；声音类似"飞机俯冲和摩托车减速"。

3）意义：见于各种原因所致的肌强直。

（4）异常运动单位电位（MUAP）

1）神经源性损害：MUAP 宽时限、高波幅、多相波百分比增高，见于脊髓前角细胞病变、神经根病变、神经丛和周围神经病等。

2）肌源性损害：MUAP 短时限、低波幅、多相波百分比增高，见于进行性肌营养不良、炎性肌病和其他原因所致的肌病。

（5）异常募集相

1）单纯相：见于神经源性损害。

2）病理干扰相：可见于肌源性损害。

3）混合相：可见于神经源性损害。

3. 临床应用　主要用于神经源性损害和肌源性损害的诊断及鉴别诊断，结合神经传导速度的检查结果，有助于对脊髓前角细胞、神经根和神经丛病变进行定位。

主治语录：四肢、胸锁乳突肌和脊旁肌的肌电图，对运动神经元病的诊断有重要价值。

六、神经传导速度

1. 定义

（1）用于评定周围神经传导功能的一项诊断技术。

（2）通常包括运动神经传导速度（MCV）和感觉神经传导速度（SCV）。

（3）MCV 和 SCV 表现为传导速度减慢和波幅降低，前者主要反映髓鞘损害，后者反映轴索损害。

2. 临床应用　用于各种原因所致的周围神经病的诊断和鉴别诊断，能够发现周围神经病的亚临床病灶，能区分是轴索损害还是髓鞘脱失；结合 EMG 可以鉴别前角细胞、神经根、周围神经及肌源性损害等。

七、F 波与 H 反射

1. F 波

（1）定义：是以超强电刺激神经干在 M 波后的一个较晚出现的小的肌肉动作电位。

（2）临床意义及应用：有助于周围神经病的早期诊断、病变部位的确定。F 波主要反映运动神经近端的传导功能，对神经根病变的诊断有重要的价值，弥补 MCV 的不足，临床用于吉兰-巴雷综合征、遗传性运动感觉神经病等的诊断。

2. H 反射

（1）定义：利用较小电量刺激神经，冲动经感觉神经纤维向上传导至脊髓，再经单一突触连接传入下运动神经元而引发肌肉电活动。

（2）临床意义及应用：H 反射消失则表示该神经根或其相关的反射弧病损。临床用于吉兰-巴雷综合征、腰椎病、腰骶神经根病变的诊断。

八、重复神经电刺激

1. 定义　是指超强重复刺激神经干后在相应肌肉记录复合肌肉动作电位，是检测神经肌肉接头功能的重要手段。

2. 临床应用 主要用于重症肌无力、兰伯特-伊顿（Lambert-Eaton）综合征的鉴别。

主治语录：重症肌无力表现为低频或高频刺激波幅递减；兰伯特-伊顿综合征表现为低频刺激波幅递减，高频刺激波幅递增。

第四节 头颈部血管超声检查

一、概述

临床上常见的头颈部血管超声检查有颈动脉超声检查、经颅多普勒超声检查。

二、颈动脉超声检查

对头颈部血管病变，特别是缺血性脑血管疾病的诊断具有重要的意义。颈动脉超声检测技术包括二维显像、彩色多普勒血流影像及多普勒血流动力学分析等技术。

1. 颈动脉彩色多普勒超声观察指标

（1）二维图像：检查血管的位置、血管壁结构、血管内径的测量。

（2）彩色多普勒血流量显像：主要检查血流方向、彩色血流的显像与血管病变。

2. 临床应用 有助于诊断颈动脉粥样硬化、锁骨下动脉盗血综合征、先天性颈内动脉肌纤维发育不良、颈内动脉瘤、大动脉炎。

三、经颅多普勒超声检查（TCD）

1. 优点 无创、价廉、可靠并可床旁操作。

2. 颅内动脉检查方法　2MHz 探头用于检查颅内动脉。最常用的检查部位是颞窗、枕窗和眼窗。

3. 颅外动脉检查方法　4MHz 探头可用于检查颈总动脉、颈内动脉颅外段、颈外动脉、锁骨下动脉近端等。

4. 检测参数　包括检测深度、血流方向、血流速度、搏动指数和频谱形态等。

5. 临床应用　包括颅内、外动脉狭窄或闭塞的诊断；微栓子监测；评价右向左分流；评价脑血管舒缩反应性；评估卧立位血压变化与脑血流动态调节；诊断和监测自发性蛛网膜下腔出血所致血管痉挛；判断脑血流循环停止。

主治语录：我国脑死亡判定标准中将 TCD 列为脑死亡三项确认试验之一。

第五节　放射性核素检查

一、概述

放射性核素显像是一类能反映功能和代谢的显像方法，包括单光子发射计算机断层（SPECT）和正电子发射计算机断层（PET）。SPECT 大多使用能通过血脑屏障的放射性药物，显示局部脑血流的分布；PET 主要使用正电子放射性核素及其标记化合物，显示局部脑葡萄糖代谢、脑受体分布与数量和脑血流分布。

二、放射性核素检查的功能、基本原理及临床应用 (表 5-5-1)

表 5-5-1　放射性核素检查的功能、基本原理及临床应用

类　型	功　能	基本原理	临床应用
单光子发射计算机断层	三维显像方法为脑血流量变化的显示和测定提供了比较准确、安全和价廉的方法	静脉注射可通过血脑屏障的放射性显像剂，应用设备采集信息和重建图像	短暂性脑缺血发作、癫痫、痴呆以及锥体外系疾病
正电子发射计算机断层	可显示脑代谢和功能，显示神经受体的位置、密度及分布	将发射正电子的放射性核素如 ^{18}F 标记的氟代脱氧葡萄糖（^{18}F-FDG）引入体内，通过血液循环到达脑部而被摄取	癫痫、痴呆、帕金森病以及肿瘤

第六节　脑、神经和肌肉活组织检查

一、概述

脑、神经和肌肉活组织检查的主要目的是明确病因，得出病理诊断，并且通过病理检查的结果进一步解释临床和神经电生理的改变。

二、脑活组织检查

1. 取材方式　可采用手术活检和立体定向穿刺活检，取决于病变的部位。

2. 临床应用　主要用于脑感染性疾病抗感染治疗效果不明显需进一步查明病因；疑诊某些遗传代谢性疾病；神经影像学

提示脑内占位性病变诊断，鉴别肿瘤、炎症和胶质增生等；不明原因进行性痴呆；炎症性疾病。

主治语录：脑活检是一种创伤性检查，有可能造成脑功能缺失，有时即使进行活检也难以确定诊断，须权衡利弊，严格掌握适应证。

三、神经活组织检查

1. 取材方式　最常用腓肠神经活组织检查，有助于确定周围神经病变的性质和病变程度的判断，是周围神经疾病病因诊断的重要依据。

2. 临床应用　适用于各种原因所致的周围神经病，还可用于儿童疑诊异染性脑白质营养不良、肾上腺脑白质营养不良和克拉伯（Krabbe）病等。

四、肌肉活组织检查

1. 是临床常用的病理检查手段。

2. 取材方式　慢性进行性病变时应选择轻至中度受累的肌肉，急性病变应选择受累较重甚至伴疼痛的肌肉。切忌选择肌力低下非常明显，已有严重萎缩的肌肉。

3. 临床应用　肌肉疾病的诊断与鉴别诊断；鉴别神经源性或肌源性肌损害；确定系统性疾病伴肌无力者是否有肌组织受累、肌肉间质有无血管炎症或异常物质沉积等。

第七节　基因诊断技术

一、概述

基因诊断又称分子诊断，指运用分子生物学的技术方法来分析受检者的某一特定基因的结构（DNA 水平）或功能（RNA水平）是否异常，以此来对相应的疾病进行诊断，是重要的病因诊断技术之一。

二、基因诊断常用技术的分类（表 5-7-1）

表 5-7-1　基因诊断常用技术的分类

类　型	原　　理	临床应用
核酸分子杂交技术	将分子杂交与组织化学相结合的一项技术	基因诊断
聚合酶链反应扩增技术	利用体内 DNA 复制原理，获得大量靶 DNA	遗传性疾病的基因诊断
DNA 测序	分离并扩增相关基因片段后，测定其核苷酸序列，探究 DNA 变异性质	基因诊断
基 因 芯 片技术	将 DNA 寡核苷酸有序的排列形成二位 DNA 探针阵列，与荧光标记样品杂交，然后通过共聚焦显微镜检测杂交信号的强度，获得待测样品的大量基因序列信息	基因表达水平的检测、药物筛选、个体化医疗、DNA 序列分析及生物信息学研究等
外显子捕获技术	通过全外显子组的扫描，结合生物信息分析技术，找到遗传病患者特异的单核苷酸多态性（SNPs）	寻找单基因病的致病基因
全基因组关联分析	在全基因组层面上，开展多中心、大样本、反复验证 SNPs 与疾病的关联研究，以揭示遗传病的相关基因	在多基因遗传病、肿瘤易感基因的检测以及相关疾病的诊断中起作用

主治语录：DNA 测序是基因诊断最直接、最准确的技术。

三、基因诊断的临床应用

1. 遗传性疾病　主要用于单基因遗传疾病的诊断、鉴别诊断及病因确定；为表型多样性疾病的基因分型提供依据；对单基因和多基因遗传性疾病易感人群进行早期诊断和干预；神经系统遗传性疾病的产前诊断和咨询。

2. 感染性疾病　主要用于病毒感染、细菌感染、螺旋体感染等。

3. 药物基因组学

（1）通过分析 DNA 的遗传变异和监测基因表达谱，探讨对药物反应的个体差异，从分子水平证明和阐述药物疗效以及药物作用的靶位、作用模式和不良反应。

（2）主要用于癫痫、抗凝药、免疫抑制药、心脑血管病相关治疗药物、抗抑郁药等的筛选和个体化治疗。

第八节　神经系统主要辅助检查的选择原则

一、概述

神经系统辅助检查有脑脊液检查、结构影像学检查、功能影像学检查、血管检查、电生理检查、基因诊断、病理检查等。

二、神经系统的主要辅助检查（表 5-8-1）

表 5-8-1　神经系统的主要辅助检查

检测方法	适应证	优　点	缺　点
脑脊液检查	中枢神经系统感染、蛛网膜下腔出血、吉兰-巴雷综合征等，颅内压的判断	简便，费用低，对于中枢神经系统炎症的定性很有价值	有创检查

续　表

检测方法	适应证	优　点	缺　点
头颅 X 线平片	颅骨病变	简便，价廉	组织影像重叠，分辨率低
CT 扫描	颅内疾病，螺旋 CT 可以血管成像	快速、安全，显示组织结构较清晰，钙化和出血显影清楚	存在骨伪影，对幕下结构分辨差
磁共振成像	颅内、脊髓疾病，可以血管成像	无放射线辐射，显示结构清晰，对幕下和椎管内病灶分辨率高	耗时，费用较高；体内有金属置入物时患者不能检查。对钙化灶和急性期脑出血的诊断不如 CT
单光子发射计算机体层扫描成像	癫痫、痴呆等血流变化	显示结构性影像尚不能显影的病灶	组织结构显示不满意，接触放射性物质
正电子发射计算机体层扫描成像	帕金森病、癫痫、痴呆等疾病的血流、代谢和受体变化	可反映脑功能情况	费用高，组织结构显示不满意，接触放射性物质
数字减影血管造影	颅内外血管狭窄、动脉瘤、动脉夹层等血管性疾病	血管结构清楚，是很多脑血管性疾病诊断的"金标准"	有创检查，费用高，需用造影剂
经颅多普勒超声检查	脑血管疾病、颅内高压等	简便、费用低、无创	检测结果受操作者和操作过程影响较大
活组织检查	某些脑、周围神经和肌肉病变	对定性诊断帮助大	有创性，有些疾病尚不能确定
脑电图	对癫痫、脑炎等有诊断价值	简便，费用低，无创，可作动态监测	诊断特异性较差
脑磁图	癫痫病灶的确定、认知活动研究	对脑内生理和病理活动的空间定位较好	费用高，临床资料尚需积累

续　表

检测方法	适应证	优　点	缺　点
肌电图和神经传导	鉴别肌源性疾病或神经源性疾病，鉴别前角病变或周围神经病变	用于周围神经和肌肉病，帮助定位，发现亚临床病变	定性诊断帮助小，往往需要结合临床和其他辅助检查才能作出诊断
诱发电位	帮助诊断神经传导通路，对定位有帮助	简便，无创，费用低	对定性诊断无价值
基因诊断	遗传性疾病的诊断	提高了诊断速度和准确性	许多遗传疾病基因突变类型不明或多变，基因诊断不能脱离临床诊断

历年真题

1. 关于神经影像学检查，下列表达不正确的是
   A. 头颅和脊柱X线平片敏感性较差，已被逐渐淘汰
   B. MRI对任何疾病的诊断优于CT
   C. DSA检查可发现脑部动脉瘤和血管畸形
   D. 脊髓血管造影可诊断脊髓血管畸形和动静脉瘘
   E. 脊髓造影的主要适应证是脊髓压迫症

2. 男，30岁。因突然头痛、呕吐，脑膜刺激征阳性入院，初诊蛛网膜下腔出血。病因诊断主要依靠
   A. 脑脊液检查
   B. 头颅CT
   C. 经颅多普勒超声检查
   D. 脑血管造影
   E. 脑MRI

参考答案：1. B　2. D

第六章　神经心理学检查

核心问题

1. 神经心理学检查的常用方法。
2. 认知功能评定的方法、非认知功能评定量表。

内容精要

神经心理学是研究行为表现和脑功能损害关系的一门新兴学科。神经心理学检查是神经心理学的重要组成部分，为许多疾病的诊断提供帮助。

第一节　神经心理学检查在神经科的应用及意义

一、神经心理学的概念

神经心理学是心理学与神经科学的交叉学科，它从神经科学的角度来研究心理学的问题，把脑当作心理活动的物质本体来研究脑与心理或脑与行为的关系。

二、神经心理学的意义

1. 为认知功能障碍患者的诊断和治疗提供依据。

2. 为脑损伤患者康复治疗方案的制订和康复状况的评估提供依据。

3. 为研究脑结构与功能的关系提供新策略。

三、神经心理学的检查方法

1. 问诊及体格检查　是重要内容和环节。

2. 神经心理学量表　神经心理测验是最主要也是最有成效的临床神经心理学检查方法。

3. 基于计算机的神经心理测查　实现了心理评估的计算机化。

第二节　常用的神经心理学量表及其检查方法

一、认知功能评定

（一）总体认知功能评定

1. 作用

（1）为认知障碍和痴呆诊断提供客观证据。

（2）明确认知损害特征，帮助判断认知障碍和痴呆的类型及原因。

（3）通过定期评估，评价认知障碍和痴呆的治疗效果及转归。

（4）通过选择合适的测验和指标，客观反映早期轻微的认知损害，较准确地筛查和评估轻度认知功能损害患者。

2. 常用的认知评估量表　见表 6-2-1。

表 6-2-1 常用的认知评估量表

类　型	主要内容	用　途
简易精神状态评价量表	内容覆盖定向力、记忆力、注意力、计算能力、语言能方和视空间认知能力	用于整体认知功能的简单评定和痴呆的筛查
蒙特利尔认知评估量表	包括短时记忆与延迟回忆、视空间能力、执行能力、注意力、计算力和工作记忆、语言、定向	主要用于轻度认知功能损害患者和早期阿尔茨海默病患者的筛查
Mattis 痴呆评估量表	包括注意、启动 - 保持、概念形成、结构、记忆	用于帕金森病痴呆、额颞叶痴呆等额叶 - 皮质下痴呆的诊断、评定和随访
艾登布鲁克认知测试修订版	包括注意力、定向力、记忆、口头表达的流畅性、语言视觉空间认知能力	用于区分正常认知人群与轻度智力障碍人群
阿尔茨海默病评估量表认知部分	由 12 个条目组成，覆盖记忆力、定向力、语言、注意力等多个认知域	轻中度阿尔茨海默病的疗效评估
临床痴呆评定量表	包括记忆、定向、判断和解决问题、工作及社交能力、家庭生活和爱好、独立生活能力 6 个项目	痴呆分级与分期、评估阿尔茨海默病的进展

（二）记忆功能评定

1. 定义　记忆指信息在脑内的编码、存储和提取 3 个基本过程。

2. 记忆的分类

（1）短时记忆。

（2）长时记忆：①外显记忆，包括情景记忆和语义记忆。②内隐记忆，包括运动技能习得、经典条件反射和预习。

3. 床边检查　有助于发现并初步评定患者的记忆损害类型与程度。

4. 记忆功能检测量表

（1）Rey 听觉词语测验：主要包含即刻回忆、短时延迟自由回忆、长时延迟自由回忆。

（2）California 词语学习测验：主要分析语义串连程度、首因和近因效应、学习效率、5 次学习重复词语数、前摄和倒摄干扰作用、短时和长时延迟记忆储存、插入错误和重复数、再认鉴别能力等。

（3）韦氏记忆量表：是评估可疑记忆障碍的标准工具。

（4）其他：Rivermead 行为记忆测验等。

（三）失语症检查

1. 定义　失语指在意识清楚、发音和构音没有障碍的情况下，大脑皮质语言功能病变导致的言语交流能力障碍。

2. 国内常用的失语症检查量表　见表 6-2-2。

表 6-2-2　国内常用的失语症检查量表

类　　型	主要检查内容
汉语失语成套测试	口语表达（谈话、复述、命名、列名、颜色命名和反应命名等）、听理解（判断题、口头指令）、阅读、意识、近事记忆等
波士顿诊断性失语症检查汉语版	对话及自发谈话、听理解、言语表达、阅读、书写

（四）视觉失认症检查

1. 视觉失认症表现　在视力和语义功能正常的情况下，不能辨认或命名视觉可见的物体，但却可以通过触觉或语言描述辨识出物体。

2. 视觉失认症的分类　见表6-2-3。

表6-2-3　视觉失认症的分类

类　型	临床表现	检查方法
物体失认	患者在视力正常、语言功能完好的情况下，不能辨认简单的物体	① Addenbrookes 认知功能检查。②形状匹配测验。③功能匹配测验
面孔失认	患者不能识别原来熟悉的面孔，但能够通过人物特性如声音、步态或衣着来正确辨认	主要通过描述、识别、命名、配对等测查
颜色失认	患者能够感知并辨别颜色，但却难以完成提取颜色信息的任务	听色辨认、颜色命名、颜色匹配、图画填色、错觉图画测验等
空间失认	患者不能识别物体空间位置和物体间的空间关系	临摹画花、自发画钟、线段等分、线段划消

（五）失用症检查

1. 定义　失用又称为运用不能症，是指在意识清楚、语言理解能力和运动功能正常情况下，患者不能准确执行有目的的复杂活动。

2. 内容　失用症包含括观念性失用、观念运动性失用、肢体运动性失用、颊面性失用、结构性失用、穿衣失用等。

3. 检查方法

（1）床边检查：观念运动性失用患者动作重复、笨拙，不能完成简单具体的动作；颊面性失用患者不能完成口面部动作；肢体性失用患者不能按照指令完成任务。

（2）动作模仿：观念性失用患者可以很好地模仿各种动作；观念运动性失用患者不能正确模仿检测者的手势或动作。

（3）实物操作：观念性失用患者表现为动作步骤顺序和挑选工具错误。

（六）忽视症检查

1. 定义　忽视症通常指脑损伤后以对侧空间刺激不能注意、报告、表征为主要表现的认知功能障碍。

2. 分类

（1）感觉忽视：包括视觉（最常见）、听觉、触觉等忽视。

（2）运动忽视。

3. 检查方法　线段划消、自发画钟、线段等分、临摹图画等。

（七）执行功能检查

1. 定义　执行功能指有效地启动并完成有目的的活动的能力，核心成分包括抽象思维、工作记忆、定势转移和反应抑制等。

2. 检查方法

（1）威斯康星卡片分类测验：主要检测抽象概括、工作记忆、认知转移等方面的能力。

（2）Stroop测试：反映选择性抑制和冲动控制能力。

（3）词语流畅性测验：主要对额叶执行功能障碍及轻度语义记忆损害较敏感。

（4）数字广度测验：用于测试听觉词语短期记忆。

（5）伦敦塔测验：主要检测受试者解决问题的能力。

（八）视空间能力检查

1. 定义　视空间能力主要是指对物象的识别及空间定位。

2. 检查方法　画钟试验（最常用，评测认知功能水平）、积木测验（测试三维空间能力）、绘制连锁图形等。

（九）社会认知检查

1. 定义　社会认知是个人对他人的心理状态、行为动机、意向等做出推测与判断的过程。

2. 检查方法　错误信念任务、失言察觉任务、眼区阅读测验成人版等。

二、非认知功能评定量表

精神行为症状是常见的非认知功能障碍之一，常表现为焦虑、抑郁、冷漠、激越、惊恐、妄想、幻觉、睡眠障碍等，做好非功能认知障碍的评估，对疾病的诊断及用药有重要作用。

临床常用的非认知功能评定量表见表6-2-4。

表6-2-4　临床常用的非认知功能评定表

名　称	用　途
神经精神症状问卷	各种痴呆的精神行为症状的评估、药物疗效的评价等方面
日常生活活动量表	是常用的评价老年人日常活动能力的工具
社会功能调查表	主要评定一些需要复杂认知功能参与的社会性活动，与认知功能的水平显著相关，早期轻度痴呆患者敏感
Hachinski 缺血量表	鉴别多发梗死性痴呆和阿尔茨海默病的敏感性和特异性均大于70%，但对识别单纯的血管性痴呆和非血管性痴呆的效果较好

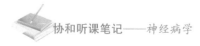
续　表

名　称	用　途
焦虑自评量表（SAS）、抑郁自评量表（SDS）	SAS用于评定焦虑患者的主观感受，SDS用于反映抑郁症状
汉密尔顿抑郁量表（HAMD）、汉密尔顿焦虑量表（HAMA）	HAMD适用于具有抑郁症状的成年患者，HAMA主要用于评定神经症及其他患者的焦虑症状的严重程度
匹茨堡睡眠质量指数量表	主要用于评定近1个月的睡眠质量

 历年真题

下列测验不属于总体认知功能评定量表的是

　A. 简易精神状态评价量表

　B. 蒙特利尔认知评估量表

　C. Mattis 痴呆评估量表

　D. 临床痴呆评定量表

　E. 韦氏记忆量表

参考答案：E

第七章 神经系统疾病的诊断原则

核心问题

不同部位神经病损的临床特点。

内容精要

遵循疾病诊断的基本原则、运用正确的临床思维方法，并且在诊断过程中重视证据、调查研究及验证，有助于尽早地作出正确的临床诊断，减少误诊的发生。神经病学的临床诊断更强调定位的内容，通常以病变部位作为划分疾病的主线，然后再以定性的方式串联各种疾病。

第一节 诊疗程序

一、定位诊断

1. 概述　定位诊断是根据疾病所表现的神经系统症状、体征，再结合神经解剖、神经生理和神经病理等方面的知识确定疾病损害的部位。

2. 定位诊断的原则

（1）明确神经系统损害的水平，中枢性（脑和脊髓）或周

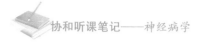

围性（周围神经和肌肉）。

（2）明确病变的空间分布为局灶性、多灶性、弥漫性、系统性。

（3）局灶性病变首先区分是周围病变还是中枢病变；中枢病变可以利用纵横交叉法确定病变部位。

1）纵：不同传导束损伤有不同的表现（感觉异常、运动异常），但是同一传导束不同水平的损伤表现类似。

2）横：特定平面特定结构的损伤产生特定的症状和体征，可以确定某一传导束在何水平损伤。

（4）纵横都确定后还可以进一步确定病变范围。

3. 不同部位神经病损的临床特点　见表 7-1-1。

表 7-1-1　不同部位神经病损的临床特点

病变部位	临床特点
大脑病变	意识水平和内容及精神障碍、偏瘫、偏身感觉障碍、偏盲、癫痫发作等。各脑叶病变不同，其临床特点不同
脑干病变	一侧脑干病变表现为交叉瘫或交叉性感觉障碍，根据受损脑神经平面做出具体判断；脑干两侧或弥漫性损害表现为双侧脑神经和双侧长束受损的症状
小脑病变	小脑蚓部损害主要引起躯干的共济失调，小脑半球损害则引起同侧肢体的共济失调。有时出现小脑性语言、辨距不良
脊髓病变	横贯性脊髓损伤可出现受损平面以下运动、感觉及括约肌障碍；脊髓的单侧损害，表现为病变平面以下对侧痛觉、温度觉减退或丧失等，同侧上运动神经元性瘫痪和深感觉减退或丧失；部分性损害可仅有锥体束和前角损伤症状，亦可仅有锥体束及后索损害症状，或可有后角、前联合受损症状

病变部位	临床特点
周围神经病变	脊神经多为混合神经，受损后出现相应支配区的感觉、运动、自主神经症状，下运动神经元性瘫痪、感觉障碍的范围与受损的周围神经支配区一致
肌肉病变	肌无力（最常见）、肌萎缩、肌痛等，无明显的感觉障碍

二、定性诊断

1. 概述　定性诊断是确定疾病病因（性质）的诊断。它建立在定位诊断的基础上，将年龄、性别、病史特点、体格检查所见以及各种神经影像学等辅助检查结合在一起进行综合分析。

2. 不同疾病的临床特点　见表 7-1-2。

表 7-1-2　不同疾病的临床特点

疾病种类	临床特点	辅助检查
血管性疾病	起病急骤，发病数分钟到数天内症状达到高峰，多有高血压、动脉粥样硬化、心脏病、糖尿病或高血脂等病史	计算机断层扫描（CT）、磁共振（MR）、数字减影血管造影（DSA）等
感染性疾病	急性或亚急性发病，发病后数日至数周发展到高峰，神经系统症状、体征比较广泛	血及脑脊液的微生物学、免疫学、寄生虫学等
变性疾病	起病缓慢，各年龄段均可发病	CT 检查等
外伤	起病急，详细询问外伤经过	X 线及 CT 检查等
肿瘤	大多起病缓慢，病情逐渐加重，常有头痛、呕吐、视盘水肿等颅内压增高的表现，可有局灶性定位症状和体征	脑脊液检查、CT、MRI 等

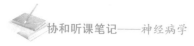

续 表

疾病种类	临床特点	辅助检查
脱髓鞘性疾病	急性或亚急性起病，病灶分布弥散，多有复发、缓解倾向	MRI、脑脊液和诱发电位检查等
代谢和营养障碍性疾病	发病缓慢、病程长，多在全身症状的基础上出现神经功能障碍的体征	组织、体液中相应酶、蛋白质、脂质等检测
其他	中毒和遗传性疾病等	毒物检测等

第二节 临床思维方法

一、要求

临床思维的培养应以循证医学理念为指导，要求临床医生应用已掌握的医学理论知识和临床经验，结合患者的临床资料进行综合分析、逻辑推理。正确的临床思维是医生长期从事临床实践的经验总结，也是临床医生的基本功。

二、临床思维的锻炼步骤

1. 养成全面细致的习惯，通过详细的问诊、查体及实验室检查，收集可靠临床资料。

2. 将资料综合分析，利用神经解剖学、生理学的基本知识，进行定位诊断。

3. 根据病变的部位、病史与体征及相关的实验室检查结果，作出定性诊断。

4. 明确疾病性质后，制订一个合理的治疗方案。

5. 根据疾病的性质、部位、患者的综合状态等因素评估疾病对患者各方面的影响及预后。

历年真题

脑脊液检查对于下列疾病的定性诊
　断意义最大的是

　A. 大面积脑梗死

　B. 脑肿瘤转移

　C. 脑胶质瘤

D. 结核性脑膜炎

E. 帕金森病

参考答案：D

第八章　头　痛

核心问题

1. 临床诊断头痛的思路。
2. 偏头痛主要类型及临床表现。
3. 偏头痛与丛集性头痛、紧张型头痛的鉴别。
4. 紧张型头痛的临床表现及治疗。
5. 药物过度使用性头痛的治疗原则。

内容精要

头痛是临床常见的症状，通常指局限于头颅上半部，包括眉弓、耳轮上缘和枕外隆突连线以上部位的疼痛。头痛大致可分为原发性和继发性两类。病因主要有脑血管疾病、颅内感染、颅脑外伤、全身性疾病等。

第一节　概　述

一、头痛的解剖学基础

头痛发生的解剖学基础，见图 8-1-1。

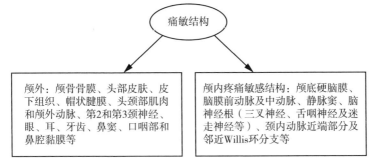

图 8-1-1　头痛的解剖学基础

二、头痛的发病机制

头痛的发病机制复杂，主要是颅内、外痛敏结构内的痛觉感受器受到刺激，经痛觉传导通路传导到达大脑皮质而引起。

三、头痛的国际分类

1. 原发性头痛　①偏头痛。②紧张型头痛。③三叉自主神经头面痛。④其他原发性头痛。

2. 继发性头痛　①头和/或颈部外伤引起的头痛。②头颅和颈部血管疾病引起的头痛。③非血管性颅内疾病引起的头痛。④物质或物质戒断引起的头痛。⑤感染引起的头痛。⑥内环境紊乱引起的头痛。⑦头颅、颈、眼、耳、鼻、鼻窦、牙齿、口腔或其他颜面部结构病变引起的头痛或面痛。⑧精神疾病引起的头痛。

3. 其他　痛性脑神经病及其他面痛和其他头痛。

四、头痛的诊断及治疗

1. 诊断

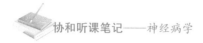

（1）重点询问头痛的起病方式、发作频率、发作时间、持续时间等，详细询问病史及病史等一般情况对头痛发病的影响。

（2）区分原发性还是继发性。

（3）详细的体格检查。

（4）选择合适的辅助检查。

2. 治疗　病因治疗、急性发作时对症治疗、预防治疗。

第二节　偏　头　痛

一、概述

偏头痛（原发性头痛）是反复发作的一侧或两侧搏动性头痛，一般持续 4~72 小时。

二、病因

1. 内因

（1）遗传易感性：约 60% 的偏头痛患者有家族史，其亲属出现偏头痛的风险是一般人群的 3~6 倍。

（2）内分泌及代谢因素：女性多于男性，多在青春期发病，月经期容易发作，妊娠期或绝经后发作减少或停止。

2. 外因　环境因素、食物、药物。

3. 其他　强光、过劳、应激以及应激后的放松、睡眠过多或过少、禁食、紧张、情绪不稳等。

三、发病机制

1. 血管学说　认为偏头痛是原发性血管疾病，为血管舒缩功能障碍引起。目前认为血管扩张只是伴随现象，非必要条件。

2. 神经学说　认为偏头痛是原发性神经功能紊乱性疾病，

偏头痛先兆为皮质扩展性抑制引起。另外，5-羟色胺（5-HT），受体激动剂广泛分布于脑中，许多有效抗偏头痛药可作为中枢性 5-HT 受体激动剂或部分激动剂起作用。

3. 三叉神经血管学说 三叉神经节及其纤维受刺激后，可引起一些活性物质作用于邻近脑血管壁，引起血管扩张，出现搏动性头痛，还可使血管通透性增加，血浆蛋白渗出，产生无菌性炎症，刺激痛觉纤维传入中枢，形成恶性循环。三叉神经血管复合体与丘脑的神经功能紊乱也参与偏头痛的发病。

4. 视网膜-丘脑-皮质机制 偏头痛与感觉模式失调有关。

四、临床表现

1. 无先兆偏头痛 最常见，表现为反复发作的一侧或双侧额颞部疼痛，呈搏动性。常伴恶心、呕吐、畏光、畏声等症状。

2. 有先兆偏头痛 发作前数小时至数日可有倦怠、注意力不集中和打哈欠等前驱症状。在头痛或头痛前发生，常以可逆的局灶性神经系统症状为先兆。最常见为视觉先兆，如视物模糊、暗点闪光、亮点亮线或视物变形，其次为感觉先兆。先兆症状一般在 5~20 分钟形成。头痛在先兆同时或先兆后 60 分钟内发生，表现为一侧或双侧额、颞部或眶后搏动性头痛，常伴有恶心、呕吐、畏光或畏声等。活动可使头痛加重，睡眠后可缓解头痛。

（1）典型先兆偏头痛：先兆表现为完全可逆的视觉、感觉或言语症状，无肢体无力表现。与先兆同时或先兆后 60 分钟内出现符合偏头痛特征的头痛，即为典型先兆伴头痛。

（2）脑干先兆性偏头痛：先兆症状源自脑干，可见构音障碍、眩晕、耳鸣、共济失调等，但无运动无力症状。

（3）偏瘫性偏头痛：先兆除必须有运动无力症状外，还应包括视觉、感觉和言语三种先兆之一，先兆症状持续 5 分钟至

24 小时，症状完全可逆，在先兆同时或先兆 60 分钟内出现符合偏头痛特征的头痛。

（4）视网膜性偏头痛：为反复发生的完全可逆的单眼视觉障碍，包括闪烁、暗点，并伴偏头痛发作，发作间期眼科检查正常。

🖊 **主治语录**：典型先兆偏头痛为最常见的先兆偏头痛类型。

3. 慢性偏头痛　每月头痛发作超过 15 天，连续 3 个月或 3 个月以上，且每月至少有 8 天的头痛，排除药物过量引起的头痛。

4. 偏头痛并发症　见表 8-2-1。

表 8-2-1　偏头痛并发症

名　称	特　点
偏头痛持续状态	发作持续时间≥72 小时，疼痛程度较严重，睡眠或药物应用可获得短暂缓解期
无梗死的持续先兆	患者在一次发作中出现一种先兆或多种先兆症状持续 1 周以上，多为双侧性；本次发作其他症状与以往发作类似；需行神经影像学检查排除脑梗死病灶
偏头痛性脑梗死	极少数在偏头痛先兆症状后出现颅内相应供血区的缺血性梗死，常持续 60 分钟以上，缺血性梗死病灶为神经影像学所证实
偏头痛先兆诱发的痫性发作	极少数，痫性发作发生在先兆症状中或后 1 小时以内

5. 儿童周期性综合征　常为偏头痛前驱，可视为偏头痛等位症，可见腹型偏头痛、良性儿童期发作性眩晕。发作时不伴有头痛，随着时间的推移可发生偏头痛。

五、诊断及鉴别诊断

1. 诊断　根据偏头痛发作类型、家族史和神经系统检查，通常可作出临床诊断。脑部 CT、CTA、MRI 检查可以排除脑血管疾病、颅内动脉瘤和占位性病变等颅内器质性疾病。

2. 鉴别诊断

（1）丛集性头痛：是较少见的一侧眼眶周围发作性剧烈疼痛，持续 15 分钟至 3 小时，发作从隔天 1 次到每天 8 次。本病具有反复密集发作的特点，但始终为单侧头痛，并常伴有同侧结膜充血、流泪、流涕、前额和面部出汗和霍纳（Horner）征等。

（2）紧张型头痛：是双侧枕部或全头部紧缩性或压迫性头痛，常为持续性，很少伴有恶心、呕吐，部分病例也可表现为阵发性、搏动性头痛。多见于青年和中年女性，情绪障碍或心理因素可加重头痛症状。

（3）症状性偏头痛：属于继发性头痛，在临床上也可表现为类似偏头痛性质的头痛，可伴有恶心、呕吐，但无典型偏头痛发作过程，大部分病例有局灶性神经功能缺失或刺激症状，颅脑影像学检查可显示病灶。缘于内环境紊乱的头痛如高血压危象、高血压脑病、子痫或先兆子痫等，可表现为双侧搏动性头痛，头痛在发生时间上与血压升高密切相关。

（4）药物过度使用性头痛：属于继发性头痛。头痛发生与药物过度使用有关。药物过度使用性头痛对预防性治疗措施无效。

六、治疗

1. 治疗目的　减轻或终止头痛发作、缓解伴发症状、预防头痛复发。

2. 发作期治疗

（1）轻-中度头痛：可用非甾体抗炎药（NSAIDs），如阿司匹林、萘普生、布洛芬等，如无效再用偏头痛特异性治疗药物。对有麦角类制剂或曲普坦类应用禁忌的病例，如合并有心脏病、周围血管病或妊娠期偏头痛，可给予哌替啶以终止偏头痛急性发作。

（2）中-重度头痛：直接选用偏头痛特异性治疗药物，如麦角类与曲普坦类（严重高血压、心脏病和孕妇禁用）。

（3）伴随症状：恶心、呕吐者必要时可合用镇吐药（甲氧氯普胺），严重呕吐者可给予小剂量奋乃静、氯丙嗪等对症治疗。伴有烦躁者可给予苯二氮䓬类药。

主治语录：发作期应在症状起始时立即服药。治疗药包括非特异性镇痛药如非甾体抗炎药和阿片类药，特异性药物如麦角类制剂和曲普坦类药物。

3. 预防性治疗

（1）适应证

1）频繁发作，尤其是每周发作 1 次以上严重影响日常生活和工作的患者。

2）急性期治疗无效，或因副作用和禁忌证无法进行急性期治疗者。

3）可能导致永久性神经功能缺损的特殊变异型偏头痛（偏瘫性偏头痛、基底型偏头痛或偏头痛性梗死等）。

（2）预防性药物：普萘洛尔、钙通道阻滞药、苯噻啶、丙戊酸等。药物治疗应小剂量单药开始，缓慢加量至合适剂量，同时注意副作用。有效的预防性治疗需要持续约 6 个月，之后可缓慢减量或停药。

第三节 丛集性头痛

一、概述

1. 丛集性头痛是一种原发性神经血管性头痛。

2. 表现为一侧眼眶周围发作性剧烈疼痛，有反复密集发作的特点。伴有同侧眼结膜充血、流泪、瞳孔缩小、上睑下垂以及头面部出汗等自主神经症状。

3. 常在一天内固定时间发作，可持续数周至数月。

二、发病机制

尚不明确。可能是下丘脑神经功能障碍引起的、三叉神经血管复合体参与的原发性神经血管性头痛。

三、临床表现

1. 平均发病年龄较偏头痛晚，约为 25 岁，部分有家族史。

2. 男性多见，为女性的 4~5 倍。

3. 突然发生，无先兆症状，几乎发生于每天同一时间，常在晚上发作。持续 15 分钟至 3 小时，从一天 8 次至隔日 1 次。

4. 头痛位于一侧眶周、眶上、眼球后和颞部，可伴结膜充血、瞳孔缩小、神经麻痹等症状。

5. 常发生在春季和秋季，可有数月或数年的间歇期。

四、诊断及鉴别诊断

根据丛集性头痛患者临床表现的特点，神经影像学排除引起头痛的颅内器质性疾患，可作出丛集性头痛的诊断。本病主

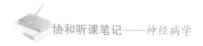

要和发作性偏侧头痛、SUNCT 综合征进行鉴别。

五、治疗

1. 急性期治疗

（1）首选吸氧疗法，给予吸入纯氧，流速 10～12L/min，10～20 分钟。

（2）舒马曲普坦皮下注射或经喷鼻吸入、佐米曲普坦经喷鼻吸入（心脑血管疾病、高血压禁用）可迅速缓解头痛。

（3）必要时予以 4%～10% 利多卡因 1ml 经患侧鼻孔滴入或双氢麦角胺静脉注射。

2. 预防性治疗

（1）一旦诊断，立即给予预防性治疗。

（2）预防性药物：维拉帕米、糖皮质激素和锂制剂等。其他预防性药物还有托吡酯、丙戊酸、苯噻啶、吲哚美辛和褪黑激素等。

第四节　紧张型头痛

一、概述

1. 紧张型头痛又称紧张性头痛、肌收缩性头痛。

2. 在原发性头痛中最常见，约占头痛的 40%。

3. 表现为双颈枕或全头部紧缩性或压迫性头痛。

二、病因与发病机制

1. 周围性疼痛机制　在发作性紧张型头痛的发病中起重要作用。

2. 中枢性疼痛机制　可能是引起慢性紧张型头痛的重要

机制。神经影像学研究证实慢性紧张型头痛患者存在灰质结构容积减少，提示紧张型头痛患者存在中枢神经系统结构的改变。

3.应激、紧张、抑郁等 与持续性颈部及头皮肌肉收缩有关，也能加重紧张型头痛。

三、临床表现

1.多在20岁左右发病，发病高峰40~49岁。两性均可患病，女性多于男性。

2.头痛部位不定，疼痛为持续性中度钝痛，呈头周紧箍感、压迫感或沉重感，伴有失眠、焦虑、畏光畏声等症状。

3.查体见疼痛部位肌肉触痛或压痛点，颈肩部肌肉有僵硬感，捏压时肌肉感觉舒适。

4.疼痛期间日常生活不受影响。

四、诊断

根据患者的临床表现，排除头颈部疾病如颈椎病、占位性病变和炎症性疾病等，通常可以确诊。

五、治疗

1.药物治疗

（1）对症治疗：非甾体抗炎药，如阿司匹林、对乙酰氨基酚等。

（2）预防治疗：适用于频发性和慢性紧张型头痛的预防，可用三环类抗抑郁药、5-羟色胺再摄取抑制药、肌肉松弛药等。

2.非药物治疗 松弛治疗、物理治疗、生物反馈和针灸治疗等。

第五节　药物过度使用性头痛

一、概述

1. 药物过度使用性头痛（MOH）又称药源性头痛、药物误用性头痛。

2. 头痛在发作期过度使用急性对症药物（通常超过 3 个月），促使原有头痛如偏头痛或紧张型头痛转为慢性，头痛往往较为严重，致残率和疾病负担较高。

二、病因

不明确，可能与个人因素及遗传因素有关。

三、发病机制

可能与以下因素有关。

1. 三叉神经节中降钙素基因相关肽（CGRP）、神经元型一氧化氮合酶（nNOS）、P 物质上调。

2. 中枢三叉神经元感受野扩大、伤害感受性阈值降低。

3. 弥散性有毒物质抑制性控制作用减弱，以及皮质扩展性抑制（CSD）易感性增加等。

四、临床表现

1. 女性多见，多见于 30 岁以上患者。患者常有慢性头痛史，并长期服用治疗头痛的急性药物。

2. 头痛每天发生或几乎每天发生，原有头痛的特征发生变化，常伴有所使用镇痛药的其他副作用。患者往往有焦虑、抑郁等情绪障碍或药物滥用的家族史。

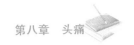

五、诊断标准

ICHD-3 药物过度使用性头痛的诊断标准，见表 8-5-1。

表 8-5-1　MOH 的诊断标准（ICHD-3）

1. 头痛≥15 天/月
2. 规律过度使用一种或多种用于头痛急性治疗和/或对症治疗的药物超过 3 个月
3. 不能归因于 ICHD-3 的其他诊断

注：MOH 患者最常见的原发性头痛病史是偏头痛和/或紧张型头痛，其他原发性头痛只占小部分。

六、治疗

1. 撤去过度使用的药物　曲坦类、麦角类、阿司匹林等可立即撤去。阿片类、苯巴比妥类需缓慢撤去。撤药后至少随访 1 年。

2. 预防性治疗　托吡酯和局部注射 A 型肉毒毒素治疗有效。还可考虑丙戊酸盐、加巴喷丁、唑尼沙胺等。

3. 治疗戒断症状　常见恶心、呕吐、焦虑、睡眠障碍、戒断性头痛等戒断症状，持续 2~10 天，也可持续 4 周。根据症状行对症治疗，如恶心、呕吐者可选用甲氧氯普胺，呕吐明显者及时补液。

4. 行为治疗　生物反馈、松弛训练、压力管理和认知行为治疗等。

5. 治疗原发性头痛。

第六节　低颅压性头痛

一、概述

1. 是指脑脊液压力降低（<60mmH$_2$O）导致的头痛，多为

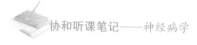

体位性。

2. 患者常在直立 15 分钟内出现头痛或头痛明显加剧，卧位后头痛缓解或消失。

二、病因

1. 自发性低颅压性头痛　病因不明确，多数自发性低颅压与自发性脑脊液漏有关。

2. 继发性低颅压性头痛

（1）最常见：硬膜或腰椎穿刺。

（2）头颈部外伤及手术、脑室分流术、脊柱创伤或手术。

（3）脱水、糖尿病酮症酸中毒、尿毒症、全身严重感染、脑膜脑炎、过度换气和低血压等。

三、发病机制

脑脊液量减少、压力降低、脑组织移位下沉使颅内痛敏结构（脑膜、血管和三叉神经、舌咽神经、迷走神经等）受到牵张从而引起头痛。

四、临床表现

1. 见于各年龄，自发性者多见于体弱女性，继发者无明显性别差异。

2. 头痛以双侧枕部或额部多见，呈轻至中度钝痛或搏动样疼痛。

3. 立位时出现或加重，卧位时减轻或消失，头痛多在变换体位后 15~30 分钟内出现。可伴有后颈部疼痛或僵硬，部分可并发硬膜下出血等。

五、辅助检查

1. 脑脊液检查　腰穿脑脊液压力<60mmH$_2$O；可出现"干

性穿刺";蛋白质、糖和氯化物正常。

主治语录：对于颅脑 MRI 检查已显示弥漫性硬脑膜强化的患者，应慎行腰穿检查。

2. 颅脑 MRI 检查　可表现为弥漫性硬脑膜强化、硬膜下积液等。

3. 脊髓造影和放射性核素脑池造影检查　能准确定位脑脊液漏出的部位。大多数自发性脑脊液漏发生在颈、胸椎连接处水平或在胸椎处。

六、诊断

根据体位性头痛的典型临床特点疑诊低颅压头痛，腰穿测定脑脊液压力降低（<60mmH$_2$O）确诊。

七、治疗及预后

1. 病因治疗　控制感染、纠正脱水和糖尿病酮症酸中毒等。对手术或创伤后存在脑脊液漏者可行瘘口修补术等。

2. 药物治疗　咖啡因可阻断腺苷受体，缓解头痛。

3. 硬膜外血贴疗法　适用于腰穿后头痛和自发性低颅压头痛。

4. 对症治疗　卧床休息、大量饮水（5000ml/d）、静脉补液等。

5. 预后　自发性低颅压头痛可在 2 周内自行缓解或持续数月至数年。

 历年真题

1. 偏头痛的预防治疗药物是 　　　　A. 麦角胺咖啡因

B. 吲哚美辛

C. 苯噻啶

D. 小剂量阿司匹林

E. 舒马普坦

2. 男，31 岁。持续性头痛 6 天。自觉后枕部紧箍样疼痛，无恶心，无畏光和畏声。查体：体温 36.5℃，血压 120 /70mmHg，眼压无异常，张口颞颌关节无弹响，双颞肌和枕肌明显压痛，余神经检查无异常。脑 MRI 无异常。最可能的诊断是

A. 颈椎病

B. 血管性头痛

C. 紧张性头痛

D. 无先兆偏头痛

E. 颞颌关节紊乱

参考答案：1. C　2. C

第九章　脑血管疾病

核心问题

1. 短暂性脑缺血发作的临床表现、诊断及治疗。
2. 脑血栓形成急性期的治疗。
3. 脑出血及蛛网膜下腔出血的病因、临床表现、诊断及治疗。

内容精要

脑卒中为脑血管疾病的主要临床类型，包括缺血性脑卒中和出血性脑卒中，以突然发病、迅速出现局限性或弥散性脑功能缺损为共同临床特征，为一组器质性脑损伤导致的脑血管疾病。

第一节　概　　述

一、定义

脑血管疾病是脑血管病变导致脑功能障碍的一类疾病的总称。它不包括血流动力学异常等因素导致的全脑缺血或缺氧所引发的弥漫性脑功能障碍。

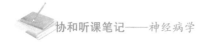

二、流行病学

我国脑血管疾病的发病呈现北高南低、东高西低的地理分布特征。

三、病因

1. 血管壁病变　以高血压性动脉硬化、动脉粥样硬化所致的血管损害最常见。

2. 心脏病和血流动力学改变　如高血压、低血压或血压的急骤波动，以及心功能障碍、传导阻滞、风湿性或非风湿性心脏瓣膜病、心肌病及心律失常，特别是心房颤动。

3. 血液成分和血液流变学改变　包括血液凝固性增加、出血倾向。

4. 其他　空气、脂肪、癌细胞、脑血管受压、痉挛、外伤等。

四、血液循环调节

1. 脑是机体代谢最旺盛的器官。在安静状态下流经脑组织的血液为（50～100）ml/（100g·min），占心排血量的20%，能量主要来自葡萄糖有氧代谢，几乎无能量储备。

2. 脑组织的血流量分布不均，灰质血流量高于白质，<u>大脑皮质血供最多，其次为基底节和小脑皮质</u>。不同脑组织细胞对缺血、缺氧性损害的敏感性不同。

3. 脑血流具有自身调节功能。脑血流的自身调节功能在许多病理情况下发生紊乱。

4. 如果全脑的血供完全中断6秒，患者即出现意识丧失，10秒自发脑电活动消失，5分钟最易损的特定神经元出现不可逆性损伤。

五、诊断与处理原则

1. 根据突然发病、迅速出现局限性或弥散性脑损害的症状和体征，临床可初步考虑脑卒中。结合脑部血管病变导致疾病的证据，头颅 CT、MRI、MRA、DSA 等检查发现相应的病灶或相关的疾病证据，以及伴有的卒中危险因素，一般较容易作出诊断。

2. 开展急性缺血性脑卒中的超早期溶栓治疗成了当前急性脑卒中的一个主要医疗任务。卒中是急症，患者发病后是否及时送达医院并获得早期诊断和早期治疗，是能否达到最好救治效果的关键。

3. 卒中单元是一种多学科合作的组织化病房管理系统，其核心工作人员包括临床医生、专业护士、物理治疗师、职业治疗师、言语训练师和社会工作者。目前，卒中单元已被循证医学证实是卒中治疗的最佳途径。

4. 脑血管病的治疗应以循证医学的证据为基础。

第二节　短暂性脑缺血发作

一、概述

短暂性脑缺血发作（TIA）是局部脑或视网膜缺血引起的短暂性神经功能缺损，临床症状一般不超过 1 小时，最长不超过 24 小时，且无责任病灶的证据。

二、病因及发病机制

TIA 的发病与动脉粥样硬化、动脉狭窄、心脏病、血液成分改变及血流动力学变化等多种病因有关。

1. 血流动力学改变　在动脉严重狭窄的基础上，血压的急剧波动和下降导致原来靠侧支循环维持血液供应的脑区发生一过性缺血。

2. 微栓塞　主要来源于动脉粥样硬化性狭窄处斑块脱落、胆固醇结晶等，阻塞小动脉后出现缺血表现，栓子溶解或破碎后血流恢复、症状缓解。

三、临床表现

1. 一般特点　好发于中老年男性，男性多于女性，多伴有高血压、动脉粥样硬化、糖尿病或高血脂等脑血管病危险因素。发病突然，历时短暂，最长时间不超过 24 小时，不留后遗症状。

2. 颈内动脉系统 TIA　临床表现与受累血管分布有关。

（1）大脑中动脉（MCA）供血区 TIA：对侧肢体单瘫、轻偏瘫，面瘫和舌瘫。可伴有偏身感觉障碍和对侧同向偏盲，优势半球受损常出现失语和失用，非优势半球受损可出现空间定向障碍。

（2）颈内动脉主干供血区缺血：眼动脉交叉瘫（患侧单眼一过性黑矇、失明和/或对侧偏瘫及感觉障碍）、Horner 交叉瘫（患侧 Horner 征、对侧偏瘫）。

3. 椎-基底系统 TIA

（1）最常见表现：眩晕、平衡障碍、复视、眼球运动异常。

（2）特殊表现

1）跌倒发作：系下部脑干网状结构缺血所致。

2）短暂性全面遗忘症：部分发病可能是大脑后动脉颞支缺血累及边缘系统的颞叶海马、海马旁回和穹隆所致。

3）双眼视力障碍发作：双侧大脑后动脉距状支缺血导致枕叶视皮质受累。

四、辅助检查

1. 急诊头颅 CT 平扫或 MRI 检查　发病 1 周内建议就诊当天进行。有助于排除小量脑出血及其他可能存在的颅内病变，是最重要的初始诊断性检查。

2. 初始检查（要求在 48 小时内完成）　血常规（包括血小板计数），凝血功能，血糖，血脂，血电解质，肝肾功能，心电图，经胸超声心动图及无创性颅内、外血管病变检查（颈部血管超声、经颅多普勒超声、CTA 或 MRA）。

五、诊断及鉴别诊断

1. 诊断　主要依靠病史。中老年患者突然出现局灶性脑功能损害症状，符合颈内动脉或椎-基底动脉系统及其分支缺血表现，并在短时间内症状完全恢复（多不超过 1 小时），应高度怀疑为 TIA。如果神经影像学检查没有发现神经功能缺损对应的病灶，临床即可诊断 TIA。

2. 鉴别诊断　见表 9-2-1。

表 9-2-1　TIA 的鉴别诊断

疾　病	鉴别要点
脑梗死	DWI 在发病早期有利于鉴别诊断。神经功能缺损症状已持续存在超过 1 小时，通常应考虑脑梗死诊断；神经功能缺损范围广泛且程度严重的患者，即使急性脑血管病的发病只有数分钟，也应诊断急性脑梗死
癫痫的部分性发作	持续数秒至数分钟的肢体抽搐或麻木针刺感，可有脑电图异常，CT/MRI 可见脑内局部病灶
梅尼埃病	眩晕、恶心，每次发作持续>24 小时，伴有耳鸣、耳阻塞感等，除眼球震颤外，无其他神经系统定位体征

续　表

疾　病	鉴别要点
心脏疾病	可出现头昏、晕倒，但无神经系统局灶性症状和体征，动态心电图监测、超声心动图检查常有异常发现
其他	颅内肿瘤、颅内肿瘤、脓肿、慢性硬膜下血肿、脑内寄生虫、低血糖等，借助影像学等检查手段有助于鉴别

六、治疗

1. 药物治疗

（1）抗血小板治疗：适用于非心源性栓塞性 TIA 者。常用阿司匹林、氯吡格雷和缓释的双嘧达莫。

（2）抗凝治疗：适用于心源性栓塞性 TIA 者，可在神经影像学检查排除脑出血后尽早开始实施。常用肝素、低分子肝素、华法林及新型口服抗凝药。抗凝治疗时，注意监测凝血时间和凝血酶原时间。

主治语录：频繁发作的 TIA，或椎-基底动脉系统 TIA，对抗血小板治疗无效的病例也可考虑抗凝治疗。

（3）扩容治疗：适用于血流动力型 TIA，纠正低灌注。

（4）溶栓治疗：适用于 TIA 再次发作，有脑梗死可能的病例。

（5）降纤酶治疗：适用于有高纤维蛋白原血症的 TIA。活血化瘀性中药制剂对 TIA 患者也可能有一定的治疗作用。

2. 外科治疗和血管介入治疗　适合颈动脉内膜切除术或颈动脉血管成形和支架置入术者，最好在 48 小时之内手术，不应延误治疗。

3. 其他　控制危险因素。

七、预后

TIA 患者早期发生脑卒中风险高，1/3 发展为脑梗死、1/3继续发作短暂性脑缺血发作、1/3 可自行缓解。

第三节　脑　梗　死

一、概述

1. 定义　脑梗死又称缺血性脑卒中，是指各种脑血管病变所致脑部血液供应障碍，导致局部脑组织缺血、缺氧性坏死，迅速出现相应神经功能缺损的一类临床综合征。

🖊 **主治语录：脑梗死是脑卒中最常见的类型。**

2. 临床分型

（1）按局部脑组织发生缺血坏死的机制分型

1）脑血栓形成：局部血管本身存在病变而继发血栓形成所致。

2）脑栓塞：栓子阻塞动脉所致。

3）血流动力学所致的脑梗死：近端大血管严重狭窄加血压下降所致。

（2）按病因分型：①大动脉粥样硬化型（根本原因）。②心源性栓塞型。③小动脉闭塞型。④其他病因型：血管炎、血管畸形、夹层动脉瘤等。⑤不明原因型。

二、大动脉粥样硬化型脑梗死

1. 动脉粥样硬化是脑梗死最常见的病因。

2. 病因　与动脉粥样硬化（根本病因）、高龄、高血压、

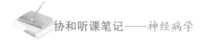

高脂血症、糖尿病、吸烟等因素有关。

3. 发病机制　①原位血栓形成（最主要的机制）。②动脉-动脉栓塞。③斑块内破裂出血。④低灌注。⑤载体动脉病变堵塞穿支动脉。

4. 病理

（1）颈内动脉系统脑梗死占 80%，椎-基底动脉系统脑梗死占 20%。闭塞好发的血管依次为颈内动脉、大脑中动脉、大脑后动脉、大脑前动脉及椎-基底动脉等。闭塞血管内可见动脉粥样硬化改变、血栓形成或栓子。局部血液供应中断引起的脑梗死多为贫血性梗死。如果闭塞的血管再开通，可形成出血性梗死。

（2）脑梗死首先表现为凝固性坏死，然后是坏死组织液化，最后有可能形成囊腔。脑细胞死亡有坏死性细胞死亡和细胞凋亡（为了维护内环境稳定，由基因控制的细胞自主有序的死亡）两种方式。

5. 病理生理

（1）局部脑缺血由中心坏死区及周围缺血半暗带组成：大部分缺血半暗带存活的时间仅有数小时，因此急性脑梗死的治疗必须在发病早期进行。

（2）脑梗死闭塞的血管发生自然再开通十分常见：脑组织一旦发生缺血，即使很快恢复供血，还会发生一系列"瀑布式"缺血级联反应，继续造成脑损害。挽救缺血半暗带是急性脑梗死治疗的一个主要目的；而恢复缺血脑组织的供血和对缺血脑组织实施保护是挽救缺血半暗带的两个基本治疗途径。

（3）血供：如果血供重建的时间超过其治疗时间窗（TTW），则不能有效挽救缺血脑组织，甚至可能因再灌注损伤和继发脑出血而加重脑损伤。

6. 临床表现

（1）一般特点

1）多见于中老年。

2）常在安静或睡眠中发病，局灶症状发病后十余小时或1~2天达到高峰；临床表现取决于梗死灶的大小和部位，以及侧支循环和血管变异。

3）患者一般意识清楚，当出现大面积梗死可出现意识障碍，危及生命。

（2）不同脑血管闭塞的临床特点

1）颈内动脉闭塞：单眼一过性黑矇或病灶侧霍纳征，颈动脉搏动减弱或消失，听诊有时可闻及血管杂音（血管完全闭塞时则消失）等。

2）大脑中动脉闭塞：①主干闭塞，出现对侧偏瘫、偏身感觉障碍和偏盲（三偏综合征）。伴双眼向病灶侧凝视，优势半球受累出现失语，非优势半球受累出现体象障碍、意识障碍，大面积脑梗死继发严重脑水肿时，可导致脑疝、死亡。②皮质支闭塞，上部分支闭塞表现为导致病灶对侧面部、上下肢瘫痪和感觉缺失，足部不受累，双眼向病灶侧凝视程度轻，伴 Broca 失语、体象障碍，通常不伴意识障碍；下部分闭塞表现为对侧同向性上 1/4 视野缺损、Wernicke 失语、急性意识模糊状态。③深穿支闭塞，对侧中枢性均等性轻偏瘫、对侧偏身感觉障碍，可伴对侧同向性偏盲。优势半球病变出现皮质下失语。

主治语录：大脑中动脉深穿支闭塞最常见的是纹状体内囊梗死。

3）大脑前动脉闭塞：①分出前交通动脉前的主干闭塞，双下肢截瘫、大小便失禁、意志缺失及运动性失语等。②分出前交通动脉后的大脑前动脉远端闭塞，导致对侧的足和下肢的感觉运动障碍，而上肢和肩部的瘫痪轻，面部和手部不受累。

可有感觉丧失、尿失禁、淡漠、反应迟钝、欣快，对侧出现强握及吸吮反射和痉挛性强直。③皮质支闭塞，对侧中枢性下肢瘫，可伴感觉障碍；对侧肢体短暂性共济失调、强握反射及精神症状。④深穿支闭塞，对侧中枢性面舌瘫、上肢近端轻瘫。

4）大脑后动脉闭塞：①单侧皮质支闭塞，对侧同向性偏盲，常见上部视野受累。黄斑区视力不受累，优势半球受累可出现失读、命名性失语、失认等。②双侧皮质支闭塞，可致完全型皮质盲。③大脑后动脉起始段的脚间支闭塞，中脑中央、下丘脑综合征和旁正中动脉综合征等。④大脑后动脉深穿支闭塞，丘脑穿通动脉闭塞产生红核丘脑综合征，丘脑膝状体动脉闭塞产生丘脑综合征。

5）椎-基底动脉闭塞：血栓性闭塞多发生于基底动脉起始部和中部，栓塞性闭塞通常发生在基底动脉尖。基底动脉或双侧椎动脉闭塞可导致脑干梗死，出现眩晕、呕吐、四肢瘫痪、共济失调等症状。脑桥病变出现针尖样瞳孔。①闭锁综合征，基底动脉的脑桥支闭塞致双侧脑桥基底部梗死。②脑桥腹外侧综合征，基底动脉短旋支闭塞，表现为同侧面神经、展神经麻痹和对侧偏瘫。③脑桥腹内侧综合征，基底动脉的旁中央支闭塞，表现为同侧性面瘫、对侧偏瘫和双眼向病变同侧同向运动不能。④基底动脉尖综合征，基底动脉尖闭塞后导致眼球运动障碍及瞳孔异常、觉醒和行为障碍，可伴有记忆力丧失、对侧偏盲或皮质盲。中老年卒中，突发意识障碍并较快恢复，出现瞳孔改变、动眼神经麻痹、垂直凝视麻痹，无明显运动和感觉障碍，应想到该综合征的可能，如有皮质盲或偏盲、严重记忆障碍更支持该诊断。CT及MRI显示双侧丘脑、枕叶、颞叶和中脑多发病灶可确诊。⑤延髓背外侧综合征，为小脑后下动脉或椎动脉供应延髓外侧的分支动脉闭塞所致。

（3）常见的特殊类型脑梗死：见表9-3-1。

表 9-3-1　常见的特殊类型脑梗死

类　型	临床特点
大面积脑梗死	①常由颈内动脉主干、大脑中动脉主干或皮质支闭塞。②病灶对侧完全性偏瘫、偏身感觉障碍及向病灶对侧凝视麻痹，可有头痛、意识障碍等。③病程呈进行性加重，易出现明显的脑水肿和颅内压增高征象，甚至脑疝死亡
分水岭梗死（边缘带脑梗死）	①典型病例发生于颈内动脉严重狭窄伴全身血压降低时。②皮质前型：上肢为主的偏瘫及偏身感觉障碍，伴情感障碍等。③皮质后型：偏盲、下象限盲为主，可有皮质性感觉障碍等。④皮质下型：纯运动性轻偏瘫或感觉障碍、不自主运动等
出血性脑梗死	脑梗死供血区内动脉壁损伤、坏死后血液漏出继发出血
多发性脑梗死	≥2个供血系统脑血管闭塞引起的梗死，当存在高黏血症和高凝状态时，患者的多个脑动脉狭窄可以同时形成血栓，导致多发性脑梗死

7. 辅助检查　所有脑卒中患者都应做的辅助检查项目：①头颅CT平扫或MRI。②血糖。③全血细胞计数、凝血酶原时间（PT）、国际标准化比值（INR）和活化部分凝血活酶时间（APTT）。④肝肾功能、电解质及血脂。⑤肌钙蛋白、心肌酶谱等心肌缺血标志物。⑥氧饱和度。⑦心电图。⑧胸部X线检查。

（1）头颅CT：发病24小时后逐渐显示低密度梗死灶。

主治语录：头颅CT检查对于排除出血有很大帮助。

（2）MRI（早期诊断）：梗死灶 T1 呈低信号、T2 呈高信号。弥散加权成像（DWI）可在起病数分钟内显现病灶。

（3）血管病变检查：包括颈动脉超声、经颅多普勒、磁共振血管成像（MRA）、CT 血管成像（CTA）和数字减影血管造影（DSA）等，有助于评估血管通畅性及管壁情况。

（4）其他检查：对心电图正常但可疑阵发性心房颤动者可行动态心电图监测。

8. 诊断及鉴别诊断

（1）诊断要点：①多为中年以上患者，突然起病。②有高血压、高脂血症、糖尿病、脑卒中、冠心病、吸烟、TIA 等危险因素。③有局灶性神经功能缺损的症状和体征。④CT 和 MRI 检查有相应的发现。

（2）鉴别诊断

1）脑梗死与脑出血的鉴别：见表 9-3-2。

表 9-3-2　脑梗死与脑出血的鉴别

鉴别要点	脑梗死	脑出血
年龄	>60 岁	<60 岁
起病状态	安静或睡眠中	活动或激动
起病速度	十余小时或 1~2 天达到高峰	10 分钟至数小时达到高峰
全脑症状	无或较轻	颅高压表现
意识障碍	无或较轻	多见且较重
神经体征	多为非均等性偏瘫	多为均等性偏瘫
头颅 CT	低密度灶	高密度灶
脑脊液	无色透明	可有血性

2）脑栓塞：起病急，数秒至数分钟达到高峰，常有栓子来源的基础疾病如心源性（心房颤动、风湿性心脏病等）、非心源性（颅内外动脉粥样硬化斑块脱落、空气等）。大脑中动脉栓塞最常见。

3）颅内占位病变：可出现局灶性体征，头颅 CT 或 MRI 检查有助于确诊。

9. 治疗

（1）一般处理：吸氧和通气支持（维持氧饱和度>94%）、心脏监测和心脏病变处理、体温控制、血压控制、血糖控制及营养支持。

（2）特异性治疗：静脉溶栓（常用 rt-PA、尿激酶）、血管内介入溶栓（动脉溶栓、机械取栓、血管成形和支架术等）、抗血小板治疗（阿司匹林、氯吡格雷）、抗凝治疗、脑保护治疗（自由基清除剂、阿片受体阻断剂）、扩容治疗等。

（3）急性期并发症处理：脑水肿和颅内压增高（甘露醇、呋塞米）、梗死后出血（病情稳定后予抗血小板药）等。

（4）早期康复治疗：脑卒中发病 24 小时内不应进行早期、大量的运动。待病情稳定的情况下应尽早开始坐、站、走等活动。

（5）早期开始二级预防：通常规定脑卒中发病 2 周后即进入恢复期。对于病情稳定的急性脑卒中患者，应尽可能早期安全启动脑卒中的二级预防，并行健康教育。

主治语录：挽救缺血半暗带，避免或减轻原发性脑损伤，是急性脑梗死治疗的最根本目标。

三、心源性脑栓塞

1. 定义 心源性栓塞是指各种栓子随血流进入脑动脉，使血管急性闭塞或严重狭窄，导致局部组织缺血、缺氧性坏死，迅速出现相应神经功能缺损的一组临床综合征。

2. 病因 非瓣膜性心房颤动（是心源性脑栓塞最常见的病因）、风湿性心脏病、急性心肌梗死、感染性心内膜炎、非细菌性血栓性心内膜炎等。

3. 临床表现

（1）可发生于任何年龄，风湿性心脏病引起者以年轻女性多见，非瓣膜性心房颤动、急性心肌梗死引起的脑栓塞以中老年人为多。大多急骤起病，无前驱症状，局灶性神经功能缺损体征在数秒至数分钟即达到高峰。

（2）心源性脑栓塞易复发和出血，早期出现意识障碍，部分病例可迅速缓解。

（3）反常栓塞多在促进右向左分流的活动过程中发病。大多数心源性脑栓塞患者伴有房颤、风湿性心脏病等。大约1%心源性脑栓塞同时并发全身性栓塞，出现肾栓塞（腰痛、血尿等）、肠系膜栓塞（腹痛、便血等）和皮肤栓塞（出血点或瘀斑）等疾病表现。

4. 诊断

（1）初步诊断：根据骤然起病，数秒至数分钟达到高峰，出现偏瘫、失语等局灶性神经功能缺损，既往有栓子来源的基础疾病 CT 或 MRI 检查排除脑出血和其他病变等。

（2）支持诊断：脑梗死发病时出现意识障碍，或主要神经功能缺损症状在发病早期迅速改善。

（3）明确诊断：血管影像学检查证实没有与脑梗死神经功能缺损相对应的颅内或颅外大血管动脉粥样硬化性狭窄（>50%），或同时出现多个血管支配区的梗死灶，或合并身体其他脏器栓塞。

5. 治疗

（1）脑栓塞治疗：心房颤动导致栓塞可在发病 4~14 天开始口服抗凝治疗，注意心源性脑栓塞在急性期一般不推荐抗凝治疗。

（2）原发病治疗：感染性栓塞（抗生素）、非细菌性血栓性心内膜炎（华法林、肝素）、心房黏液瘤（手术切除）、反常栓塞在卵圆孔未闭和深静脉血栓并存（经导管卵圆孔封堵术）。

四、小动脉闭塞型脑梗死

1. 定义　小动脉闭塞型脑梗死又称腔隙性缺血性脑卒中，指大脑半球或脑干深部的小穿通动脉，在长期高血压等危险因素基础上，血管壁发生病变，最终管腔闭塞，导致动脉供血区脑组织发生缺血性坏死。

2. 病因及危险因素

（1）主要病因：小动脉硬化。

（2）主要危险因素：高龄、高血压（最重要）、糖尿病、吸烟和家族史。

3. 病理　凝固性坏死→巨噬细胞吞噬作用去除坏死组织→增生的星形胶质细胞所包围的囊腔。

4. 临床表现

（1）一般特点：多见于中老年男性患者，突然或逐渐起病。出现偏瘫或偏身感觉障碍等局灶症状，通常症状较轻、预后较好。

（2）常见的腔隙综合征：见表9-3-3。

表 9-3-3　常见的腔隙综合征

类　型	临床特点
纯运动性轻偏瘫	最常见，对侧面部及上下肢大体相同程度轻偏瘫
纯感觉性卒中	偏身感觉缺失可伴感觉异常，如麻木、刺痛及僵硬感等
共济失调性轻偏瘫	对侧轻偏瘫伴小脑性共济失调，偏瘫下肢重于上肢，面部最轻
构音障碍-手笨拙综合征	构音障碍、吞咽困难、对侧中枢性面舌瘫、面瘫侧手无力和精细动作笨拙，指鼻试验不准
感觉运动性卒中	偏身感觉障碍、轻偏瘫

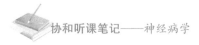

5. 诊断

（1）中老年发病，有长期高血压、糖尿病等危险因素病史，急性起病，出现局灶性神经功能缺损症状，临床表现为腔隙综合征。

（2）CT 或 MRI 发现与神经功能缺失一致的脑部腔隙病灶，直径<1.5~2.0cm，且梗死灶主要累及脑的深部白质、基底核、丘脑和脑桥等区域，符合大脑半球或脑干深部的小穿通动脉病变。

6. 鉴别诊断需与小量脑出血、感染、脑脓肿、颅外段颈动脉闭塞及脑桥出血等鉴别。

7. 治疗

（1）溶栓治疗最重要。

（2）对发病 24 小时内、NIHSS ≤ 3 分的急性脑梗死患者，阿司匹林短期+氯吡格雷疗效更好。

（3）降压治疗能有效预防脑卒中复发和认知功能衰退等。

第四节　脑　出　血

一、定义

脑出血（ICH）是指非外伤性脑实质内出血。致死率高于脑梗死。

二、病因

1. 最常见病因　高血压合并细小动脉硬化。
2. 其他病因　脑淀粉样血管病变、动静脉血管畸形、血液病、抗凝或溶栓治疗等。

三、发病机制

高血压脑出血的主要发病机制是脑内细小动脉在长期高血

压作用下发生慢性病变破裂。

四、临床表现

1. 一般表现　多见于 50 岁以上男性，多为情绪激动或活动中突然发病，发病后病情常于数分钟至数小时内达到高峰。发病后多有血压明显升高，常伴随头痛、恶心呕吐及意识障碍。

2. 局限性定位表现　见表 9-4-1。

表 9-4-1　局限性定位表现

出血部位	临床表现
基底核区	①壳核出血（最常见）：系豆纹动脉尤其是其外侧支破裂所致。可分为局限型（血肿仅局限于壳核内）和扩延型。常有病灶对侧偏瘫、偏身感觉缺失和同向性偏盲，还可有双眼球向病灶对侧同向凝视不能，优势半球受累时失语。②丘脑出血：系丘脑膝状体动脉和丘脑穿通动脉破裂所致，可分为局限型（血肿仅局限于丘脑）和扩延型。常有对侧偏瘫，偏身感觉障碍重于运动障碍，深感觉比浅感觉障碍更明显，特征性眼征等。③尾状核头出血：常有头痛、呕吐、颈强直、精神症状等
脑叶	额叶出血常有偏瘫、尿便障碍、强握反射等
脑桥	①小量出血可无意识障碍，表现为交叉性瘫痪和共济失调性偏瘫，两眼向病灶对侧凝视、核间性眼肌麻痹。②出血量>5ml 时迅速出现昏迷、双侧瞳孔针尖样、呕吐咖啡样物、中枢性高热和呼吸困难、四肢瘫痪、去大脑强直发作等
小脑	常有头痛、呕吐、眩晕和共济失调明显，起病突然，可伴枕部疼痛等
脑室	多出现头痛、呕吐、意识障碍、四肢瘫痪、去脑强直发作等

主治语录：基底核区出血为脑出血最好发的部位。

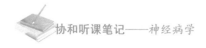

五、辅助检查

1. CT 和 CTA　头颅 CT 为首选诊断方法，可见高密度出血灶，边缘有轻微低密度影的水肿，可见中线向病灶对侧的移位和占位效应。严重时有脑实质的移位。

2. MRI 和 MRA　对发现结构异常，明确脑出血的病因很有帮助。

3. DSA　可显示异常血管和造影剂外漏的破裂血管及部位，适用于疑有血管畸形、血管炎或烟雾病（moyamoya 病）又需外科手术或血管介入治疗。

六、诊断及鉴别诊断

1. 诊断　结合病史、症状、体征及头颅 CT 结果等诊断。

2. 鉴别诊断

（1）主要与其他类型脑血管疾病相鉴别。

（2）患者出现意识障碍而局限性神经系统体征不明显，应注意与可引起意识障碍的全身性疾病如糖尿病、肝性脑病、尿毒症、急性酒精中毒及 CO 中毒等鉴别。

七、治疗

1. 治疗原则　安静卧床、脱水降颅内压、调整血压、防治继续出血、加强护理防治并发症，以挽救生命，降低死亡率、残疾率和减少复发。

2. 内科治疗

（1）一般处理：卧床休息 2~4 周。有意识障碍、消化道出血者宜禁食，必要时排空胃内容物，明显头痛、过度烦躁者，可酌情适当给予镇静镇痛药；便秘者可选用缓泻药。

（2）降颅内压治疗：积极控制脑水肿，降低颅内压，可根据病情给予甘露醇或复方甘油。

　　主治语录：不建议用激素治疗减轻脑水肿。

　　（3）调整血压：调控血压时应考虑患者的年龄、有无高血压史、有无颅内高压、出血原因及发病时间等因素。

　　（4）止血治疗：氨基己酸、氨甲苯酸等。

　　（5）其他：并发症处理、亚低温治疗、抗凝治疗等。

　　3. 手术治疗　内科治疗无效时，根据患者情况，进行手术治疗，手术适应证如下。

　　（1）基底核区中等量以上出血（壳核出血≥30ml，丘脑出血≥15ml）。

　　（2）小脑出血≥10ml 或直径≥3cm，或合并明显脑积水。

　　（3）重症脑室出血（脑室铸型）。

　　（4）合并脑血管畸形、动脉瘤等血管病变。

　　4. 康复治疗　早期分阶段综合康复治疗对恢复患者的神经功能、提高生活质量有益。

第五节　蛛网膜下腔出血

一、概述

　　1. 定义　蛛网膜下腔出血（SAH）是各种原因引起的脑血管突然破裂，血液流至蛛网膜下腔引起的一种临床综合征。

　　2. 分类　分为外伤性和自发性（原发性、继发性）。

二、病因

　　1. 常见原因　颅内动脉瘤（最常见，占 75%～80%）、血管畸形。

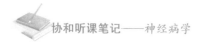

2. 其他原因 烟雾病、颅内肿瘤、垂体卒中、血液病、颅内静脉系统血栓及抗凝治疗并发症等，部分原因不明。

三、发病机制

1. 动脉瘤 囊性动脉瘤可能与遗传和先天性发育缺陷有关。炎症动脉瘤是由动脉炎或颅内炎症引起的血管壁病变。

2. 脑动静脉畸形 发育异常形成的畸形血管团，血管壁薄弱处于破裂的边缘，激动或不明显诱因可导致破裂。

3. 颅内肿瘤或转移瘤 因侵蚀血管壁而出血。

四、病理

蛛网膜下腔出血可见紫红色的血液沉积在脑底池和脊髓池中。出血量大时可形成薄层血凝块覆盖于颅底血管、神经和脑表面。蛛网膜呈无菌性炎症反应及软膜增厚，导致脑组织与血管或神经粘连。脑实质内广泛白质水肿，皮质可见多发斑片状缺血灶。

五、临床表现

1. 一般症状 突发异常剧烈全头痛；脑膜刺激征明显（颈强直最常见、凯尔尼格征、布鲁津斯基征）；少数患者眼底可见玻璃体出血及眼球障碍等眼部症状；少数患者可出现欢快、幻觉等精神症状。部分可出现脑心综合征、消化道出血等。

2. 动脉瘤的定位症状 见表9-5-1。

表9-5-1 动脉瘤的定位症状

定　位	临床表现
颈内动脉海绵窦段动脉瘤	前额和眼部疼痛、血管杂音、眼动障碍等

续　表

定　　位	临床表现
颈内动脉-后交通动脉瘤	动眼神经受压的表现
大脑中动脉瘤	偏瘫、失语和抽搐等
大脑前动脉-前交通动脉瘤	精神症状、单侧或双侧下肢瘫痪和意识障碍等
大脑后动脉瘤	同向偏盲、韦伯（Weber）综合征和第Ⅲ脑神经麻痹的表现
椎-基底动脉瘤	枕部和面部疼痛、面肌痉挛、面瘫及脑干受压等症状

3. 血管畸形的定位症状　多在 10~40 岁发病，常见痫性发作、轻偏瘫、失语、视野缺损等。

4. 常见并发症

（1）再出血：是急性并发症，病情稳定的情况下突然剧烈头痛、呕吐，脑膜刺激征等明显加重。

（2）脑血管痉挛：出血后 5~14 天是迟发性血管痉挛高峰期。

（3）脑积水：起病 1 周内可发生急性脑积水，亚急性脑积水发生于起病数周后。

六、辅助检查

1. 头颅 CT　首选方法，有助于初步判断或提示颅内动脉瘤的位置。

2. 头颅 MRI　发病数天后 CT 检查敏感减低时，MRI 可发挥较大作用。对头颈及颅内血管性疾病筛选有帮助。

3. DSA　可以发现动脉瘤和动静脉畸形，确定病因。DSA 仍是临床明确诊断有无动脉瘤的"金标准"。

4. CTA 和 MRA　主要用于有动脉瘤家族史或破裂先兆者的

筛查，动脉瘤患者的随访，以及 DSA 不能进行及时检查时的替代方法。

5. 腰椎穿刺　对 CT 诊断急性蛛网膜下腔出血困难时，应视情况决定做腰穿检查。均匀血性脑脊液是 SAH 的特征性表现。

七、诊断及鉴别诊断

1. 诊断　突发持续性剧烈头痛、呕吐、脑膜刺激征阳性，伴或不伴意识障碍，检查无局灶性神经系统体征，应高度怀疑蛛网膜下腔出血。同时 CT 证实脑池和蛛网膜下腔高密度征象或腰穿检查示压力增高和血性脑脊液等可临床确诊。

2. 鉴别诊断

（1）高血压脑出血：多有高血压病史，伴有偏瘫、失语等局灶性神经功能缺失体征。蛛网膜下腔出血和脑出血的鉴别见表 9-5-2。

表 9-5-2　蛛网膜下腔出血和脑出血的鉴别

	SAH	脑出血
发病年龄	动脉瘤多发于 40~60 岁；血管畸形青少年多见，常在 10~40 岁发病	50~65 岁多见
病因	粟粒样动脉瘤、血管畸形	高血压、脑动脉粥样硬化
起病速度	数分钟达峰	数十分钟至数小时达峰
血压	正常或增高	多明显增高
头痛	剧烈	较剧烈
昏迷	常为一过性昏迷	重症患者持续性昏迷
神经体征	脑膜刺激征阳性	偏瘫、偏身感觉障碍、失语等
头颅 CT	脑池、脑室及蛛网膜下腔高密度出血征	脑实质内高密度病灶
脑脊液	均匀一致血性	均匀一致血性

（2）颅内感染：脑脊液、CT 等检查有助于诊断。

（3）脑肿瘤：根据病史、脑脊液可见瘤和/或癌细胞、头部 CT 可以鉴别。

八、治疗

1. 一般处理　保持生命体征稳定，降低颅内压（甘露醇、呋塞米等）、避免用力和情绪波动、维持水和电解质平衡等。

2. 预防再出血　绝对卧床休息（4~6 周）、调控血压（尼卡地平、拉贝洛尔，一般应将收缩压控制在 160mmHg 以下）、抗纤溶药物（氨基己酸、氨甲苯酸）、破裂动脉瘤的外科和血管内治疗等。

3. 脑血管痉挛防治　推荐早期口服或静脉泵入尼莫地平，改善患者预后。

4. 其他　脑积水（脑脊液分流术）、癫痫防治（预防性用抗惊厥药）、低钠血症（醋酸氟氢可的松和高张盐水）、低血容量处理（等张液）、放脑脊液疗法（促进血液吸收和缓解头痛）等。

主治语录：动脉瘤夹闭或血管内治疗是预防 SAH 再出血最有效的治疗方法。

九、预防及预后

1. 预防　控制高血压、吸烟及酗酒等危险因素；筛查和处理高危人群尚未破裂的动脉瘤。

2. 预后　与病因、出血部位、出血量、有无并发症及是否得到适当治疗有关。

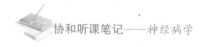

第六节 脑血管疾病的危险因素及其预防

一、脑血管疾病的危险因素

1. 不可干预的危险因素 年龄、性别、遗传因素、种族。

2. 可干预的危险因素 高血压、吸烟、糖尿病、心房颤动、血脂异常、无症状性颈动脉狭窄、镰状细胞贫血、绝经后雌激素替代治疗、膳食和营养、运动和锻炼、肥胖及饮酒过量等。

二、脑血管疾病的预防

1. 一级预防 指针对首次脑血管疾病发病的预防，包括针对可控危险因素的预防措施，见表9-6-1。

表9-6-1 可控危险因素导致脑血管疾病的预防措施

危险因素	预防措施
高血压	限盐、减少脂肪饮食摄入、适当运动、减少饮酒及长期坚持降压药物治疗
吸烟	戒烟，可用尼古丁替代品及口服戒烟药
高脂血症	首先改变生活方式，无效时可以采用他汀类药
糖尿病	首先控制饮食，加强锻炼，2~3个月血糖控制不满意，可用降糖药或胰岛素。在控制血糖和血压的基础上，联合应用他汀类药可降低脑卒中风险
心房颤动	根据情况应用阿司匹林抗血小板，华法林抗凝治疗
无症状性颈动脉狭窄	脑卒中高危患者考虑行颈动脉内膜切除术
阿司匹林	推荐在脑卒中风险足够高（10年心脑血管事件风险为6%~10%）的个体中使用小剂量阿司匹林（每日50~150mg）进行心脑血管病的一级预防

续 表

危险因素	预防措施
膳食和营养	每日饮食种类应多样化，采用均衡食谱。建议降低钠摄入量和增加钾摄入量，每日总脂肪摄入量应<总热量的 30%，饱和脂肪<10%
运动和锻炼	采用适合自己的体力活动来降低脑卒中的危险性。中老年人和高血压患者进行体力活动之前，应考虑行心脏应激检查
饮酒过量	饮酒者应适度，不要酗酒；男性饮酒的酒精含量不应超过 25g/d，女性减半
其他	对有心肌梗死、颈动脉狭窄、高同型半胱氨酸血症、肥胖等脑血管病危险因素者，进行相应干预

2. 二级预防 指针对再次脑血管疾病发病的预防。主要措施为调控可干预的危险因素、抗血小板凝集治疗（非心源性卒中推荐抗血小板治疗）、抗凝治疗（心源性脑栓塞或脑梗死伴心房颤动者推荐华法林）、干预短暂性脑缺血发作。

第七节 其他动脉性疾病

一、脑底异常血管网病

1. 定义 脑底异常血管网病是颈内动脉虹吸部及大脑前、中动脉起始部严重狭窄或闭塞，软脑膜动脉、穿通动脉等小血管代偿增生形成脑底异常血管网为特征的一种脑血管疾病。

2. 发病机制 大脑动脉环（Willis 环）主要分支血管狭窄或闭塞后侧支循环形成代偿，逐渐形成脑底异常血管网。

3. 临床表现

（1）多见于儿童和青壮年。

（2）儿童以缺血性脑卒中或反复发生的 TIA 为主，常见偏瘫、偏身感觉障碍、偏盲，优势侧半球收缩可有失语，非优势侧半球受损多有失用或忽视。头痛常见，部分患者有智力减退、抽搐，10%发生脑出血或 SAH。

（3）成人多见出血性脑卒中，也有约 20%表现为缺血性脑卒中，部分病例也可表现为反复晕厥。

4. 辅助检查

（1）CT 或 MRI：可显示脑梗死、脑出血、SAH，MRA 或 CTA 可见本病特征性的血管狭窄和颅底异常血管网；MRI 可见多数异常血管流空影。

（2）DSA：可发现双侧颈内动脉虹吸段、大脑前动脉和大脑中动脉起始段狭窄或闭塞，伴颅底异常血管网，可伴发动脉瘤。

5. 治疗

（1）病因治疗：颅内动脉狭窄严重或闭塞者考虑行血管重建术等。

（2）对症治疗：根据不同的脑卒中类型（出血性、缺血性）给予相应的治疗。癫痫发作者应给予抗癫痫药治疗。

二、脑动脉盗血综合征

1. 定义　脑动脉盗血综合征指各种原因引起的主动脉弓及其附近大动脉血管严重狭窄和闭塞，狭窄远端的动脉内压力明显下降，邻近的脑动脉血流逆流至压力较低的动脉代偿其供血，导致被盗血的脑动脉供血显著下降，引起脑组织缺血，出现相应的临床症状和体征。

2. 临床表现　见表 9-7-1。

表 9-7-1 脑动脉盗血综合征的临床表现

类 型	临床表现
锁骨下动脉盗血综合征	①活动患侧上肢可诱发出现椎-基底动脉供血不足：发作性头晕、视物旋转、复视、共济失调、构音障碍、吞咽困难、晕厥等。②严重时可经后交通动脉从颈内动脉盗血，出现颈内动脉系统缺血，表现为偏瘫、偏身感觉障碍和失语等
颈内动脉盗血综合征	出现健侧颈内动脉系统缺血的表现；椎-基底动脉系统缺血的表现；双侧颈内动脉闭塞时，可有大脑及小脑受损的症状和体征
椎-基底动脉盗血综合征	出现一侧颈内动脉系统缺血的表现

3. 治疗　缺血症状严重可以考虑手术治疗，如血管内膜剥离、血管内支架或血管重建术等。不宜使用扩血管药和降血压药。

三、脑淀粉样血管病

1. 定义　脑淀粉样血管病（CAA）是淀粉样物质在软脑膜和大脑皮质小动脉中层沉积导致的脑血管疾病。

2. 临床表现

（1）脑出血：多发性脑叶出血多见，好发部位是脑叶，尤其是枕叶、枕顶区或额叶皮质和皮质下白质，而脑干及大脑深部结构很少受累。血肿可同时或相继发生于不同脑叶，较易破入蛛网膜下腔。

（2）痴呆：出现不同程度的认知障碍和行为异常等。

（3）TIA 和脑梗死：颈内动脉系统 TIA 为一过性偏身感觉障碍、轻偏瘫或命名性失语；椎-基底动脉系统 TIA 为发作性眩晕、耳鸣、共济失调等。脑梗死多见于枕叶、颞叶、顶叶与额叶。

3. 治疗　与其他原因致脑出血的内科治疗大体相似。继发癫痫患者应予抗癫痫治疗。表现为脑梗死的 CAA 避免应用抗凝药，慎用抗血小板类药。

第八节　颅内静脉窦及脑静脉血栓形成

一、概述

颅内静脉窦及脑静脉血栓形成是一组多种病因导致的脑静脉系统血管病，统称脑静脉系统血栓形成（CVT）。多见于老年人和产褥期妇女。

二、病因

多数为血液高凝状态（如妊娠期、产褥期）、遗传性凝血机制异常（如蛋白 S 缺乏）、全身疾病（如肿瘤）、血流动力学异常（如脱水、休克、血小板病）、药物（如口服避孕药）、感染或肿瘤浸润（如中耳炎、鼻窦炎、肿瘤栓子、结节病）等原因使血凝异常所致。

三、临床表现

1. 共同临床表现　高颅压症状、卒中症状以及脑病样症状。
2. 不同部位的临床表现　见表 9-8-1。

表 9-8-1　CVT 不同部位的临床表现

部　位	临床表现
上矢状窦血栓形成	急性或亚急性起病，高热、头痛、视盘水肿等；婴幼儿可见颅缝分离、囟门隆起、额浅静脉怒张迂曲；有时可并发颅内出血、癫痫等；老年患者症状轻微，仅有头痛、头晕等

续 表

部 位	临床表现
海绵窦血栓综合征	多从一侧急骤起病，迅速扩散至对侧，出现脓毒血症、发热等中毒症状，眼球疼痛和眼眶部压痛，主要表现为脑神经受损和眼静脉回流受阻征象
侧窦血栓形成	化脓性中耳炎的感染和中毒症状、脑神经受累症状、高颅压症状
直窦血栓形成	病情较重，昏迷、抽搐和去大脑强直等
大脑大静脉血栓形成	起病突然，发热、头痛、局灶或全身抽搐发作、轻偏瘫、颅内高压等

主治语录：上矢状窦是非感染性静脉窦血栓形成最常见的部位。

四、辅助检查

1. CT ①直接征象：可出现"空三角征"、高密度三角征、束带征。②间接征象：局灶性或弥漫性脑水肿，表现为脑室和脑沟缩小，脑白质低密度；静脉性梗死表现的低密度灶；有时可见梗死区内有高密度的出血灶，偶见蛛网膜下腔出血。③大脑镰和小脑幕增强。CT 正常不能排除 CVT。

2. MRI 急性期（1~5 天）发现正常血液流空现象消失，可见 T1 等信号、T2 低信号；亚急性期（1~2 周）T1、T2 均呈高信号；恢复期（2 周后），可重新出现血液流空现象。

3. 磁共振静脉血管造影（MRV） ①直接征象：脑静脉（窦）内血流高信号缺失。②间接征象：病变远侧侧支循环形成、深静脉扩张或其他引流静脉显现。

4. DSA 表现为静脉窦在静脉时相不显影。

> 主治语录：DSA 是诊断 CVT 的"金标准"。

5. 脑脊液检查 早期压力增高，中、后期脑脊液蛋白轻、中度增多；伴出血者，可见红细胞和蛋白增多。化脓性血栓形成者，可见中性粒细胞计数增高。

五、治疗

1. 病因治疗 ①感染性疾病：敏感、足量、足疗程抗生素。②严重脱水：补液。③自身免疫性疾病：激素。④血黏稠度增高：扩容、减低血黏稠度等。

2. 抗血栓治疗 抗凝治疗（低分子肝素、华法林）、溶栓治疗（尿激酶和 rt-PA 静脉溶栓）、介入治疗（血管介入静脉内导管机械性溶栓治疗和血管成形术等）。

3. 对症治疗 包括降颅内压、抗癫痫治疗。

第九节 遗传性脑血管病

一、伴有皮质下梗死和白质脑病的常染色体显性遗传性脑动脉病（CADASIL）

1. 定义 CADASIL 是一种中年发病的、非动脉硬化性遗传性小动脉脑血管病。

2. 临床表现 一般在 20 岁之后出现有先兆的偏头痛，中年时表现为反复发作的 TIA 和缺血性脑卒中，50~60 岁逐渐出现皮质下痴呆，多数在 65 岁左右死亡。

3. 辅助检查 MRI 检查示双侧大脑半球白质内多发的大小不等的、斑片状长 T1、长 T2 信号。早期的白质病变特征性地见于颞极。

4. 治疗 主要是对症治疗，尚无有效的病因治疗。

二、伴有皮质下梗死和白质脑病的常染色体隐性遗传性脑动脉病（CARASIL）

1. 定义　CARASIL 是一种神经系统隐性遗传性血管病，以青年期早发的痴呆、卒中、腰痛、脱发为主要临床表现。

2. 临床表现

（1）青中年期发病，约半数患者的父母为近亲血缘，部分无家族史，病程一般为 5~20 年。

（2）主要表现有脑卒中（首发症状）、认知和情感障碍、脱发、腰痛等。

3. 辅助检查

（1）MRI 可见双侧大脑半球脑室旁深部白质对称性病变以及多发性皮质下梗死。

（2）半数 DSA 检查可见轻度小动脉管壁不整及蛇行样改变。

4. 治疗　主要是对症治疗，尚无有效的病因治疗。

三、Fabry 病

1. 定义　Fabry 病是一种 X 连锁不完全性显性遗传的溶酶体贮积病。致病基因位于 Xq22，为 *GLA* 基因。

2. 临床表现

（1）脑卒中：偏瘫、偏盲、眩晕、共济失调和构音障碍等。

（2）周围神经系统：神经疼痛常见，多数患者青春期后疼痛程度可能会减轻，表现为下肢远端为主的肢端疼痛，有慢性或间断发作的特点，少汗或无汗也是早期常见症状。

（3）其他：皮肤血管角质瘤（多为坐浴区皮肤的凸起小红色斑点）、肾脏（肾功能受累合并蛋白尿，肾衰竭）、心脏（多见于疾病晚期，可有肥厚型心肌病、心脏瓣膜病变等）、眼（角

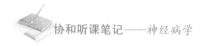

膜沉积物、晶状体混浊、视力降低甚至丧失）等。

主治语录： Fabry 病常为多器官、多系统受累，出现神经系统、皮肤、眼、心脏、肾脏等症状，男性患者临床表型多重于女性患者。

3. 辅助检查 *GLA* 基因检测是 Fabry 病诊断的"金标准"。

4. 治疗

（1）酶替代疗法：使用外源性酶制剂替代体内缺失的 α-半乳糖苷酶是目前治疗 Fabry 病的主要手段。

（2）对症治疗：主要针对各脏器受累情况进行处理。

第十节 血管性认知障碍

一、定义

血管性认知障碍（VCI）是指脑血管病危险因素、明显（如脑梗死和脑出血等）或不明显的脑血管病（如白质疏松和慢性脑缺血）引起的，从轻度认知障碍到痴呆的一大类综合征。

二、病因

缺血性卒中、出血性卒中、白质疏松、慢性脑缺血、脑血管病危险因素等。

三、按病因分类

1. 危险因素 危险因素相关性高血压、糖尿病等。

2. 缺血性 ①大血管性：多发性脑梗死、关键部位梗死等。②小血管性：腔隙性梗死、伴有皮质下梗死和白质脑病的常染色体显性遗传脑动脉病等。③低灌注性：血容量不足、心脏射血障碍等。

3. 出血性 脑出血、蛛网膜下腔出血等。

4. 其他脑血管病性 脑静脉窦血栓形成、脑动静脉畸形等。

5. 脑血管病合并阿尔茨海默病（AD） 脑血管病伴 AD、AD 伴脑血管病。

四、临床表现

见表 9-10-1。

表 9-10-1　血管性认知障碍的临床表现

类　　型	临床表现
非痴呆型血管性认知障碍	认知功能轻度损伤，记忆力下降，抽象思维、判断力损害，伴个性改变，但日常生活能力基本正常
血管性痴呆（VaD）	①多发梗死性痴呆：反复多次突然发病的脑卒中，阶梯式加重、波动病程的认知功能障碍以及病变血管累及皮质和皮质下区域的相应局灶性神经功能缺损症状体征。②关键部位梗死性痴呆：大脑后动脉梗死（遗忘、视觉障碍等）；大脑前动脉病变（淡漠、执行功能障碍）；大脑前、中、后动脉深穿支病变（痴呆）。③分水岭梗死性痴呆：经皮质性失语、记忆减退、失用症和视空间功能障碍等。④出血性痴呆：如丘脑出血导致认知功能障碍和痴呆。⑤其他：皮质下动脉硬化性脑病（表现为伴有反复发作的局限性神经功能缺损的痴呆）、CADASIL（晚期发展为血管性痴呆）等

五、辅助检查

1. 实验室检查 可以查找 VCI 危险因素（如糖尿病、高脂

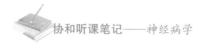

血症等）和排除其他导致认知障碍的原因（如甲状腺功能低下等）。

2. 神经心理检查　可进行全面的神经心理学评估，Hachinski 缺血量表≥7 分支持 VaD 诊断。

3. 神经影像学检查　对 VCI 提供病变证据，帮助进行分型诊断。

六、鉴别诊断

注意与阿尔茨海默病（AD）、皮克病（Pick disease）、路易体痴呆等疾病相鉴别。

七、治疗

1. 病因治疗　抗血小板聚集、降脂、防治高血压、糖尿病等。

2. 认知症状的治疗　胆碱酯酶抑制剂、维生素 E、尼麦角林等。

3. 对症治疗　抗抑郁等。

 历年真题

1. 脑出血的诊断依据是
   A. 争吵后头痛、呕吐
   B. 偏瘫、偏盲、偏身感觉者
   C. 急性偏瘫者，伴 CT 中对应区域有低密度灶
   D. 急性偏瘫者，伴 CT 中对应区域有高密度灶
   E. 持续昏迷者

2. 治疗蛛网膜下腔出血，措施不妥的是
   A. 卧床休息 4~6 周
   B. 应用止血药物
   C. 低分子量肝素注射
   D. 静脉点滴 20% 甘露醇
   E. 口服尼莫地平

参考答案：1. D　2. C

第十章 脑血管病的介入诊疗

核心问题

1. 全脑血管造影的适应证和禁忌证。
2. 围术期用药。
3. 急性脑梗死介入治疗的适应证和禁忌证。
4. 造影剂相关并发症。

内容精要

血管内介入治疗的诊疗对象是颅内、头面颈部、椎管内的血管性病变，主要包括脑动脉瘤、脑动静脉畸形、硬脑膜动静脉瘘、动脉狭窄或闭塞性病变等。

介入的相关治疗技术：血管内病变栓塞术、血管成形术、支架置入术、机械取栓术等；优点：微创、高效，是防治脑血管病的重要手段。

第一节 脑血管病的介入诊断

一、全脑血管造影术

1. 定义 数字减影血管造影（DSA）是一项通过计算机进

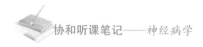

行辅助成像的 X 线血管造影技术。

2. 优点　全面、精确、动态地显示脑血管的结构和病变，是诊断脑血管病的"金标准"。

3. 适应证

（1）脑血管病的诊断和疗效随访，如动脉瘤、动静脉畸形等。

（2）了解肿瘤的血供情况，如脑膜瘤等。

（3）颈、面、眼部和颅骨、头皮及脊髓的血管性病变。

4. 禁忌证

（1）对造影剂和麻醉剂严重过敏者。

（2）严重出血倾向或出血性疾病者。

（3）未能控制的严重高血压患者。

（4）严重肝、肾、心、肺功能障碍者。

（5）全身感染未控制或穿刺部位局部感染者。

（6）一般情况极差、生命体征不稳定、休克或濒死状态者。

5. 注意事项

（1）造影前后进行相关检查，尤其注意肝肾功能和尿量。

（2）全脑血管造影时应用肝素，造影后穿刺点应局部压迫止血（必要时使用封堵或缝合止血器材）并制动该侧下肢。

二、脑血流供应的动脉系统

（一）前循环系统

1. 组成　前循环系统向脑前部供应血流，由颈总动脉（分叉处为动脉粥样硬化斑块形成好发部位）、颈外动脉、颈内动脉、大脑前动脉、大脑中动脉及各级分支组成。

2. 供血范围　约占脑的 3/5，包括眼部、大脑半球的额叶、颞叶、岛叶、顶叶皮质和白质以及基底神经节等。

（二）后循环系统

1. 组成　后循环主要由椎动脉、基底动脉、大脑后动脉及其各级分支组成。

2. 供血范围　约占脑部的 2/5，包括脑干、小脑、枕叶、颞叶后部和丘脑等。

三、侧支循环

1. 定义　脑侧支循环是指当大脑的供血动脉严重狭窄或闭塞时，血流通过其他血管（侧支或新形成的血管吻合）到达缺血区，从而使缺血组织得到不同程度的灌注代偿。

2. 分级

（1）一级（主要途径）：通过大脑动脉环（Willis 环）的血流代偿。

（2）二级：通过眼动脉、软脑膜吻合支等实现血流代偿。

（3）三级：属于新生血管即毛细血管，部分病例在缺血一段时间后才可形成。

3. Willis 环的意义

（1）可使两侧半球和前、后循环联系起来。

（2）此环的某一动脉血流减少或被阻断时，可在一定程度上使脑血流重新分布，以维持脑的血液供应。

四、颅内、外静脉系统的构成

见表 10-1-1。

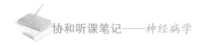

表 10-1-1　颅内、外静脉系统的构成

	构　　成
颅外静脉系统	头皮静脉、导静脉、眼眶静脉、面静脉、颈内静脉、颈外静脉及椎静脉等
颅内静脉系统	①静脉窦：位于硬脑膜的骨膜层及脑膜层之间，收集浅部及深部大脑静脉、脑膜及颅骨的血液。②大脑静脉：分为浅静脉和深静脉。③小脑静脉：分为小脑上、下静脉两组

第二节　脑血管病介入治疗术前评估及围术期用药

一、术前评估

1. 基础状况　一般状况、心肺功能、肾功能、出血风险评估等。

2. 病变血管的评估

（1）常见评估方法：见表 10-2-1。

表 10-2-1　病变血管的常见评估方法

评估方法	优　　点	缺　　点
超声检查	简便、经济	受操作者技术水平影响，缺乏客观，只能作为筛查手段
MRA	无创、简便、经济	体内有金属异物是相对禁忌（植入心脏起搏器患者绝对禁忌）；一定情况下可能造成信号缺失，夸大狭窄程度，误差较大；钙化斑块显示也存在局限

续　表

评估方法	优　点	缺　点
CTA	可显示因血流动力学原因在 MRA 甚至 DSA 上不能显影的极重度狭窄血管，清楚显示颅内动脉狭窄或闭塞后的侧支代偿情况	需注射对比剂，有一定辐射
DSA	提供血管的形态学信息、侧支代偿情况及整个手术路的信息。检查血管的"金标准"	有创伤、费用高，对管壁结构的判断不如 MRI，且有一定的卒中或死亡风险

（2）狭窄程度的测量：支架术前血管狭窄率的计算必须以 DSA 为标准，并以狭窄表现最严重的角度投照、测量。

（3）病变的性质、形态与周围血管的关系。

（4）手术路径的评估。

3. 脑血管储备力的评估

（1）侧支循环代偿评估：直接评估（采用 MRA 等影像学检查直接观察侧肢代偿情况）、间接评估方法（临床常用，采用阿尔伯塔脑卒中计划早期诊断评分标准）。

（2）CVR 及脑代谢储备的评估。

二、围术期用药

1. 抗血小板治疗　阿司匹林、氯吡格雷。

2. 抗凝治疗　常用肝素。

3. 控制血压　术前、术中均应控制血压接近正常。术后控制血压选用乌拉地尔等，避免选用尼莫地平等扩张脑血管的药物。

4. 他汀类治疗　对动脉粥样硬化血管狭窄患者，常规术前及术后终生应用他汀类药物，如阿托伐他汀钙或瑞舒伐他汀钙。

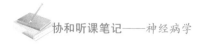

5. 其他　术前常规用苯巴比妥肌内注射，术中血管痉挛时可用维拉帕米或罂粟碱等。

第三节　脑血管病介入诊疗设备及器材

一、血管造影机

目前使用的是 DSA 系统，主要包括 X 线发生和显像系统、机械系统、高压注射器、影像数据采集和存储系统以及计算机系统。

二、介入器材

主要包括血管鞘（单向阀和注射端）、导丝、导管、附件（三通阀、灌注线输液管及穿刺针等）。

第四节　缺血性脑血管病的介入治疗

一、概述

缺血性脑血管病（ICVD）主要是指由于颅内外动脉狭窄或闭塞导致的脑血管病。

二、大动脉狭窄的介入治疗

（一）颈动脉狭窄与介入治疗

1. 定义　颈动脉狭窄是由于动脉粥样硬化（最常见）、动脉夹层、肌纤维发育不良等原因导致的颈动脉管腔变细变窄。

2. 好发部位　颈总动脉分叉和颈内动脉起始段。

3. 临床表现　多发于中年男性。

（1）症状性表现：为同侧一过性黑矇或视力丧失、失语、肢体感觉障碍等。

（2）非症状性表现：为头痛、头晕及记忆力减退等，也可完全无症状。

4. 影像学检查　颈动脉超声、MRA、CTA、DSA 等。

5. 治疗

（1）药物治疗（危险因素干预、抗血小板聚集药物等）。

（2）手术治疗（颈动脉内膜切除术）。

（3）介入治疗（颈动脉支架置入术）。

（二）颅内动脉狭窄与介入治疗

1. 定义　颅内动脉狭窄指由于动脉粥样硬化（最常见）、中枢神经系统血管炎、动脉夹层等原因导致的颅内动脉管腔变细变窄。

2. 好发部位　颈内动脉颅内段、大脑中动脉、椎动脉颅内段及基底动脉等。

3. 临床表现

（1）前循环 TIA 或脑梗死症状：同侧一过性黑矇或视力丧失、失语、对侧面部、肢体感觉和/或运动功能障碍等。

（2）后循环 TIA 或脑梗死症状：眩晕、晕厥、复视、视野缺损及共济失调等。

4. 影像学检查　TCD、MRA、CTA、DSA 等。

5. 治疗

（1）药物治疗：抗血小板凝集、强化降脂、控制危险因素等。

（2）介入治疗：颅内动脉球囊成形术、颅内动脉支架置入术［适用于症状性颅内动脉粥样硬化性重度狭窄（70%～99%）、

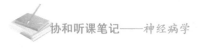

药物治疗无效者]。

（三）颅外段椎动脉狭窄与介入治疗

1. 发病原因　以动脉粥样硬化最常见。病变的椎动脉直径小、走行扭曲，两侧发育多不对称；起始段多为质地较硬、光滑的斑块，发生溃疡及斑块内出血概率较低。

2. 好发部位　椎动脉起始段。

3. 临床表现　可为后循环 TIA 或脑梗死症状，也可完全无症状。

4. 治疗

（1）药物治疗（首选）、手术治疗。

（2）介入治疗，颅外段椎动脉支架置入术（适用于药物治疗无效的症状性颅外段椎动脉重度狭窄）。

三、急性脑梗死的介入治疗

1. 动脉溶栓　在 DSA 监视下，通过血管内介入技术，将溶栓药物经微导管直接注入责任血管闭塞处，以达到血管再通的目的。

2. 机械取栓　在 DSA 监视下，通过血管内介入技术，使用特殊装置如可回收支架或血栓抽吸系统去除血栓，以达到血管再通的目的。

3. 适应证　急性缺血性脑卒中，无创影像学检查证实为大动脉闭塞静脉溶栓效果不佳的患者；前循环大动脉闭塞发病时间在 6 小时以内，后循环大动脉闭塞发病时间在 24 小时内可采用机械取栓。

4. 禁忌证　妊娠、药物无法控制的高血压、活动性出血或已知有出血倾向者、血小板计数 $<100\times10^9/L$、近 2 周内进行过大型外科手术等。

5. 并发症 脑出血、脑栓塞、动脉夹层等。

第五节 出血性脑血管病的介入治疗

一、概述

出血性脑血管病（HCVD）是指能引起蛛网膜下腔出血或脑实质出血的脑血管病。

二、脑动脉瘤的介入治疗

1. 概述 脑动脉瘤是指颅内动脉管壁上的异常膨出，是引起自发性蛛网膜下腔出血的首位病因。

2. 好发部位 Willis 环及其主要分支血管，尤其是动脉分叉处或血流动力学改变的部位。

3. 分类 见表 10-5-1。

表 10-5-1 脑动脉瘤的分类

分类依据	具体类别
形态	囊性动脉瘤、梭形动脉瘤和夹层动脉瘤
载瘤动脉	前交通动脉瘤、颈内动脉-后交通动脉瘤、大脑中动脉瘤等
大小	小型动脉瘤（<5mm）、中型动脉瘤（5~10mm）、大型动脉瘤（11~25mm）和巨大动脉瘤（>25mm）

4. 临床表现 多见于 40~60 岁，女性稍多。

（1）未破裂可无症状，较大的动脉瘤可压迫邻近的脑组织或脑神经出现相应的局灶症状。

（2）破裂前可有先兆症状，如头枕背部疼痛；破裂后，可引起蛛网膜下腔出血，表现为突发持续性剧烈头痛、恶心等，

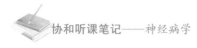

严重者可导致死亡。

5. 影像学检查　CT、MRI、CTA、MRA、DSA 等。

6. 治疗

（1）显微手术夹闭。

（2）介入治疗（颅内动脉瘤弹簧圈栓塞术为目前首选）。

7. 并发症　颅内动脉瘤介入栓塞术常引起动脉瘤破裂出血、载瘤动脉闭塞及动脉瘤复发等。

三、脑血管畸形的介入治疗

1. 定义　脑血管畸形是指脑血管的先天性非肿瘤性发育异常，包含动静脉畸形（最常见）、海绵状血管瘤、毛细血管扩张症和静脉畸形。

2. 临床表现　多见于 40 岁以下男性。表现为颅内出血、癫痫、头痛、局灶性神经功能障碍等。

3. 治疗　包括显微手术切除、介入治疗（手术前栓塞术、放射性治疗前栓塞术等）、放射治疗及联合治疗等。

4. 并发症　脑动静脉畸形介入栓塞并发症包括脑出血、误栓正常脑供血动脉及栓塞材料易位等。

第六节　静脉性脑血管病的介入治疗

一、概述

静脉性脑血管病最常见的是颅内静脉系统血栓形成（CVST），病变部位可原发于脑内浅静脉、深静脉或静脉窦。

二、静脉窦血栓的介入治疗

1. 溶栓治疗术

（1）经导管接触性静脉溶栓术。

（2）导管动脉溶栓术。

2. 经导管机械碎栓或取栓术　采用微导丝、微导管、微球囊、可回收支架等辅助材料对静脉窦血栓进行血管内碎解或取出体外，以实现血管再通的方法。对于病程较短的患者，也可以同时配合溶栓技术。

3. 其他　球囊扩张及支架置入术。

三、静脉窦狭窄的介入治疗

常用静脉窦球囊扩张及支架置入术。

第七节　脑血管病介入诊疗并发症及其处理

一、围术期并发症及其防治措施

（一）造影剂相关并发症

1. 造影剂过敏

（1）表现：速发变态（过敏）反应（脸红、瘙痒、皮疹、抽搐等）、迟发变态（过敏）反应（皮肤瘙痒和各种皮疹等）。

（2）防治：注意危险人群的观察；避免使用皮试中交叉反应阳性的造影剂；可延时查看皮试或检测淋巴细胞转化实验。一旦发生迟发变态（过敏）反应，可外用皮质类固醇激素，口服抗组胺药；严重时全身使用类固醇激素。

2. 造影剂肾病

（1）表现：多无明显不适，可有急性肾功能不全的症状，甚至危及生命。

（2）防治：注重危险因素识别及术后观察，做好术前评估，

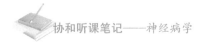

尽量选择低渗或等渗造影剂并限制用量，术前、术中、术后充分静脉补充生理盐水或碳酸氢钠水化。严重肾功能损害者及时请肾病专科会诊等。

3. 造影剂脑病

（1）表现：应用碘造影剂后短时间内出现的精神行为异常、意识障碍、癫痫发作、肢体瘫痪等中枢神经系统损害。

（2）防治：目前尚无循证医学治疗证据。主要是补液及对症处理，对无禁忌证者可适当应用类固醇激素。

4. 其他　碘源性涎腺炎、血管源性水肿等。

（二）与操作相关的并发症

包括穿刺部位及邻近组织损伤、脑缺血事件发作、血管迷走反射、脑过度灌注综合征以及颅内出血。

二、远期再狭窄及其防治策略

1. 概述　再狭窄是指支架术后血管内膜增生出现大于 50% 的支架内再狭窄。

2. 临床表现　无症状，表现为相应血管供血区的脑缺血性事件。影像学发现支架内再狭窄。

3. 预防和治疗　术中适度预扩，术后定期影像学随访；对症状性再狭窄经综合评估后可再次球囊扩张、支架内支架置入、血管旁路术或颈动脉内膜剥脱术等。

 历年真题

脑血管病诊断的"金标准"是

A. 颅脑 MRA

B. 颅脑 CTA

C. 颅脑 DSA

D. TCD

E. B 超

参考答案：C

第十一章　神经系统变性疾病

核心问题

阿尔茨海默（Alzheimer）病的发病机制、临床表现及治疗。

内容精要

神经系统变性疾病是一组原因不明的慢性进行性的损害中枢神经系统的疾病，有时可累及周围神经系统。神经系统变性疾病的特征：①多选择性损害特定的解剖结构和特定的神经元。②起病相对隐匿，缓慢进行性加重。③多具有家族聚集性，可分为家族性和散发性。④治疗相对困难，无对因治疗药物。目前研究多分为对症治疗和病因修饰治疗。

第一节　运动神经元病

一、概述

1. 运动神经元病是一系列以上、下运动神经元损害为突出表现的慢性进行性神经系统变性疾病。

2. 表现为上、下运动神经元受损的不同组合，特征表现为肌无力和萎缩、延髓麻痹、锥体束征，感觉系统和括约肌功能一般不受影响。

二、病因

可能有关因素为老年男性、外伤史、过度体力劳动（如矿工、重体力劳动者等）、感染和免疫、金属元素、遗传因素（染色体显性遗传）、营养障碍与神经递质。

三、临床表现

1. 肌萎缩侧索硬化

（1）多见于 30~60 岁，多数 45 岁以上发病，男性多于女性。

（2）呈典型的上、下运动神经元同时损害的临床特征。首发症状为一侧或双侧手指活动笨拙、无力，随后出现手部小肌肉萎缩；逐渐累及前臂、上臂和肩胛带肌群。随病程的延长，肌无力和萎缩扩展至躯干和颈部，最后累及面肌和咽喉肌。受累部位常有明显肌束颤动。上肢腱反射亢进，霍夫曼（Hoffmann）征阳性；下肢痉挛性瘫痪，腱反射亢进，巴宾斯基（Babinski）征阳性。延髓麻痹一般发生在本病的晚期。

（3）常有主观感觉异常，如麻木。一般无客观感觉障碍和括约肌受累。

（4）多死于呼吸肌麻痹或肺部感染。

2. 进行性肌萎缩

（1）发病年龄在 20~50 岁，多在 30 岁左右，男性较多。

（2）表现为下运动神经元损害的症状和体征。首发症状常为单手或双手小肌肉萎缩、无力，逐渐累及前臂、上臂及肩胛带肌群。少数病例肌萎缩可从下肢开始。可见肌束颤动，腱反射减弱，病理反射阴性。晚期发展至全身肌萎缩、无力，生活不能自理。

（3）一般感觉和括约肌功能正常。

（4）常死于肺部感染。

3．进行性延髓麻痹

（1）多在 40~50 岁以后起病。

（2）表现为进行性构音不清、声音嘶哑、饮水呛咳、吞咽困难、咀嚼无力；舌肌萎缩、肌束颤动，咽反射消失；有时真假延髓麻痹并存。

（3）多死于呼吸肌麻痹或肺部感染。

4．原发性侧索硬化

（1）中年以后起病，起病隐匿。

（2）首发症状常为双下肢对称性僵硬、乏力，行走呈剪刀步态。渐及双上肢，四肢肌张力增高、腱反射亢进、病理反射阳性；一般无肌萎缩和肌束颤动，感觉和括约肌功能正常。

（3）双侧皮质脑干束受累可出现假性延髓麻痹表现。

（4）进展慢，可存活较长时间。

四、辅助检查

1．肌电图　呈典型的神经源性损害，静息状态下可见纤颤电位、正锐波等。

2．脑脊液检查　腰穿压力正常或偏低，蛋白可轻度增高，免疫球蛋白可能增高。

3．血液检查　血常规正常。血清肌酸磷酸激酶活性正常或者轻度增高而其同工酶不高。免疫功能检查可能异常。

4．CT、MRI　脊髓变细（腰膨大和颈膨大处较明显），余无特殊表现。

5．肌肉活检　神经源性肌萎缩的病理改变。

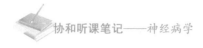

五、诊断

根据中年以后隐匿起病，慢性进行性加重的病程，表现为上、下运动神经元受累所致肌无力、肌萎缩、肌束震颤、延髓麻痹及锥体束征的不同组合，无感觉障碍，典型神经源性肌电图改变，脑脊液正常，影像学无异常，不难做出临床诊断。

六、鉴别诊断

1. 颈椎病或腰椎病　颈椎病肌萎缩常局限于上肢，多见于手肌萎缩，常伴上肢或肩部疼痛，客观检查常有感觉障碍，可有括约肌障碍，无延髓麻痹表现；腰椎病也常局限于单下肢，伴有腰或腿部疼痛。胸锁乳突肌及胸椎椎旁肌针极肌电图检查无异常。颈椎 X 线片、CT 或 MRI 等有助于鉴别。

2. 延髓和脊髓空洞症　进展缓慢、常合并其他畸形，有节段分离性感觉障碍，MRI 可见空洞。

3. 多灶性运动神经病　非对称性肢体无力、萎缩、肌束颤动，而感觉受累很轻。节段性运动神经传导测定、血清抗 GM1 抗体效价有助于鉴别。

4. 其他　与颈段脊髓肿瘤、上肢周围神经损伤、良性肌束颤动、脊髓萎缩症等疾病鉴别。

七、治疗

1. 病因治疗　利鲁唑（抑制谷氨酸释放）、依达拉奉、泼尼松、环磷酰胺等。

2. 对症治疗　吞咽困难者可鼻饲饮食、呼吸衰竭者可行气管切开并机械通气等。

3. 各种非药物治疗。

第二节　阿尔茨海默病

一、概述

阿尔茨海默病（AD）是发生于老年和老年前期、以进行性认知功能障碍和行为损害为特征的中枢神经系统退行性病变。

二、病因及发病机制

1. 病因　发病的危险因素有低教育程度、膳食因素、吸烟、高血压、高血糖等。

2. 发病机制　常见学说如下。

（1）β淀粉样蛋白瀑布理论：Aβ的生成与清除失衡是导致神经元变性和痴呆发生的起始事件。

（2）tau蛋白学说：过度磷酸化的tau蛋白导致神经原纤维缠结形成，进而破坏了神经元及突触的正常功能。

（3）神经血管假说：提出脑血管功能的失常导致神经元细胞功能障碍，并且Aβ清除能力下降，导致认知功能损害。

三、病理

组织病理学的典型改变是神经炎性斑（NP）和神经原纤维缠结（NFT），神经元缺失和胶质细胞增生。

（1）NP：AD患者的大脑皮质、海马、某些皮质下神经核等存在大量的以Aβ沉积为核心的NP，周边是更多的Aβ和各种细胞成分。

（2）NFT：大脑皮质和海马存在大量NFT（主要在神经元胞体内产生），有些可扩展到近端树突干。NFT常见于杏仁核、前脑基底神经核等。

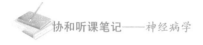

四、临床表现

隐匿起病，持续进行性发展，主要表现为认知功能减退和非认知性神经精神症状。

1. 痴呆前阶段　可有记忆力轻度受损，学习和保存新知识的能力下降，其他认知领域也可出现轻度受损，但不影响日常生活能力。

2. 痴呆阶段

（1）轻度：记忆障碍为主。先出现近事记忆力减退，后对发生已久的事情和人物遗忘。

（2）中度：记忆障碍加重，认知功能广泛损害，出现明显的行为和精神异常、人格改变。

（3）重度：各项症状加重，还有情感淡漠、哭笑无常、言语能力丧失、不能完成日常简单的生活事项，并发全身系统疾病的症状（如肺部及泌尿系感染）。

/ 主治语录：AD 患者多死于肺部感染、泌尿系感染及压疮等并发症。

五、辅助检查

1. 一般　血、尿常规，血生化功能均正常。

2. CSF 检查　$A\beta_{42}$ 水平降低，总 tau 蛋白和磷酸化 tau 蛋白增高。

3. 脑电图　早期为波幅降低、α 节律减慢；晚期为弥漫性慢波。

4. CT、MRI、PET 成像检查　有助于诊断。头颅 MRI 检查示双侧颞叶、海马萎缩。

5. 神经心理学检查　有助于与其他病因引起的痴呆相鉴别。

6. *APP*、*PS1* 或 *PS2* 基因和 *APOEε*4 基因检测　有助于确诊

和预防。

六、诊断标准

见表 11-2-1。

表 11-2-1　AD 的诊断标准

诊断标准

很可能的 AD 痴呆	核心标准：①符合痴呆诊断标准。②起病隐匿，症状在数月至数年中逐渐出现。③有明确的认知损害病史。④表现为遗忘综合征（学习和近记忆下降，伴 1 个或 1 个以上其他认知域损害）或者非遗忘综合征（语言、视空间或执行功能三者之一损害，伴 1 个或 1 个以上其他认知域损害）
	排除标准：①伴有与认知障碍发生或恶化相关的卒中史，或存在多发或广泛脑梗死，或存在严重的白质病变。②有路易（Lewy）体痴呆的核心症状。③有额颞叶痴呆的显著特征。④有原发性进行性失语的显著性特征。⑤有其他引起进行性记忆和认知功能损害的神经系统疾病或非神经系统疾病，或药物过量或滥用证据
	支持标准：①在以知情人提供和正规神经心理测验得到的信息为基础的评估中，发现进行性认知下降的证据。②找到致病基因突变的证据
可能的 AD 痴呆	非典型过程：符合很可能的 AD 痴呆诊断标准中的第 1 条和第 4 条，但认知障碍突然发生，或病史不详，或认知进行性下降的客观证据不足 满足 AD 痴呆的所有核心临床标准，具有以下证据：①伴有与认知障碍发生或恶化相关的卒中史，或存在多发或广泛脑梗死，或存在严重的白质病变。②有其他疾病引起的痴呆特征，或痴呆症状可用其他疾病和原因解释

七、阿尔茨海默病（AD）与血管性痴呆（VaD）鉴别

见表 11-2-2。

表 11-2-2　AD 与 VaD 的鉴别

鉴别要点	AD	VaD
性别	女性多见	男性多见
病程	进展性，持续进行性发展	波动性进展
自觉症状	少	常见，头痛、眩晕等
认知功能	全面性痴呆，人格损害	斑片状损害，人格相对保留
伴随症状	精神行为异常	局灶性神经系统症状体征
神经心理学检查	突出的早期情景记忆损害	情景记忆损害常不明显，执行功能受损常见
CT/MRI	脑萎缩	脑梗死灶或出血灶
PET/SPECT	颞、顶叶对称性血流低下	局限性、非对称性血流低下

八、治疗

1. 生活护理　使用某些特定的器械等。

2. 非药物治疗　包括职业训练、音乐治疗等。

3. 药物治疗

（1）改善认知功能：乙酰胆碱酯酶抑制剂（如多奈哌齐）、NMDA 受体阻断药等。

（2）控制精神症状：抗精神病药（如利培酮）、抗抑郁药（选择性 5-HT 再摄取抑制药，如氟西汀）。

4. 支持治疗。

第三节　额颞叶痴呆

一、概述

1. 额颞叶痴呆（FTD）　是一组与额颞叶变性有关的非阿尔茨海默病痴呆综合征。

2. 主要类别　行为异常型 FTD、原发性进行性失语（又分为进行性非流利性失语、语义性痴呆）。

二、病因及发病机制

1. 尚未明确，可能与遗传有关。

2. FTD 患者额叶及颞叶皮质 5-HT 能递质减少，脑组织及脑脊液中多巴胺释放亦有下降，胆碱能系统通常无异常。近年发现在不具有 Pick 小体的 FTD 患者的颞叶中，毒蕈碱样乙酰胆碱受体的数量明显减少。这种胆碱受体神经元损害比突触前胆碱能神经元受损更为严重，并且胆碱酯酶抑制剂治疗无效。

三、病理

1. 共同病理特征　额颞叶变性（FTLD）。

2. 大体病理特征　脑萎缩，主要累及额叶和/或颞叶，杏仁核萎缩较海马明显，黑质、白质均可受累。

3. 组织学病理特征　萎缩脑叶皮质各层神经元细胞减少，残存神经元多呈变性萎缩；皮质、皮质下白质星形胶质细胞呈弥漫性增生伴海绵状改变。

4. FTLD　按照细胞内异常沉积蛋白质的不同分为 3 型：FTLD-tau（tau 蛋白）、FTLD-TDP、FTLD-fus。

四、临床表现

1. 多见于 45 ~ 70 岁。起病隐匿，进展缓慢。病程为 5~12年。

2. 行为异常型（最常见）

（1）早期出现明显人格、情感和行为改变，表现为固执、易激惹或情感淡漠，之后出现行为异常、刻板行为，对外界漠然等。部分出现 Kluver-Bucy 综合征、口部过度活动、性行为增

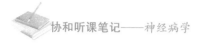

加等。

（2）随病情进展，出现认知障碍，患者不能思考，言语减少、缄默等。

（3）晚期出现妄想及感知觉障碍等，还可以出现锥体系或锥体外系损害的表现。

3. 原发性进行性失语（PPA）

（1）进行性非流利性失语：多在 60 岁缓慢发病，语言表达障碍，阅读和写作困难，但理解力相对保留，日常生活能力保留等。

（2）语义性痴呆：语义记忆损害出现最早、最严重，不能理解单词含义，找词困难，命名性失语是其特异性表现。晚期可出现行为异常，但视空间、注意力和记忆力相对保留。

4. 多死于并发症　肺部及泌尿道感染、压疮等。

五、辅助检查

1. 实验室检查　血、尿常规，血生化检查正常。目前尚缺乏敏感性和特异性俱佳的识别早期 FTD 的标志物。

2. 影像学检查　CT、MRI、PET、SPECT 均有助于诊断。

3. 神经心理学检查。

六、额颞叶痴呆（FTD）与阿尔茨海默病（AD）的鉴别

见表 11-3-1。

表 11-3-1　FTD 与 AD 的鉴别

	FTD	AD
自知力丧失	常见，早期即出现	常见，疾病晚期出现

	FTD	AD
进食改变	食欲旺盛，酷爱糖类物质	厌食、体重减轻更多见
刻板行为	常见	罕见
言语减少	常见	疾病晚期出现
失抑制	常见	可有，但程度较轻
欣快	常见	罕见
情感淡漠	常见，严重	常见，不严重
自我忽视	常见	较少，疾病晚期出现
记忆损害	疾病晚期才出现	早期出现，严重
执行功能障碍	早期出现，进行性加重	大部分患者晚期才出现
视空间能力	相对保留	早期受累
计算能力	相对保留	早期受累

七、治疗

1. 以对症治疗为主。乙酰胆碱酯酶抑制剂通常无效。

2. 对攻击行为、好动、易激惹者可给予选择性 5-HT 再摄取抑制剂、小剂量地西泮等。如患者出现 Kluver-Bucy 综合征，应注意控制饮食。病程晚期主要是防止并发症。

第四节　路易体痴呆

一、概述

1. 路易体痴呆（DLB）是一种神经系统变性疾病。

2. 临床主要表现为波动性认知障碍、帕金森综合征和以视幻觉为突出表现的精神症状。

二、病因及发病机制

尚未明确。可能与 α-突触核蛋白基因突变、*Parkin* 基因突变有关。

三、临床表现

1. 发病年龄在 50~85 岁。寿命预期为 5~7 年，最终死于营养不良、肺部感染、摔伤等。

2. 临床表现，见表 11-4-1。

表 11-4-1　DLB 的临床表现

症　　状	临床表现
波动性认知障碍	执行功能障碍和较显著的视空间功能障碍，早期近事记忆功能受损较轻
视幻觉	50%~80% 早期有视幻觉。内容活灵活现，常在夜间出现，为良性。早期可分辨幻觉和实物，后期无法辨别幻觉，对于旁人否定会表现得很激惹
帕金森综合征	运动迟缓、肌张力增高、静止性震颤（不太明显）
其他	①快速动眼期睡眠行为障碍：最早出现，可有肢体运动和梦呓。②自主神经功能紊乱：直立性低血压、便秘、尿潴留、眼干、口干等。③性格改变：攻击性增强、抑郁等

主治语录：DLB 的核心症状为波动性认知障碍、帕金森综合征及视幻觉。

四、辅助检查

1. 实验室检查　血常规、甲状腺功能、梅毒抗体等。

2. 影像学检查　CT/MRI 检查无典型表现，SPECT/PET

检查示枕叶低代谢，纹状体多巴胺能活性降低，有一定鉴别意义。

3. 神经心理学检查。

五、诊断标准

见表 11-4-2。

表 11-4-2　DLB 诊断标准

	诊断标准
必须具备的症状	①进行性认知功能减退，影响社会及工作能力。②认知功能以注意、执行功能和视空间功能损害最明显。③早期可没有记忆损害，后期记忆障碍越来越明显
核心症状	①波动性认知功能障碍，注意和警觉性变化明显。②反复发作的视幻觉。③自发的帕金森综合征症状
提示性症状	①REM 期睡眠障碍。②对抗精神病类药物过度敏感。③SPECT 或 PET 提示基底核多巴胺能活性降低
支持证据	①反复跌倒，晕厥或短暂意识丧失。②自主神经功能紊乱。③系统性妄想；其他感官的幻觉、错觉。④抑郁。⑤脑电图提示慢波，颞叶出现短阵尖波；CT 或 MRI 提示颞叶结构完好；SPECT/PET 提示枕叶皮质的代谢率降低；间碘苄胍（MIBG）闪烁扫描提示心肌摄取率降低
不支持诊断条件	①脑卒中的局灶性神经系统体征或影像学证据。②其他导致类似临床症状的躯体疾病或脑部疾病。③痴呆严重时才出现帕金森综合征的症状

六、鉴别诊断

可与帕金森病痴呆（认知损害达到痴呆程度）相鉴别。

七、治疗

主要是对症治疗。胆碱酯酶抑制剂为首选药物，改善认知；多奈哌齐可改善幻觉；利斯的明可改善淡漠、幻觉等。美金刚缓解临床整体情况、行为障碍；选择性 5-HT 受体再摄取抑制剂有助于改善情绪等。

第五节　多系统萎缩

一、概述

多系统萎缩（MSA）是一组成年期发病、散发性的神经系统变性疾病。

二、病因及发病机制

1. 病因　不明确。
2. 发病机制　①原发性少突胶质细胞病变假说。②神经元本身 α-突触核蛋白异常聚集。

三、病理

1. 病理学标志为神经胶质细胞胞质内发现嗜酸性包涵体。其他病理学特征为神经元丢失和胶质细胞增生。
2. 病变主要累及纹状体-黑质系统、橄榄-脑桥-小脑系统等。MSA 包涵体的核心成分为 α-突触核蛋白（特有病理特征）。

四、临床表现

1. 多见于 50~60 岁，男性发病率稍高。成年期缓慢起病、进展慢。

2. 自主神经功能障碍（首发症状）斑纹和手凉有特征性。男性最早出现的症状是勃起功能障碍，女性为尿失禁。

3. 帕金森综合征是 MSA-P 型突出症状，特点为运动迟缓、肌强直和震颤，双侧同时受累，但可轻重不同。

4. 小脑共济失调是 MSA-C 型突出症状，表现为进行性步态和肢体共济失调，下肢表现为突出，并有明显的构音障碍和眼球震颤等。

5. 其他有轻度认知障碍、发音障碍、睡眠障碍、肌张力障碍及腱反射亢进等。

五、辅助检查

1. 立卧位血压 可有直立性低血压。

2. 膀胱功能评价 有助于早期发现神经源性膀胱功能障碍。

（1）尿动力学实验：可发现逼尿肌反射兴奋性升高，尿道括约肌功能减退，疾病后期出现残余尿增加。

（2）膀胱 B 超：有助于膀胱排空障碍诊断。

3. 肛门括约肌肌电图 有助于排除 MSA。

4. ^{123}I-间碘苄胍心肌显像 有助于区分自主神经功能障碍是交感神经节前或节后病变。

5. 影像学检查 MIR 发现壳核、脑桥及小脑等有明显萎缩，第四脑室、脑桥小脑脚池扩大。^{18}F-脱氧葡萄糖 PET 显示纹状体或脑干低代谢。

六、鉴别诊断

1. MSA-P 型 与血管性帕金森综合征、进行性核上性麻痹及路易体痴呆等相鉴别。

2. MSA-C 型 与多种遗传性和非遗传性小脑性共济失调相鉴别。

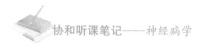

七、治疗

1. 直立性低血压

（1）非药物治疗：弹力袜、高盐饮食、夜间抬高床头等。

（2）药物治疗：血管 α-受体激动剂盐酸米多君、氟氢可的松、麻黄碱等。

2. 排尿功能障碍　曲司氯铵、奥昔布宁、托特罗定能改善早期出现的逼尿肌痉挛症状。

3. 帕金森综合征　左旋多巴、帕罗西汀等。

4. 肌张力障碍　可选肉毒杆菌毒素。

历年真题

阿尔茨海默病的首发症状常为

　A. 人格改变

　B. 近记忆减退

　C. 情绪急躁易怒

　D. 幻觉

　E. 妄想

参考答案：B

第十二章　中枢神经系统感染性疾病

核心问题

1. 单纯疱疹病毒性脑炎的诊断、鉴别诊断及治疗。
2. 化脓性脑膜炎的临床表现、诊断及治疗。
3. 结核性脑膜炎的诊断及治疗。

内容精要

中枢神经系统感染性疾病为病原微生物侵犯中枢神经系统的实质、被膜及血管等引起的急性或慢性炎症性（或非炎症性）疾病。根据感染部位不同可分为：脑炎、脊髓炎或脑脊髓炎（主要侵犯脑和/或脊髓实质）；脑膜炎、脊膜炎或脑脊膜炎（主要侵犯脑和/或脊髓软膜）；脑膜脑炎（脑实质与脑膜合并受累）。病原微生物主要入侵途径：血行感染、直接感染、神经干逆行感染。

第一节　病毒感染性疾病

一、单纯疱疹病毒性脑炎

1. 概述

（1）单纯疱疹病毒性脑炎（HSE）是单纯疱疹病毒（HSV）引起的急性中枢神经系统病毒感染性疾病，又称急性坏死性脑炎。

（2）HSV常累及大脑颞叶、额叶及边缘系统，引起脑组织出血性坏死和/或变态反应性脑损害。

2. 病因及发病机制

（1）HSV是一种嗜神经DNA病毒，分为HSV-1（主要感染成人）和HSV-2（大多数新生儿通过产道时被感染）。

（2）HSV在口腔和呼吸道或生殖器引起原发感染，HSV-1主要潜伏在三叉神经节，HSV-2潜伏在骶神经节，机体免疫力低下时可诱发病毒激活。

3. 病理

（1）常累及颞叶内侧、边缘系统和额叶眶面及枕叶，脑实质出血性坏死为重要病理特征。

（2）血管周围有大量淋巴细胞形成袖套状，小胶质细胞增生，神经细胞弥漫性变性坏死。

（3）神经细胞和胶质细胞核内可见嗜酸性包涵体，包涵体内含有疱疹病毒的颗粒和抗原，为最有特征的病理改变。

4. 临床表现

（1）任何年龄均可发病，多见于40岁以上。原发感染潜伏期为2~21天，平均6天。

（2）前驱期可有发热、全身不适、嗜睡、腹痛等症状。多为急性起病，部分患者有口唇疱疹史，病后体温可高达38.4~40.0℃。病程为数日至1~2个月。

（3）常见头痛、轻微意识和人格改变、呕吐及共济失调、多动（震颤、舞蹈样动作、肌阵挛）及脑膜刺激征等。

（4）约1/3的患者出现全身性或部分性癫痫发作，部分患者以精神症状为首发或唯一症状，表现为注意力涣散、反应迟钝、木僵等或动作增多、行为奇特等。

（5）病情常在数日内进展，多数患者有意识障碍，随病情加重可出现嗜睡、昏睡、昏迷或去皮质状态。重症患者可出现颅内压增高，甚至因脑疝形成而死亡。

5. 辅助检查

（1）血常规：白细胞计数增多。

（2）脑电图：常出现弥漫性高波幅慢波，以单侧或双侧颞、额区异常更明显，甚至可出现颞区的尖波与棘波。

（3）CT：可见单侧或双侧颞叶和额叶低密度灶。症状出现后的最初 4～5 天也可正常。

（4）MRI 检查：对早期诊断和显示病变区域帮助较大。

（5）脑脊液常规检查：压力正常或增高，有核细胞以淋巴细胞增多为主，可有红细胞数增多，蛋白质增高，糖与氯化物正常。

（6）脑脊液病原学检查：检测 HSV 特异性 IgM、IgG 抗体（ELISA 和 Western 印迹法）、检测脑脊液中 HSV-DNA。

（7）脑活检：细胞核内出现嗜酸性包涵体，电镜下可发现细胞内病毒颗粒。

主治语录：脑活检是诊断单纯疱疹病毒性脑炎的"金标准"。

6. 诊断

（1）临床诊断：口唇或生殖道疱疹史，或有皮肤、黏膜疱疹+上呼吸道前驱症状+明显精神行为异常、抽搐、意识障碍及局灶性神经系统损害体征+脑脊液、脑电图、头颅 CT 或 MRI+特异性抗病毒药物治疗有效。

（2）确诊检查：①双份血清和脑脊液检查发现 HSV 特异性抗体有显著变化趋势。②脑组织活检或病理发现组织细胞核内包涵体，或原位杂交发现 HSV 病毒核酸。③脑脊液的 PCR 检测发现该病毒 DNA。④脑组织或脑脊液标本 HSV 分离、培养和鉴定。

7. 鉴别诊断

（1）单纯疱疹病毒性脑炎和带状疱疹病毒性脑炎的鉴别，见表 12-1-1。

表 12-1-1　单纯疱疹病毒性脑炎和带状疱疹病毒性脑炎的鉴别

	单纯疱疹病毒性脑炎	带状疱疹病毒性脑炎
神经侵犯	中枢神经系统	脊神经后根脊神经节神经元或脑神经感觉神经节神经元，极少侵犯中枢神经系统
意识	可有轻微意识改变	出现意识模糊和局灶性脑损害的症状、体征
颅外表现	口唇或生殖道疱疹史	腰部带状疱疹史
CT 检查	颞叶局灶性出血性脑软化灶	无出血性脑坏死
预后	差	好

（2）肠道病毒性脑炎：多见于夏秋季，表现为发热、意识障碍等。病程初期胃肠道症状、PCR 检出脑脊液中该病毒核酸可帮助诊断。

（3）巨细胞病毒性脑炎：常见于免疫缺陷如获得性免疫缺陷综合征（AIDS）或长期应用免疫抑制药患者。亚急性和慢性病程，可出现意识模糊、记忆力减退等。脑脊液正常或有单核细胞增多，蛋白增高。体液检查找到典型的巨细胞、PCR 检出脑脊液中该病毒核酸有助于鉴别。

（4）急性播散性脑脊髓炎：多在感染或疫苗接种后急性发病，出现脑实质、脑膜、脑干、小脑和脊髓等损害的症状、体征。重症患者可有意识障碍和精神症状。影像学显示皮质下脑白质多发病灶，免疫抑制剂治疗有效，病毒学和相关抗体检查阴性。HSE 表现精神症状突出，智能障碍明显，少数有口唇疱疹史，一般不会出现脊髓损害的体征。

8. 治疗　早诊断、早治疗

（1）抗 HSV 药物治疗：阿昔洛韦、更昔洛韦。

（2）肾上腺皮质激素：地塞米松、甲泼尼龙等。对病情危重、头颅 CT 见出血性坏死灶以及白细胞和红细胞明显增多者可酌情使用。

（3）对症支持治疗。

二、病毒性脑膜炎

1. 概述

（1）病毒性脑膜炎是一组由各种病毒感染引起的脑膜急性炎症性疾病。

（2）主要表现为发热、头痛和脑膜刺激征。

2. 病因及发病机制

（1）大多由肠道病毒引起，如脊髓灰质炎病毒、柯萨奇病毒 A 和柯萨奇病毒 B 等。

（2）肠道病毒主要经粪-口途径传播，少数通过呼吸道分泌物传播，大部分病毒在下消化道发生最初感染，肠黏膜细胞上有与肠道病毒结合的特殊受体，病毒经肠道入血后产生病毒血症，再侵犯中枢神经系统。

3. 病理　脑膜弥漫性增厚，镜下可见脑膜有炎性细胞浸润，侧脑室和第四脑室脉络丛可见炎性细胞浸润，伴室管膜内层血管壁纤维化，纤维化的脑基底软脑膜炎。

4. 临床表现

（1）夏秋季高发，多为急性起病，儿童多见，表现为发热、畏光、肌痛及全身乏力等全身中毒症状，以及脑膜刺激征。患

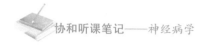

儿病程常超过 1 周，成年可持续 2 周或更长。

（2）临床表现多样，幼儿可出现发热、呕吐、皮疹等，颈项强直较轻甚至缺如；如手 - 足 - 口综合征常发生于肠道病毒 71 型脑膜炎等。

5. 辅助检查　脑脊液病原学检查可确诊。常规检查：压力正常或增高，细胞数增多可达（10 ~ 1000）× 10⁶/L。早期以多形核细胞为主，8 ~ 48 小时后以淋巴细胞为主。蛋白质可轻度增高，糖和氯化物含量正常。

6. 治疗　本病为自限性疾病，主要是对症治疗、支持治疗和防治并发症。

（1）对症治疗：严重头痛者可用镇痛药，癫痫发作者可首选卡马西平或苯妥英钠等。

（2）抗病毒治疗：免疫血清球蛋白。

三、其他病毒感染性脑病或脑炎

（一）进行性多灶性白质脑病（PML）

1. 概述　PML 是一种由人类多瘤病毒中的 JC 病毒，又称乳头多瘤空泡病毒引起的罕见的亚急性致死性的脱髓鞘疾病。

2. 临床表现　以人格改变和智能减退起病，出现偏瘫、感觉异常等。

3. 辅助检查

（1）脑电图：显示非特异的弥漫性或局灶性慢波。

（2）CT 检查：白质内多灶性低密度区，无增强效应。

（3）MRI 检查：可见病灶部位 T2 均质高信号，T1 低信号或等信号。

4. 治疗　缺乏有效疗法，可试用 α-干扰素。

（二）亚急性硬化性全脑炎

1. 概述　本病是由麻疹缺陷病毒感染所致。

2. 临床表现　多见于 12 岁以下儿童，2 岁前麻疹病史。可分为早期（认知和行为障碍）、运动障碍期（共济失调、肌阵挛等）、强直期（Babinski 征阳性、腱反射亢进等）。

3. 辅助检查

（1）脑脊液检查：脑脊液细胞数、蛋白质、糖含量正常，免疫球蛋白增高，可出现寡克隆带；血清和脑脊液麻疹病毒抗体升高。

（2）CT 检查：皮质萎缩和多个或单个局灶性白质低密度病灶，脑室扩大。

（3）脑电图：2~3 次/秒慢波同步性暴发，肌阵挛期 5~8 秒出现 1 次

4. 治疗　支持疗法和对症治疗为主，预防并发症。

（三）进行性风疹全脑炎

1. 概述　本病是由风疹病毒感染引起的儿童和青少年的慢性脑炎。多为先天性风疹感染。

2. 临床表现　约在 20 岁发病，行为改变、认知障碍和痴呆常为首发症状，小脑性共济失调明显等。发展至昏迷、脑干受累死亡。

3. 无特异治疗。

第二节　细菌感染性疾病

一、化脓性脑膜炎

1. 概述　化脓性脑膜炎是由化脓性细菌感染所致的脑脊膜

炎症,是中枢神经系统常见的化脓性感染。婴幼儿和儿童好发。

2. 病因　最常见的致病菌为肺炎球菌、脑膜炎球菌及流感嗜血杆菌 B 型,其次为金黄色葡萄球菌、链球菌等。

3. 病理　基本改变是软脑膜炎、脑膜血管充血和炎性细胞浸润。

4. 临床表现(表 12-2-1)

表 12-2-1　化脓性脑膜炎的临床表现

主要症状	临床表现
感染症状	寒战、发热及上呼吸道感染等
脑膜刺激征	颈项强直,Kernig 征和 Brudzinski 征阳性
颅内压增高	剧烈头痛、呕吐、意识障碍等
局灶症状	偏瘫、失语等
其他	脑膜炎双球菌脑膜炎菌血症时可见弥散性红色斑丘疹、皮肤瘀点

5. 辅助检查

(1) 血常规:白细胞计数增多等。

(2) 脑脊液检查:外观混浊或脓性,压力、蛋白质升高,细胞数升高,以中性粒细胞为主,通常为 (1000 ~ 10 000) × 10^6/L。糖含量下降,通常低于 2.2mmol/L;氯化物降低。涂片革兰染色、细菌培养可有一定阳性率。

(3) 影像学检查:MRI 早期正常,后期可显示弥散性脑膜强化、脑水肿等。

(4) 其他:血细菌培养常可检出致病菌;皮肤瘀点活检并行细菌染色检查。

6. 鉴别诊断

(1) 病毒性脑膜炎:脑脊液白细胞计数通常 $<1000×10^6$/L,

糖及氯化物一般正常或稍低，细菌涂片、细菌培养均阴性。

（2）结核性脑膜炎：通常亚急性起病，脑神经损害常见，脑脊液检查白细胞计数增多不明显，病原学检查有助于鉴别。

（3）隐球菌性脑膜炎：常起病隐匿，病程迁延，视神经受累常见，脑脊液白细胞计数通常$<500×10^6/L$，以淋巴细胞为主，墨汁染色可见新型隐球菌等。

7. 治疗

（1）抗菌治疗

1）未确定病原菌：三代头孢类抗生素如头孢曲松或头孢噻肟为首选。

2）确定病原菌：肺炎球菌（青霉素，耐药者可考虑头孢曲松，必要时联合万古霉素）、脑膜炎球菌（首选青霉素，耐药者可用头孢噻肟或头孢曲松）、革兰阴性杆菌（头孢曲松、头孢噻肟等）。

（2）激素治疗：如地塞米松。对病情较重且没有明显激素禁忌证的患者可考虑应用。

（3）对症支持治疗。

二、结核性脑膜炎

1. 概述　结核性脑膜炎（TBM）是由结核杆菌引起的脑膜和脊膜的非化脓性炎症性疾病。TBM 是最常见的神经系统结核病。

2. 病因及发病机制　结核分枝杆菌感染经血行播散后在软脑膜下种植，形成结核结节；结节破溃后大量结核菌进入蛛网膜下腔，引起 TBM。

3. 病理　脑底处破裂的结核结节周围结核性渗出物在蛛网膜下腔中扩散，至基底池和外侧裂。渗出物由纤维蛋白网络中带有不同数量细菌的多形核细胞、巨噬细胞、淋巴细胞和红细胞组成。而后淋巴细胞和结缔组织占优势。渗出物可导致脑梗死、脑积水。

4. 临床表现

（1）低热、盗汗等结核中毒症状。

（2）脑膜刺激症状和颅内压增高：头晕、呕吐、脑膜刺激征、视盘水肿等。

（3）脑实质损害：精神萎靡、淡漠、全身性瘫痪发作等。

（4）脑神经损害：视力减退、复视、面神经麻痹等。

（5）老年人 TBM 的特点：头痛、呕吐较轻，颅内压增高症状不明显，约半数患者脑脊液改变不典型，但在动脉硬化基础上发生结核性动脉内膜炎而引起脑梗死较多。

5. 辅助检查

（1）血常规多数正常，红细胞沉降率（血沉）可增快，部分出现低钠血症或低氯血症等。

（2）部分结核菌素试验阳性或胸部 X 线片可见活动性或陈旧性结核感染证据。

（3）脑脊液压力增高可达 400mmH$_2$O 或以上，外观无色透明或微黄，淋巴细胞数显著增多，常为（50~500）×10^6/L，蛋白质增高，通常为 1~2g/L，糖及氯化物下降。脑脊液培养出结核菌可确诊。

（4）CT/MRI 检查可显示基底池、皮质脑膜、脑实质多灶的对比增强和脑积水。

6. 鉴别诊断　与隐球菌脑膜炎、脑膜癌病、脑肿瘤及脑脓肿相鉴别。

7. 治疗

（1）抗结核治疗：世界卫生组织（WHO）建议至少 3 种药物联合治疗。常用的抗结核药物，见表 12-2-2。

表 12-2-2　常用的抗结核药物

抗结核药物	作用机制	不良反应
异烟肼（INH）	抑制结核杆菌 DNA 合成	末梢神经炎、肝损害等
利福平（RFP）	干扰 mRNA 合成	肝毒性、过敏反应等
吡嗪酰胺（PZA）	杀灭酸性环境中缓慢生长的吞噬细胞内的结核杆菌	肝损害、关节酸痛、肿胀、强直、活动受限、血尿酸增加等
乙胺丁醇（EMB）	影响戊糖代谢和脱氧核糖核酸、核苷酸的合成，抑制结核杆菌的生长	视神经损害、末梢神经炎、过敏反应等
链霉素（SM）	抑制蛋白质合成	耳毒性和肾毒性

（2）皮质类固醇激素：泼尼松，抑制炎性反应及减轻水肿，用于脑水肿引起的颅内压增高，伴局灶性神经体征和蛛网膜下腔阻塞的重症患者。

（3）药物鞘内注射：脑脊液压力较高者慎用此法。

（4）其他：降颅内压（甘露醇）、对症治疗及全身支持治疗。

第三节　新型隐球菌脑膜炎

一、概述

新型隐球菌脑膜炎是中枢神经系统最常见的真菌感染，由新型隐球菌感染引起，病情重、病死率高。

二、临床表现

1. 起病隐匿，进展缓慢。早期不规则低热、间歇性头痛等，

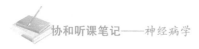

后期逐渐加重。免疫功能低下的患者可呈急性发病，常以发热、头痛、恶心、呕吐为首发症状。

2. 多有颈项强直和 Kernig 征。少数出现精神症状。大脑、小脑或脑干的较大肉芽肿引起肢体瘫痪和共济失调等局灶性体征。多出现颅内压增高症状和体征，如视盘水肿、后期视神经萎缩、意识障碍等。可有脑神经受损的症状。

三、辅助检查

1. 脑脊液检查　压力、淋巴细胞数、蛋白质含量均增高，糖含量降低。脑脊液墨汁染色检出隐球菌可确诊。脑脊液真菌培养也常用。

2. 影像学检查　CT 和 MRI 可帮助诊断脑积水。多数患者肺部 X 线检查可有异常。

四、治疗

1. 抗真菌治疗　两性霉素 B（目前药效最强的抗真菌药物）、氟康唑、5-氟胞嘧啶。

2. 对症及全身支持治疗。

第四节　自身免疫性脑炎

一、概述

自身免疫性脑炎是一类由自身免疫机制介导的针对中枢神经系统抗原产生免疫反应所导致的脑炎。以抗 N-甲基-D-天冬氨酸受体（NMDAR）脑炎最为常见。

二、临床表现

1. 抗 NMDAR 脑炎有发热、头痛等前驱症状。

2. 主要表现为精神行为异常、认知功能障碍和急性或亚急性发作的癫痫、语言功能障碍、运动障碍、不自主运动、自主神经功能障碍以及意识障碍等。可出现睡眠障碍。

三、辅助检查

1. 脑脊液检查（确诊）　有核细胞数可以正常或增多，脑脊液自身免疫性脑炎相关抗体检测阳性。

2. 头颅 MRI 检查　T_2 或 FLAIR 可见边缘系统异常信号。

3. 脑电图检查　可见癫痫样放电、弥漫性或者多灶分布的慢波节律。

四、鉴别诊断

注意与病毒性脑炎和代谢性脑病鉴别。

五、治疗

1. 免疫治疗　糖皮质激素（甲泼尼龙冲击治疗）、免疫球蛋白静脉滴注，重症患者可两者联用。

2. 对症支持治疗。

第五节　朊蛋白病

一、克-雅病（CJD）

1. 概述　CJD 是最常见的人类朊蛋白病，主要累及皮质、基底核和脊髓，故又称皮质-纹状体-脊髓变性。

2. 病因

（1）外源性朊蛋白感染：角膜、硬脑膜移植，经肠道外给予人生长激素制剂和埋藏未充分消毒的脑电极等而传播。

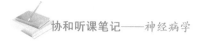

（2）内源性朊蛋白基因突变：朊蛋白基因突变，为常染色体显性遗传。

3. 病理

（1）大体可见：脑呈海绵状改变，皮质、基底核和脊髓萎缩变性。

（2）镜下可见：神经元脱失、星形胶质细胞增生、海绵状变性、异常 PrP 淀粉样斑块、无炎症反应。

4. 分型　散发型、医源型（获得型）、遗传型和变异型。

5. 临床表现　好发于 25~78 岁。

（1）CJD 临床分期（表 12-5-1）。

表 12-5-1　CJD 临床分期

分期	临床特点
初期	易疲劳、注意力不集中、抑郁及共济失调等
中期	大脑皮质、锥体外系、锥体束及小脑受损的症状交替或相继出现
晚期	尿失禁、无动性缄默、昏迷及去皮质强直状态等，多因压疮、肺部感染而死亡

（2）变异型 CJD：发病较早，病程较长，小脑受累出现共济失调，早期精神、行为异常改变，痴呆发生较晚，多无肌阵挛和特征性脑电图改变。

6. 辅助检查　脑电图（周期性同步放电的特征）、脑脊液（14-3-3 蛋白阳性）、头颅 CT（中、晚期脑萎缩）及 MRI（双侧尾状核、壳核 T_2 加权像呈对称性均质高信号，无增强效应）。

主治语录：脑组织活检发现 PrPsc 和海绵状态者，确诊为 CJD。

7. 治疗及预后　本病尚无有效治疗。大多于病后 1 年内死亡。

二、格斯特曼综合征

1. 概述　格斯特曼综合征（GSS）是一种以慢性进行性小脑共济失调、构音障碍和痴呆为主要表现的疾病。

2. 临床表现　好发于 15～79 岁，主要表现为小脑共济失调、锥体束征和痴呆。多有下肢肌肉萎缩无力、腱反射减低等症状。

3. 治疗及预后　无特殊治疗，患者存活时间为 1～11 年，是朊蛋白病中存活时间最长的一种。

三、致死性家族性失眠症

1. 概述　致死性家族性失眠症（FFI）是一种常染色体显性遗传性朊蛋白疾病。

2. 临床表现　顽固性失眠、随意运动障碍（共济失调等）、自主神经功能障碍等，最后进入昏迷，突然死亡。

3. 治疗及预后　无特殊治疗，死亡率100%，平均存活时间为 14 个月。

第六节　螺旋体感染性疾病

一、神经梅毒

1. 概述　神经梅毒系由苍白密螺旋体感染人体后出现的脑脊膜、血管或脑脊髓实质损害的一组临床综合征，是晚期（Ⅲ期）梅毒全身性损害的重要表现。

2. 病因　感染苍白密螺旋体。感染途径有后天感染（不正当的性行为，男同性恋者高发）和先天感染（母亲经胎盘传播

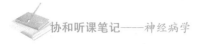

给胎儿）。

3. 常见类型（表12-6-1）

表 12-6-1　神经梅毒的常见类型

类　　型	临床特征
无症状型神经梅毒	瞳孔异常
脑膜神经梅毒	青年男性，发热、头痛和颈强直等，亚急性或慢性起病者以颅底脑膜炎多见
脑膜、脊髓膜血管梅毒	①脑内囊基底核区 Heubner 动脉、豆纹动脉等最常受累，可见偏瘫、偏身感觉障碍、偏盲和失语等。②脊髓膜血管梅毒可表现横贯性（脊膜）脊髓炎，运动、感觉及排尿异常
脊髓痨	下肢针刺样疼痛、进行性感觉性共济失调等脊髓症状，阿-罗瞳孔为重要体征
麻痹性神经梅毒	以进行性痴呆合并神经损害为主
先天性神经梅毒	多表现为脑积水及哈钦森三联症（间质性角膜炎、畸形齿、听力丧失）

4. 辅助检查

（1）脑脊液：淋巴细胞数增多［（100～300）×10^6/L］，蛋白质含量增高，糖含量减低或正常。

（2）实验室检查：性病检查实验、梅毒螺旋体凝集实验、螺旋体固定术实验等。

（3）羊水穿刺：胎传梅毒产前诊断。

5. 治疗

（1）病因治疗：青霉素 G（首选药物）、头孢曲松钠、多西环素等。

（2）对症治疗：闪电样疼痛可用卡马西平，内脏危象用阿托品和吩噻嗪类有效。

二、神经莱姆病

1. 概述　　神经莱姆病是伯氏疏螺旋体引起的神经系统感染。

2. 病因　　伯氏包柔螺旋体通过蜱叮咬传递（夏季多发）。

3. 病程分期（表12-6-2）

表 12-6-2　神经莱姆病病程分期

分期	临床表现
Ⅰ期	蜱叮咬后3~32天，除慢性游走性红斑（ECM）外，可有头痛、肌痛及罕见的面神经瘫痪，ECM常在3~4周后消失
Ⅱ期	脑膜刺激征，双侧面神经麻痹、记忆和睡眠障碍、剧烈神经根痛及肢体无力等
Ⅲ期	慢性关节炎，慢性脑脊髓病、记忆与认知障碍等

4. 辅助检查

（1）脑脊液（淋巴细胞、蛋白质增多，糖含量正常）；血沉快，血清GOT、GPT及LDH增高。

（2）ELISA法可迅速检出脑脊液和血清中伯氏包柔螺旋体特异性抗体。

（3）慢性期CT及MRI可显示脑部的多灶性病变及脑室周围损害。

5. 治疗

（1）伯氏疏螺旋体对四环素、氨苄西林和头孢曲松高度敏感。早期治疗：四环素、多西环素、克拉霉素等。

（2）脑膜炎或中枢神经系统受累可用头孢曲松，青霉素或头孢噻肟。

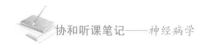

三、神经系统钩端螺旋体病

1. 概述　钩端螺旋体病是由各种不同型的致病螺旋体引起的自然疫源性人畜共患急性传染病。常在感染后 1~2 周发病。

2. 病因　受染动物的组织、尿液或被污染的地下水、土壤或蔬菜等为主要传染源。

3. 临床分期（表 12-6-3）

表 12-6-3　神经系统钩端螺旋体病的临床分期

分　　期	临床表现
早期（钩体血症期）	发热、全身乏力、眼结膜充血、浅表淋巴结肿大等，持续 2~4 天
中期（钩体血症极期及后期）	病后 4~10 天，剧烈头痛、频繁呕吐及颈强直等
后期（后发症期或恢复期）	后发脑膜炎型（脑膜刺激征）；钩体脑动脉炎（脑梗死等）；脊髓损害（双下肢麻木无力和尿便障碍等）；周围神经病（多脑神经损害、臂丛炎和坐骨神经炎等）

4. 治疗　早期可青霉素治疗至少 1 周。对青霉素过敏者，可用四环素，疗程不得少于 1 周等。脑膜炎和有变态反应性脑损害患者可加用糖皮质激素治疗，脑梗死患者可予血管扩张药治疗。

第七节　脑寄生虫病

一、脑囊虫病

1. 概述　脑囊虫病是由猪绦虫蚴虫（囊尾蚴）寄生脑组织

形成包囊所致。是最常见的中枢神经系统寄生虫感染。

2. 病因　人是猪绦虫的中间和终末宿主。常见外源性感染，多为人体摄入被虫卵污染的食物，或是因不良卫生习惯虫卵被摄入体内致病。

3. 临床表现（表 12-7-1）

表 12-7-1　脑囊虫病的临床表现

类　型	临床表现
脑实质型	①皮质包囊：痫性发作、偏瘫、感觉缺失、偏盲和失语。②小脑包囊：共济失调。③血管受损：肢体无力、瘫痪、病理反射阳性
蛛网膜型	①脑膜包囊破裂或死亡：脑膜刺激症状、交通性脑积水等。②阻塞性脑积水（包囊在基底池内转化为葡萄状后不断扩大）。③蛛网膜炎和蛛网膜下腔完全阻塞（脊髓蛛网膜受累）
脑室型	①阻塞性脑积水（第三、四脑室包囊）。②布龙征发作：突然颅内压增高、意识障碍和跌倒，甚至死亡等（包囊脑室内移动）
脊髓型	罕见，在颈胸段出现硬膜外的损害

4. 辅助检查　血常规（嗜酸性粒细胞数增多）和脑脊液检查（可能正常或淋巴细胞数增多和压力升高，蛋白质正常或升高）、ELISA 检测血清和脑脊液（囊虫抗体阳性）、头颅 CT 检查、头颅 MRI 检查（多发小囊）等。

5. 鉴别诊断　与蛛网膜囊肿、脑脓肿、多发性腔隙性脑梗死相鉴别。

6. 治疗

（1）药物治疗：常用吡喹酮、阿苯达唑。用药过程中必须严密监测，应给予皮质类固醇或脱水药治疗，以防颅内压急骤增高。

（2）对症治疗：单个病灶者（尤其是在脑室内者）可手术

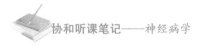

摘除，脑积水者可行脑脊液分流术等。

二、脑型血吸虫病

1. **概述**　大多数由日本血吸虫引起，多发于青壮年，男性多于女性。

2. **病因**　血吸虫虫卵污染水源，在中间宿主钉螺内孵育成尾蚴，人接触疫水后经皮肤或黏膜侵入人体。

3. **临床表现**

（1）急性型：暴发起病，感染4~6周出现症状，以脑膜脑炎为主，亦可表现为急性脊髓炎型。

（2）慢性型：发生于感染后3~6个月或1~2年。临床表现可为肿瘤型、癫痫型和脊髓压迫型。

4. **辅助检查**　血常规（嗜酸性粒细胞、淋巴细胞数均增多）、粪常规（查到血吸虫卵）、脑脊液检查（压力增高）、免疫学检查（特异性抗原）、CT和MRI检查（可见脑、脊髓病灶）等。

5. **治疗**　药物治疗：吡喹酮（首选）、硝硫氰胺。蛛网膜下腔阻塞时常需用糖皮质激素和椎板切除减压术治疗等。本病治疗后预后较好。

三、脑棘球蚴病

1. **概述**　脑棘球蚴病又称脑包虫病，是一种由细粒棘球绦虫的幼虫（棘球蚴）侵入颅内，形成包虫囊肿所致的疾病。主要见于畜牧地区，农村儿童多见。

2. **病因**　细粒棘球绦虫寄生于犬科动物（中间宿主）的小肠内，人误食被犬粪中排出的虫卵污染的饮水和蔬菜后被感染。

3. **临床表现**　颅内压增高（头痛、呕吐、视盘水肿），随脑内囊肿的增大而病情逐渐加重。

4. 辅助检查 包虫补体结合试验阳性、血和脑脊液中嗜酸性粒细胞数增多、CT/MRI 上发现类圆形囊肿。

5. 治疗原则 手术彻底摘除囊肿，但不宜穿破囊肿。可用阿苯达唑治疗。

四、脑型肺吸虫病

1. 概述 脑型肺吸虫病是由卫氏并殖吸虫和墨西哥并殖吸虫侵入人体，移行入脑导致的中枢神经系统损害所引起的疾病。

2. 病因 食用生的、未煮熟的水生贝壳类后被感染。

3. 临床表现 包括急性脑膜炎型、慢性脑膜炎型、急性化脓性脑膜脑炎型等多个类型。表现为发热、头痛、部分性及全身性癫痫发作、共济失调、视觉障碍、精神症状和痴呆等症状和体征。

4. 辅助检查 痰液和粪便中查到虫卵、肺吸虫补体结合试验或皮肤试验阳性；血中嗜酸性粒细胞增多，急性期脑脊液多形核细胞增多、慢性期以淋巴细胞增多为主；影像学可发现肺吸虫囊肿或钙化灶。

5. 治疗 急性和亚急性脑膜脑炎患者可用吡喹酮或硫氯酚治疗，慢性肿瘤型需要外科手术治疗。

第八节 艾滋病所致神经系统障碍

一、概述

艾滋病即获得性免疫缺陷综合征（AIDS），是由人类免疫缺陷病毒-1（HIV-1）感染所致。

二、病因

HIV 感染后细胞免疫系统缺陷和中枢神经系统的直接感染是艾滋病神经系统损害的病因。

三、AIDS 的神经系统感染表现

见表 12-8-1。

表 12-8-1　AIDS 的神经系统感染表现

类　　型	临床表现
HIV 原发性神经系统感染	①急性：急性可逆性脑病（意识模糊、记忆力减退等）；急性化脓性脑膜炎（头痛、畏光、脑膜刺激征等）；单发脑神经炎等。②慢性：AIDS 痴呆综合征（淡漠、痴呆）；复发性或慢性脑膜炎（慢性头痛、脑膜刺激征）；慢性进展性脊髓病（进行性痉挛性截瘫）；周围神经病（多发性神经病）以及肌病（炎性肌病最常见）等
机会性中枢神经系统感染	脑弓形虫病（发热、意识模糊、脑膜刺激征等）、真菌感染（新型隐球菌感染致脑膜炎最常见）、病毒感染、细菌感染以及寄生虫感染
其他	继发性中枢神经系统肿瘤、继发性脑卒中

四、辅助检查

脑活检、HIV 抗原及抗体测定、脑脊液检查、脑电图（局灶性异常）、CT 和 MRI 检查等。

五、治疗

1. 抗 HIV 治疗　核苷反转录酶抑制剂（如齐多夫定、拉米夫定等）、非核苷反转录酶抑制剂（如奈韦拉平）、蛋白酶抑制剂（如印地那韦）等。

2. 增加免疫功能　应用异丙肌苷、甘草酸等或进行骨髓移植、淋巴细胞输注等免疫重建。

3. 其他　治疗机会性感染、中医及针灸治疗等。

历年真题

1. 单纯疱疹病毒性脑炎诊断的"金标准"是
   A. 脑脊液中发现 HSV 特异性抗体
   B. 脑脊液中检查出 HSV 核酸
   C. 脑组织活检或病理发现组织细胞核内包涵体
   D. 血清标本培养出 HSV
   E. 脑组织或脑脊液标本培养出 HSV

2. 脑囊虫病的临床分型不包括
   A. 脑实质型
   B. 脑室型
   C. 精神型
   D. 蛛网膜型
   E. 脊髓型

参考答案：1. C　2. C

第十三章 中枢神经系统脱髓鞘疾病

核心问题

1. 多发性硬化的临床分型。
2. 视神经脊髓炎的临床表现和诊断。

内容精要

中枢神经系统脱髓鞘疾病是一组脑和脊髓髓鞘破坏或髓鞘脱失为主要特征的疾病，脱髓鞘是其病理过程中具有特征性的表现，包括遗传性（髓鞘形成障碍性疾病）和获得性两大类。

第一节 多发性硬化

一、概述

多发性硬化（MS）是一种免疫介导的中枢神经系统慢性炎性脱髓鞘性疾病。最常累及脑室周围、近皮质、视神经、脊髓、脑干和小脑。

二、病因及发病机制

1. 病毒感染和自身免疫反应　目前的资料支持 MS 是自身

免疫性疾病。分子模拟学说认为病毒与自身髓鞘碱性蛋白或髓鞘少突胶质细胞糖蛋白可能存在共同抗原，T细胞激活和抗体产生后可能与神经髓鞘的多肽片段发生交叉反应。

2. 遗传因素　有明显家族性倾向，一级亲属患病风险比一般人群大 12~15 倍。

3. 环境因素　随纬度增高而呈增加趋势。

三、病理

1. 病理特点为炎性脱髓鞘，进展阶段主要病理为神经元变性。可见中枢神经系统白质内多发性脱髓鞘斑块，多位于侧脑室周围，伴反应性神经胶质增生，也可有轴突损伤。

2. 脑和脊髓可见脱髓鞘病灶，侧脑室前角多见。

四、临床表现

1. 起病年龄多在 20~40 岁，男女患病之比约为 1∶2。

2. 急性/亚急性起病多见。

3. 绝大多数患者在临床上表现为空间多发性（病变部位多发）和时间多发性（病程缓解-复发）。

4. 临床症状和体征为肢体无力（最多见）、感觉异常、眼部症状（急性视神经炎、球后视神经炎）、共济失调（部分患者晚期见眼震、意向性震颤和吟诗样语言）、发作性症状以及精神症状等。

五、MS 的临床分型

见表 13-1-1。

表 13-1-1　MS 的临床分型

临床分型	临床表现
复发缓解型	最常见，多数最初为复发缓解病程，神经系统症状急性加重，伴完全或不完全缓解

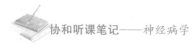

续　表

临床分型	临床表现
继发进展型	50%复发缓解型 MS 患者发病约 10 年后，残疾持续进展，无复发，或伴复发和不完全缓解
原发进展型	发病时残疾持续进展，持续至少 1 年，无复发
进展复发型	发病时残疾持续进展，伴有复发和不完全缓解

六、辅助检查

1. 脑脊液（CSF）检查

（1）单个核细胞增多，一般≤$50×10^6$/L。

（2）CSF-IgG 指数增高；CSF-IgG 寡克隆区带多阳性。

2. 诱发电位　视觉诱发电位、脑干听觉诱发电位和体感诱发电位等，可有一项或多项异常。

3. MRI 检查　可见大小不一类圆形的 T1 低信号、T2 高信号，常见于侧脑室前角与后角周围、半卵圆中心及胼胝体，或为融合斑，多位于侧脑室体部，视神经可见水肿、增粗；脑干、小脑和脊髓可见斑点状不规则 T1 低信号及 T2 高信号斑块；病程长的患者多数可伴脑室系统扩张、脑沟增宽等脑白质萎缩征象。

七、诊断

1. 从病史和神经系统检查，表明中枢神经系统白质内同时存在着两处以上的病灶。

2. 起病年龄在 10~50 岁之间。

3. 有缓解与复发交替的病史，每次发作持续 24 小时以上；或呈缓慢进展方式而病程至少 1 年以上。

4. 可排除其他病因。如符合以上四项，可诊断为"临床确诊的多发性硬化"；如 1、2 中缺少一项，可诊断为"临床可能的多发性硬化"；如仅为一个发病部位，首次发作，诊断为"临床可疑的多发性硬化"。

八、鉴别诊断

1. 多发性硬化和急性播散性脑脊髓炎的鉴别（表 13-1-2）

表 13-1-2　多发性硬化和急性播散性脑脊髓炎的鉴别

鉴别要点	多发性硬化	急性播散性脑脊髓炎
性别差异	女多于男	无性别差异
"感冒样"前驱	不一定有	经常有
脑病症状	疾病早期很少	常见
发病次数	多次	单次或多次，少数为复发型或多相型
MRI 的灰白质大片病灶	很少	经常见到
MRI 追踪改变	有复发和新病灶出现	病灶可消失或仅有少许后遗症
CSF 白细胞增多	很少见	不同程度
寡克隆带	经常阳性	多为一过性阳性
对皮质激素反应	很好	非常好

2. 与非特异性炎症、血管病、感染性疾病、代谢/中毒性疾病、先天性和遗传性疾病、肿瘤性疾病等鉴别。

九、治疗

1. 急性发作期

（1）大剂量甲泼尼龙（首选药物），原则为大剂量、短疗程应用。

（2）静脉注射大剂量免疫球蛋白或血浆置换治疗。

2. 疾病免疫修饰治疗

（1）复发型 MS：β-干扰素（减少炎性细胞穿透血脑屏障进入中枢神经系统）、醋酸格拉默、那他珠单抗（阻止激活 T 细胞通过血脑屏障）、芬戈莫德、阿仑单抗等。

（2）继发进展型 MS：米托蒽醌、环孢素 A、甲氨蝶呤等。

（3）原发进展型 MS：对症治疗、康复治疗。环孢素 A、甲氨蝶呤等。

3. 对症治疗　疲劳（金刚烷胺、莫达非尼）、行走困难（达方吡啶）、膀胱功能障碍（索利那新、奥昔布宁）、疼痛（卡马西平）、认知障碍（多奈哌齐）及抑郁（选择性 5-羟色胺再摄取抑制剂）等。

第二节　视神经脊髓炎

一、概述

视神经脊髓炎（NMO）是免疫介导的主要累及视神经和脊髓的原发性中枢神经系统炎性脱髓鞘病。主要是体内产生抗水通道蛋白 4 的抗体（AQP4-Ig），介导一系列的自身免疫反应。病理改变为白质脱髓鞘、坏死，伴血管周围炎性细胞浸润，脊髓病灶长于 3 个椎体节段，病灶位于脊髓中央，脱髓鞘及急性轴索损伤程度较重。

二、临床表现

1. 多在 5~50 岁女性发病，女：男比例为（5~10）：1。

2. 主要表现为单侧或双侧视神经炎以及急性脊髓炎。

3. 视神经炎多起病急，进展快，视力下降可至失明，伴眶内疼痛，眼底可见视盘水肿，晚期可见视神经萎缩，多遗留显著视力障碍。

4. 横贯脊髓炎时双下肢瘫痪、双侧感觉障碍和尿潴留；累及脑干可有吞咽困难、眩晕等。根性神经痛、痛性肌痉挛和Lhermitte 征常见。

5. 部分患者伴有其他自身免疫性疾病。

6. 经典 Devic 病为单时相病程，80%～90% 的 NMO 患者呈现反复发作病程，称为复发型 NMO。视神经脊髓炎谱系疾病（NMOSDs）的核心症状：视神经炎、急性脊髓炎、最后区综合征（顽固性呃逆、恶心、呕吐）、急性脑干综合征、急性间脑综合征以及大脑综合征等。

三、辅助检查

1. 脑脊液细胞正常或增多，常为单个核细胞数增多；复发型患者蛋白轻中度增高，脑脊液蛋白电泳可检出寡克隆区带。

2. MRI 脊髓长节段炎性脱髓鞘病灶的连续长度一般 ≥3 个椎体节段，急性期脊髓肿胀和强化。视神经 MRI 提示受累视神经肿胀增粗，T_2 加权像呈"轨道样"高信号。

3. 视觉诱发电位、血清抗体（血清 NMO-IgG 即 AQP4-IgG 阳性）异常等。

四、诊断及鉴别诊断

1. NMO 诊断标准（2006 年修订），见表 13-2-1。

表 13-2-1　NMO 诊断标准

必要条件	①视神经炎。②急性脊髓炎
支持条件	①脊髓 MRI 异常病灶 ≥3 个椎体节段。②头颅 MRI 不符合 MS 诊断标准。③血清 NMO-IgG 阳性
诊断	诊断 NMO 须具备全部必要条件和支持条件中的任意 2 条

2. 视神经脊髓炎和多发性硬化的鉴别诊断（表 13-2-2）

表 13-2-2 视神经脊髓炎和多发性硬化的鉴别诊断

临床特点	视神经脊髓炎	多发性硬化
种族	亚洲人多发	西方人多发
前驱感染或预防接种史	多无	可诱发
发病年龄、比例	5~50 岁多见，女：男为（5~10）：1	儿童和 50 岁以上少见，女：男为 2：1
发病遗留障碍	可致盲或严重视力障碍	致盲率较低
临床病程	>85% 为复发型，少数为单时相型，无继发进展过程	85% 为复发-缓解型，最后大多发展成继发-进展型，10% 为原发-进展型，5% 为进展-复发型
血清 NMO-IgG	大多阳性	大多阴性
脑脊液细胞	多数白细胞计数>5×10^6/L，少数>50×10^6/L，中性粒细胞较常见	多数正常，白细胞计数<50×10^6/L，以淋巴细胞为主
脑脊液寡克隆区带阳性	较少见	常见
IgG 指数	多正常	多增高
脊髓 MRI	长脊髓病灶>3 个椎体节段，轴位像多位于脊髓中央，可强化	脊髓病灶<2 个椎体节段，多位于白质，可强化
脑 MRI	早期可无明显病灶，或皮质下、下丘脑、丘脑、延髓最后区、导水管周围斑片状、片状高信号病灶，无明显强化	近皮质下白质、小脑及脑干、侧脑室旁白质圆形、类圆形、条片状高信号病灶，可强化

五、治疗

1. 急性发作期治疗　糖皮质激素（甲泼尼龙冲击治疗）、

静脉滴注免疫球蛋白、血浆置换以及激素联合其他免疫抑制剂。

主治语录：NMO 急性发作期首选大剂量甲泼尼龙冲击治疗，可加速病情缓解。

2. 缓解期治疗　抑制免疫达到降低复发率，延缓残疾累积的目的，包括一线药物（硫唑嘌呤、吗替麦考酚酯、利妥昔单抗和甲氨蝶呤）和二线药物（环磷酰胺、那他珠单抗等）。

3. 对症治疗。

第三节　急性播散性脑脊髓炎

一、概述

急性播散性脑脊髓炎（ADEM）是广泛累及脑和脊髓白质的急性炎症性脱髓鞘疾病。病理特征为多灶性、弥散性髓鞘脱失。通常发生在感染后、出疹后或疫苗接种后。

二、临床表现

1. 好发于儿童和青壮年，多为散发，无季节性，感染或疫苗接种后 1~2 周急性起病。常突然高热、头痛、头昏、全身酸痛，严重时出现痫性发作、昏睡和深昏迷等；脊髓受累可出现受损平面以下的四肢瘫或截瘫；锥体外系受累可出现震颤和舞蹈样动作；小脑受累可出现共济运动障碍。

2. 急性坏死性出血性脑脊髓炎认为是 ADEM 暴发型。病前 1~2 周有上呼吸道感染，2~4 天达高峰。表现为高热、意识模糊或昏迷进行性加深等；脑脊液压力增高、细胞数增多；CT 见大脑、脑干和小脑白质不规则低密度区。

三、辅助检查

1. 脑脊液检查　压力增高或正常，脑脊液单核细胞增多。急性坏死性出血性脑脊髓炎以多核细胞为主，红细胞常见，蛋白轻度至中度增高，以 IgG 增高为主，可发现寡克隆区带。

2. EEG　常见弥漫的 θ 和 δ 波。

3. 影像学检查

（1）CT：白质内弥散性多灶性大片或斑片状低密度区，急性期可增强。

（2）MRI：可见脑和脊髓灰白质内散在多发的 T1 低信号、T2 高信号病灶。

四、治疗

1. 主要是早期糖皮质激素足量治疗。

2. 血浆置换或免疫球蛋白冲击治疗。

第四节　弥漫性硬化和同心圆性硬化

一、弥漫性硬化

1. 概述

（1）弥漫性硬化是亚急性或慢性广泛的脑白质脱髓鞘疾病，又称 Schilder 病。

（2）脱髓鞘病变常侵犯大脑半球或整个脑叶，病变常不对称，多以一侧枕叶为主，也可对称性受累。

（3）视神经、脑干、脊髓可发现与 MS 相似的病灶。

2. 临床表现

（1）幼儿或青少年期发病，男性较多，亚急性、慢性进行性恶化病程，发病后多数月或数年内死亡。

（2）视力障碍可早期出现，如视野缺损、同向性偏盲、皮质盲，常见痴呆、精神障碍、皮质聋、偏瘫、四肢瘫、假性延髓麻痹等。

3. 辅助检查

（1）脑脊液：细胞数正常或轻度增多、蛋白轻度增高，一般不出现寡克隆带。

（2）脑电图：多见视觉诱发电位异常，与视力及视野障碍一致。可见高波幅慢波占优势的慢波出现。

（3）CT：可显示脑白质大片低密度区。MRI 可见脑白质 T1 低信号、T2 高信号的弥漫性病灶。

4. 治疗　主要采取对症及支持疗法，加强护理。糖皮质激素和环磷酰胺可使部分病例临床症状有所缓解。

二、同心圆硬化

1. 概述　同心圆硬化又称 Balo 病，较少见，是具有特异性病理改变的大脑白质脱髓鞘疾病。

2. 临床表现　多为青壮年，急性起病。多以沉默寡言、反应迟钝等精神障碍为首发症状，后出现轻偏瘫、失语等。体征包括轻偏瘫、肌张力增高及病理征等。

3. 辅助检查　MRI 显示额、顶、枕和颞叶白质洋葱头样或树木年轮样黑白相间类圆形病灶等。

4. 治疗　试用糖皮质激素治疗，多数患者可恢复，部分患者死于并发症。

第五节　脑白质营养不良

一、异染性脑白质营养不良

1. 概述　异染性脑白质营养不良是一种神经鞘脂沉积病。

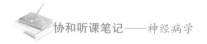

有家族倾向，为常染色体隐性遗传。

2. 临床表现

（1）多见幼儿型（1~4 岁），男多于女。1~2 岁发育正常，后出现双下肢无力、易跌倒，伴语言障碍及智能减退，可有视神经萎缩、吞咽困难等。

（2）少数为少年型，成人型极少。常以精神障碍、行为异常、记忆力减退为首发症状。

（3）尿液芳基硫酸酯酶 A 缺乏、活性消失，硫脑苷脂阳性支持本病诊断。

3. 治疗　支持和对症治疗为主，基因疗法处于探索阶段。注意避免或限制富含维生素 A 的食物摄入。

二、肾上腺脑白质营养不良

1. 概述　肾上腺脑白质营养不良是一种脂质代谢障碍病。呈 X 性连锁隐性遗传。

2. 临床表现

（1）多在儿童期（5~14 岁）发病，通常为男孩，脑部损害或肾上腺皮质功能不全均可为首发症状。

（2）神经系统早期症状常表现学龄儿童成绩退步，个性改变，步态不稳、上肢意向性震颤、偏瘫和去大脑强直等。

（3）肾上腺皮质功能不足表现，如色素沉着、肤色变黑等。

3. 治疗

（1）肾上腺皮质激素替代治疗。

（2）摄入富含不饱和脂肪酸饮食，避免摄入含长链脂肪酸食物。

第六节　脑桥中央髓鞘溶解症

一、概述

脑桥中央髓鞘溶解症（CPM）是一种少见的可致死性的中枢神经系统脱髓鞘疾病，以脑桥基底部对称性脱髓鞘为病理特征。

二、临床表现

1. 散发。常为慢性酒精中毒晚期或常伴严重威胁生命的疾病。

2. 常在原发病基础上突然发生脑桥基底部中线附近的皮质脊髓束、皮质延髓束等受累的症状。

3. 声音嘶哑和发音困难为首发症状，出现假性昏迷或不完全闭锁综合征等。

三、辅助检查

1. MRI　是目前最有效的辅助检查手段，脑桥基底部呈现长 T1、长 T2 信号，有时呈特征性的蝙蝠翅样。

2. 脑干听觉诱发电位　脑桥被盖部病变。

3. 脑电图　弥漫性低波幅慢波，且与意识状态有关，无特征性。

4. 其他　低钠血症等。

主治语录：CPM 主要以对症支持治疗为主，积极处理原发病。

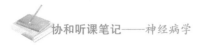

 历年真题

有关视神经脊髓炎的叙述，下列不
正确的是

  A. 病因和发病机制尚不清楚

  B. 本病在亚洲人多见，在白种
    人不常见

  C. 视神经炎可为单侧或双侧，
    一定在脊髓炎之前数天、数

月、数年发生

  D. 许多学者认为视神经脊髓炎
    是不同于多发性硬化的疾病
    实体

  E. 该病有复发、缓解倾向

参考答案：C

第十四章　运动障碍性疾病

核心问题

1. 帕金森病的临床表现及治疗原则。
2. 肝豆状核变性的临床特征。

内容精要

运动障碍性疾病，以往称为锥体外系疾病，是一组以随意运动迟缓、不自主运动、肌张力异常、姿势步态障碍等运动症状为主要表现的神经系统疾病，大多与基底核病变有关。运动障碍性疾病具有明显的运动行为症状，症状诊断大多不难。

第一节　帕金森病

一、概述

1. 定义　帕金森病（PD）是好发于中老年人的神经系统变性疾病。发病年龄多见于 60 岁以上，男性略多于女性。隐匿起病，缓慢进展。

2. 病因　可能与环境因素（嗜神经毒 1-甲基-4-苯基-1，2，3，6-四氢吡啶）、遗传因素（α-突触核蛋白基因突变，呈常染

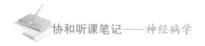

色体显性遗传)、神经系统老化、多因素交互作用有关;多因素参与导致黑质多巴胺能神经元大量变性、丢失。

二、病理

1. 基本病变

(1)黑质致密区多巴胺能神经元及其他含色素的神经元大量变性、丢失。

(2)残留的神经元胞质内出现嗜酸性包涵体,即路易小体,由细胞质蛋白质所组成的玻璃样团块,其中央有致密的核心,周围有细丝状晕圈。α-突触核蛋白、泛素、热休克蛋白是形成路易小体的重要成分。

2. 生化改变　黑质-纹状体系统多巴胺能通路损害,纹状体多巴胺递质水平显著降低,降至70%~80%及以上时则出现临床症状。纹状体多巴胺水平显著降低,造成乙酰胆碱系统功能相对亢进。这种递质失衡及皮质-基底核-丘脑-皮质环路活动紊乱和肌张力增高、动作减少等运动症状的产生密切有关。

主治语录:中脑-边缘系统和中脑-皮质系统的多巴胺水平的显著降低是智能减退、情感障碍等高级神经活动异常的生化基础。

三、临床表现

多见于60岁以后,男性多于女性。起病隐匿,缓慢进展。

1. 运动症状(核心症状)呈 N 型进展。

(1)静止性震颤(常首发):多始于一侧上肢远端,安静或休息时出现或明显,随意运动时减轻或停止,紧张时加重,入睡后消失。典型者表现为拇指与示指呈"搓丸样"动作,频率4~6Hz。

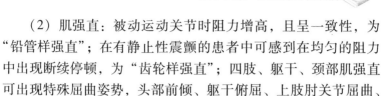

（2）肌强直：被动运动关节时阻力增高，且呈一致性，为"铅管样强直"；在有静止性震颤的患者中可感到在均匀的阻力中出现断续停顿，为"齿轮样强直"；四肢、躯干、颈部肌强直可出现特殊屈曲姿势，头部前倾、躯干俯屈、上肢肘关节屈曲、腕关节伸直、前臂内收、下肢髋和膝关节略屈。

（3）运动迟缓：随意运动减少，动作缓慢、笨拙。面容呆板、双眼凝视、瞬目减少，酷似"面具脸""小字征"等。

（4）姿势步态障碍：早期走路时患侧上肢摆臂幅度减小或消失，下肢拖曳，随病情进展，出现"冻结"现象；行走时以极小步距越走越快，不能及时止步，为"慌张步态"。

2. 非运动症状

（1）感觉障碍：早期可出现嗅觉减退或睡眠障碍（快速动眼睡眠行为异常）。中、晚期常出现肢体麻木、疼痛，可有不安腿综合征。

（2）自主神经功能障碍：常见便秘、多汗、溢脂性皮炎等。

（3）精神和认知障碍：近半数患者伴有抑郁以及焦虑。部分患者晚期发生认知障碍、痴呆、幻觉，多见视幻觉。

四、辅助检查

1. 血、唾液、脑脊液常规检查 均无异常。少数血 DNA 基因突变；可见脑脊液和唾液中 α-突触核蛋白、DJ-1 蛋白含量有改变。

2. 嗅棒及经颅超声 嗅觉测试发现早期患者嗅觉减退；经颅超声可发现大多数患者黑质回声异常增强。

3. 影像学检查 结构影像 CT 或 MRI 无特征性改变；分子影像 PET 或 SPECT 在疾病早期具有一定的诊断价值。

五、诊断

根据发病年龄，缓慢发生并逐渐进展的三大主征——静止性震颤、肌张力增高、运动迟缓，偏侧起病，左旋多巴治疗有

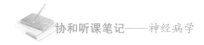

效，可作出初步诊断。

六、鉴别诊断

1. 继发性帕金森综合征　共同特点是有明确病因可寻，如感染、药物、中毒、脑动脉硬化、外伤等，相关病史是鉴别诊断的关键。

2. 伴发于其他神经变性疾病的帕金森综合征　除神经变性疾病的特点外，主要有：①以强直、少动为主。②一般双侧起病。③左旋多巴治疗不敏感。

3. 其他

（1）原发性震颤：1/3 有家族史；姿势性或动作性震颤为唯一表现；饮酒或服用普萘洛尔后震颤可缓解。

（2）抑郁症：表情贫乏、言语单调、随意运动减少，无肌强直和震颤。抗抑郁药治疗有效。

七、治疗

（一）治疗原则

1. 综合治疗　药物治疗（首选）、手术治疗（补充）、运动疗法、心理疏导及照料护理。

2. 用药原则　提倡早期诊断、早期治疗；尽可能以小剂量达到满意临床效果；治疗应个体化；尽量避免、推迟或减少药物的副作用和运动并发症。

✎ 主治语录：帕金森的治疗原则主要是对症治疗。目前的治疗手段只能改善症状，不能阻止病情的发展，更无法治愈。

（二）早期帕金森病治疗

1. 治疗原则　早期诊断、早期治疗。

2. 常用药物种类（表 14-1-1）

表 14-1-1　早期帕金森病的常用药物种类

药　　物	药物作用及应用	不良反应及禁忌证
抗胆碱能药（苯海索、丙环定等）	①抑制多巴胺的合成以及抑制迷走神经。②主要适用于震颤明显且年轻的患者	口干、视物模糊、便秘、排尿困难等；老年患者慎用，闭角型青光眼及前列腺肥大患者禁用
金刚烷胺	①促进末梢对多巴胺的释放、有受体的激动作用。②对少动、强直、震颤均有改善作用，对改善异动症	下肢网状青斑、踝部水肿等；肝肾功能不全及哺乳期妇女禁用
复方左旋多巴	最基本、最有效的药物，对强直、少动、震颤等均有效	恶心、呕吐、症状波动等；活动性消化道溃疡者慎用，闭角型青光眼、精神病患者禁用
非麦角类多巴胺受体（DR）激动药	减少或推迟并发症的发生，尤其适用于早发型患者	直立性低血压和精神症状等
单胺氧化酶 B（MAO-B）抑制药（司来吉兰）	阻止脑内多巴胺降解，增加多巴胺浓度；与复方左旋多巴合用可增强疗效	失眠；胃溃疡者禁用
儿茶酚-O-甲基转移酶（COMT）抑制药	抑制左旋多巴在外周的代谢，能增加其进脑量	腹泻、头痛等。可能导致肝功能损害

3. 药物选择

（1）老年前（<65 岁）患者，且不伴智能减退，可选用

1）非麦角类 DR 激动药。

2）MAO-B 抑制药或加用维生素 E。

3）金刚烷胺和/或抗胆碱能药。

4）复方左旋多巴+儿茶酚-氧位-甲基转移酶（COMT）抑制药。

5）复方左旋多巴：一般在 1）、2）、3）方案疗效不佳时用。

（2）老年（≥65 岁）患者，或伴智能减退：首选复方左旋多巴，必要时加用 DR 激动药、MAO-B 抑制药或 COMT 抑制药。苯海索尽可能不用，尤其老年男性患者。

（三）中晚期帕金森病治疗

1. 运动并发症治疗

（1）症状波动

1）疗效减退或剂末现象：可增加每日服药次数或增加每次服药剂量，或改用缓释剂，或加用雷沙吉兰、DR 激动药等。

2）"开-关现象"：应用长效 DR 激动药、微泵持续输注左旋多巴等。

（2）异动症

1）剂峰异动症：可适当减少复方左旋多巴单次剂量，加用金刚烷胺或氯氮平；换用复方左旋多巴常释药。

2）双相异动症：换用复方左旋多巴常释剂；微泵持续输注 DR 激动药或左旋多巴甲酯或乙酯等。

3）肌张力障碍：睡前服用复方左旋多巴控释药或长效 DR 激动药等。

（3）步态障碍：MAO-B 抑制药和金刚烷胺可能有帮助，必要时使用助行器、轮椅，做好防护。

2. 非运动症状

（1）睡眠障碍：与夜间帕金森运动症状相关，可加用左旋多巴控释药、DR 激动药；纠正司来吉兰或金刚烷胺的服药时间等。

（2）感觉障碍：嗅觉减退无特效治疗；针对不宁腿综合征，可在入睡前 2 小时内选用 DR 激动药或复方左旋多巴等。

（3）自主神经功能障碍：最常见有便秘，其次有泌尿障碍和直立性低血压等。便秘可增加饮水量和高纤维含量的食物，有泌尿障碍者减少晚餐后的摄水量，可试用奥昔布宁、莨菪碱等。

（4）精神障碍：若与抗 PD 药物有关，依次逐减或停用抗胆碱能药、金刚烷胺、司来吉兰或 DR 激动药。必要时加用抗精神病药，认知障碍和痴呆可应用胆碱酯酶抑制药。

（四）其他治疗

1. 手术治疗　主要有神经核毁损术和脑深部电刺激术（后者为主要选择）。

✎ **主治语录**：早期药物治疗显效，而长期治疗疗效明显减退，同时出现异动症者可考虑手术治疗。

2. 干细胞治疗　是正在探索中的新疗法。

3. 中医、康复及心理治疗　可以改善生活质量，教育与心理疏导也是不容忽视的辅助措施。

第二节　肝豆状核变性

一、概述

1. 肝豆状核变性（HLD）又称威尔逊病（WD），是一种遗传性铜代谢障碍所致的肝硬化和以基底核为主的脑部变性疾病。

2. 目前证实 *ATP7B* 基因突变是本病的主要原因。

二、临床表现

多见于 5~35 岁男性，男稍多于女。

1. 神经症状　①锥体外系症状：肢体舞蹈样及手足徐动样动作、肌张力障碍、表情怪异，静止性、意向性震颤等。②锥体系损害：腱反射亢进、假性延髓麻痹等。③小脑损害：共济失调和语言障碍。④下丘脑损害：肥胖、持续高热及高血压。

2. 精神症状　主要为情感障碍、行为异常。

3. 肝脏症状　约 80% 患者发生肝脏受损的征象。大多为非特异性慢性肝病症状（腹水、食管胃底静脉曲张破裂出血及肝性脑病等）。部分发生慢性活动性肝炎，还可有内分泌紊乱、急性肝衰竭等表现。

4. 眼部异常　K-F 环是最重要的体征，多见于双眼。

5. 其他　皮肤色素沉着、肾小管性重吸收障碍（出现肾性糖尿、蛋白尿等），可有酸中毒、肌无力等。

主治语录： 肝豆状核变性的临床特征为进行性加重的锥体外系症状、精神症状、肝硬化、肾功能损害及角膜色素环（K-F 环）。

三、辅助检查

1. 血清铜蓝蛋白和铜氧化酶活性　正常铜蓝蛋白值为 0.26~0.36g/L，血清铜蓝蛋白降低是诊断本病的重要依据。血清铜氧化酶活性强弱与血清铜蓝蛋白含量成正比，故测定铜氧化酶活性可间接反映血清铜蓝蛋白含量。

2. 人体微量铜　血清铜正常值为 14.7~20.5μmol/L，90% WD 的血清铜降低；WD 患者 24 小时尿铜增加显著；大多患者肝铜量>250μg/g 干重，肝铜量是诊断的"金标准"之一。

3. 影像学检查 CT 显示双侧豆状核区低密度灶；MRI 显示 T_1 低信号、T_2 高信号，大脑皮质萎缩。骨关节 X 线平片大多可见骨质疏松、骨关节炎或骨软化等，最常见于手部。

4. 其他 肝肾功能、离体皮肤成纤维细胞培养、基因检查。

四、诊断

主要依据：①肝病史、肝病征或锥体外系表现。②血清铜蓝蛋白显著降低和/或肝铜增高。③角膜 K-F 环。④阳性家族史。

五、治疗

1. 低铜饮食 高氨基酸、高蛋白饮食促进尿铜的排泄。避免食用坚果类、巧克力、豌豆、香菇、各种动物肝和血等含铜多的食物。

2. 阻止铜吸收

（1）锌剂：通过竞争性抑制铜在肠道的吸收，使粪排泄铜增多。

（2）四巯钼酸胺：在肠黏膜中形成铜与清蛋白的复合物，使粪排泄铜增多；限制肠黏膜对铜的吸收。

3. 促进铜排泄

（1）D-青霉胺（首选）：终身服用，有时数月才起效，首次应做青霉素皮试。

（2）三乙基四胺：可用于青霉胺出现毒性反应者。

（3）二巯丁二酸钠：副作用较轻，排铜效果优于二巯丙醇。

（4）其他：二巯丙醇、二巯丙磺酸等。

4. 其他治疗方法 中药治疗（大黄、黄连等）、对症治疗以及手术治疗（脾切除、肝移植）。

第三节 小舞蹈病

一、概述

1. 小舞蹈病又称 Sydenham 舞蹈病、风湿性舞蹈病，是风湿热在神经系统的常见表现。多见于 5~15 岁儿童和青少年，男女比例为 1:3。

2. 本病由 A 组 β 溶血性链球菌感染引起的自身免疫反应所致。

3. 自限性疾病，不治疗者 3~6 个月自行缓解，治疗可缩短病程。

二、临床表现

1. 舞蹈症　主要累及面部和肢体远端，情绪紧张时加重、安静时减轻、睡眠时消失。发病 2~4 周内加重，3~6 个月自发缓解。

2. 明显的肌张力低下和肌无力。

3. 精神障碍　焦虑、抑郁、情绪不稳、注意力缺陷多动障碍及偏执-强迫行为等。

4. 急性风湿热表现　低热、关节炎、心瓣膜炎、风湿结节等。

✎ 主治语录：小舞蹈病的临床特征为舞蹈样动作、肌张力降低、肌力减退和/或精神症状。

三、辅助检查

1. 血清学检查　血沉快、白细胞数增多、抗链球菌溶血素

"O"滴度升高、C反应蛋白效价升高。

2. 咽拭子培养　可见A族溶血性链球菌。

3. 脑电图及影像学检查　脑电图见轻度弥漫性慢活动，无特异性；头颅CT示尾状核区低密度灶及水肿；MRI示尾状核、壳核、苍白球增大，T2加权像信号增强、病情好转后消退。

四、治疗

1. 对症治疗　舞蹈症状可用多巴胺受体拮抗药（氯丙嗪、氟哌啶醇等）、多巴胺耗竭药（丁苯那嗪）、增加GABA含量的药物（丙戊酸钠）；可加用苯二氮䓬类药（地西泮、氯硝西泮）。

2. 病因治疗　青霉素或其他抗生素。

3. 免疫疗法　糖皮质激素、血浆置换、免疫球蛋白静脉注射等。

第四节　亨廷顿病

一、概述

1. 亨廷顿病又称亨廷顿舞蹈病，是一种常染色体显性遗传的基底核和大脑皮质变性疾病，临床上以隐匿起病、缓慢进展的舞蹈症、精神异常和痴呆为特征。30~50岁多见。

2. 病理改变主要位于纹状体和大脑皮质，黑质、视丘、视丘下核、齿状核亦可轻度受累。大脑皮质突出的变化为皮质萎缩。尾状核、壳核神经元大量变性、丢失。

二、临床表现

1. 锥体外系症状　以舞蹈样不自主运动最常见、最具特征

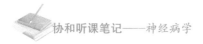

性。典型表现为手指弹钢琴样动作和面部怪异表情，累及躯干可产生舞蹈样步态，可合并手足徐动及投掷症。

2. 精神障碍及痴呆　情感、性格、人格改变及行为异常等。

3. 其他　快速眼球运动（扫视）常受损。可伴癫痫发作等。

三、辅助检查

1. 基因检测　CAG 重复序列拷贝数>40 具有诊断价值。

2. 脑电图　可有弥漫性异常，无特异性。

3. 影像学检查　头颅 CT/MRI 可显示尾状核萎缩，脑室扩大。MRI T_2 加权像示壳核高信号；^{18}F-脱氧葡萄糖 PET 检测示尾状核、壳核代谢明显降低。

四、治疗

针对舞蹈症状的治疗如下。

1. 多巴胺受体阻滞药　氟哌啶醇、氯丙嗪及奋乃静等。

2. 中枢多巴胺耗竭药　丁苯那嗪。

3. 补充中枢 γ-氨基丁酸或拟胆碱药物　一般疗效不佳。

五、预后

病程 10~25 年，后常因吞咽困难，营养不良，活动障碍，卧床不起，发生并发症而死亡。

第五节　肌张力障碍

一、概述

肌张力障碍是一种由肌肉不自主间歇或持续性收缩所导致

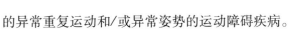
的异常重复运动和/或异常姿势的运动障碍疾病。

二、病理

1. 原发性扭转痉挛　可见非特异性的病理改变，包括壳核、丘脑及尾状核的小神经元变性死亡，基底核的脂质及脂色素增多。

2. 继发性扭转痉挛　其病理学特征随原发病不同而异。

三、病因

1. 原发性肌张力障碍　散发，呈常染色体显性或隐性遗传，或 X 染色体连锁遗传。

2. 继发性肌张力障碍　感染（脑炎后）、变性病（如肝豆状核变性）、中毒（一氧化碳等）、代谢障碍等。

四、临床表现

1. 扭转痉挛　按病因可分为原发性、继发性两型。

（1）儿童期起病多有阳性家族史，症状常自一侧或两侧下肢开始，逐渐进展至广泛的不自主扭转运动和姿势异常，导致严重功能障碍。

（2）成年期起病多为散发，症状常自上肢或躯干开始，约20%的患者最终发展为全身性肌张力障碍，一般不发生严重致残。

（3）早期表现为一侧或两侧下肢的轻度运动障碍，足呈内翻跖曲，行走时足跟不能着地，随后躯干和四肢发生不自主的扭转运动。最具特征性的是以躯干为轴的扭转或螺旋样运动。颈肌受累出现痉挛性斜颈。面肌受累则出现挤眉弄眼、牵嘴歪舌、舌伸缩扭动等。肌张力在扭转运动时增高，扭转运动停止后则转为正常或减低。自主运动或精神紧张时扭转痉挛加重，

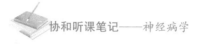

睡眠时完全消失。

主治语录：扭转痉挛在临床以四肢、躯干或全身剧烈不随意扭转动作和姿势异常为特征。

2. 梅热综合征（Meige syndrome）　主要表现为眼睑痉挛和口-下颌肌张力障碍，分型：①眼睑痉挛。②眼睑痉挛合并口-下颌肌张力障碍。③口-下颌肌张力障碍。

3. 痉挛性斜颈　是胸锁乳突肌、斜方肌为主的颈部肌群阵发性不自主收缩，引起头部向一侧扭转。

4. 手足徐动症　是肢体远端为主的缓慢弯曲的蠕动样不自主运动。

5. 书写痉挛和其他职业性痉挛　是执行书写、打字等动作时手和前臂出现的肌张力障碍和异常姿势。

6. 多巴反应性肌张力障碍　首发于下肢，表现为上肢或下肢的肌张力障碍和异常姿势或步态，步态表现为腿僵直、足屈曲或外翻，严重者可累及颈部。肌张力障碍亦可合并帕金森综合征的表现。

7. 发作性运动障碍　表现为突然出现且反复发作的运动障碍（可有肌张力障碍型或舞蹈手足徐动症型），发作间期正常。

五、鉴别诊断

扭转痉挛应与舞蹈症、僵人综合征鉴别；痉挛性斜颈与颈部骨骼肌先天性异常所致的先天性斜颈、局部疼痛刺激所引起的症状性斜颈鉴别；Meige 综合征与颞下关节综合征、下颌错位咬合、面肌痉挛、神经症相鉴别。

六、治疗

1. 药物治疗　抗胆碱能药（大剂量苯海索）、地西泮、氟哌啶醇、左旋多巴等。

2. A 型肉毒素局部注射 疗效较佳，注射部位选择痉挛最严重的肌肉或肌电图显示明显异常放电的肌群。

3. 手术治疗 副神经和上颈段神经根切断术、丘脑损毁术、脑深部电刺激术等。

第六节 其他运动障碍性疾病

一、原发性震颤

1. 概述 原发性震颤又称特发性震颤，是以震颤为唯一表现的常见运动障碍性疾病，1/3 患者有阳性家族史，呈常染色体显性遗传。

2. 临床表现

（1）隐匿起病，缓慢进展，见于任何年龄，多见于 40 岁以上中老年人。

（2）姿势性震颤和动作性震颤，见于一侧上肢，常累及头部。

（3）部分患者饮酒后震颤可暂时减轻，情绪激动或紧张、疲劳、寒冷等可使震颤加重。

主治语录：震颤是唯一的临床症状。

3. 治疗

（1）一线用药：普萘洛尔、扑痫酮、阿普唑仑等。

（2）二线用药：苯二氮䓬类、加巴喷丁、托吡酯、A 型肉毒素。

（3）手术治疗：药物治疗不佳，可行丘脑损毁术或脑深部电刺激术。

二、抽动秽语综合征

1. 病因　可能和遗传因素有关。

2. 临床表现

（1）多在 2~15 岁起病，男女比为（3~4）∶1。

（2）临床特征是由表情肌、颈肌或上肢肌肉迅速、反复、不规则抽动起病；以后症状加重，出现肢体及躯干的暴发性不自主运动。抽动发作频繁（一阵），少则一日十几次，多则可达数百次。抽动在精神紧张时加重，精神松弛时减轻，入睡后消失。患儿的智力不受影响。

3. 治疗　药物治疗联合心理疏导。药物：氟哌啶醇、舒必利及硫必利等。

三、迟发性运动障碍

1. 概述　迟发性运动障碍又称迟发性多动症，是抗精神病药物诱发持久的刻板重复的不自主运动。

2. 病因　在长期阻断纹状体多巴胺能受体后，后者反应超敏所致。也可能与基底核 γ-氨基丁酸功能受损有关。

3. 临床表现

（1）多见于老年患者，尤其是女性。

（2）临床特征是节律性刻板重复的舞蹈-手足徐动样不自主运动。

4. 治疗

（1）重在预防，服用抗精神病药物应有明确适应证，长期用药应进行监测。

（2）硫必利、利血平、奥氮平、喹硫平等对症治疗。

（3）继续治疗，精神病者可用非经典抗精神病药氯氮平、利培酮等替代经典抗精神病药。

历年真题

1. 帕金森病的主要发病原因是
   A. 丘脑底核受损
   B. 纹状体受损
   C. 大脑皮层运动区受损
   D. 大脑皮层-纹状体通路受损
   E. 黑质-纹状体多巴胺通路受损

2. 老年帕金森患者的治疗最适当

的治疗药物是
   A. 苯海索
   B. 复方左旋多巴
   C. 司来吉兰
   D. 溴隐亭
   E. 维生素

参考答案：1. E 2. B

第十五章 癫　　痫

核心问题

1. 癫痫的概念、发作分类、临床表现及治疗的一般原则。
2. 癫痫持续状态的概念及处理原则。

内容精要

癫痫为神经系统常见疾病，是由多种原因导致的脑部神经元高度同步化异常放电所致的临床综合征。临床表现具有发作性、短暂性、重复性和刻板性的特点。临床上每次发作或每种发作的过程称为痫性发作，一个患者可有一种或数种形式的痫性发作。影响癫痫发作的因素有年龄、遗传因素、睡眠、内环境改变等。在癫痫发作中，一组具有相似症状和体征特性所组成的特定癫痫现象统称为癫痫综合征。

第一节 概　　述

一、病因

癫痫的病因学分类，见表15-1-1。

表 15-1-1　癫痫的病因学分类

分类	病因
特发性癫痫	病因未明
症状性癫痫	各种明确的中枢神经系统结构损伤或功能异常所致
隐源性癫痫	现有检查手段不能发现明确的病因

二、发病机制

1. 痫性放电的起始　神经元异常放电是癫痫发病的电生理基础。

2. 痫性放电的传播　异常高频放电反复通过突触联系和强直后的易化作用诱发周边及远处的神经元同步放电，从而引起异常电位的连续传播。

3. 痫性放电的终止　可能为脑内各层结构的主动抑制作用。

三、病理

海马硬化（一定代表性）是癫痫反复发作的结果以及发作的病因。镜下典型表现为神经元脱失（癫痫易损区更明显）和胶质细胞增生。其他还有苔藓纤维出芽、齿状回结构的异常（颗粒细胞弥散增宽最常见）。

第二节　癫痫的分类

一、癫痫发作的分类

癫痫发作可分为部分性发作、全面性发作和不能分类的发作。

二、部分性发作和全面性发作

1. 部分性发作

（1）单纯部分性发作：发作一般不超过 1 分钟，无意识障碍。

1）部分运动性发作：身体局部发生不自主抽动，多见于一侧眼睑、口角、手或足趾，也可波及一侧面部或肢体，病灶多在中央前回及附近。常见 Jackson 发作、旋转性发作、姿势性发作以及发音性发作。

2）部分感觉性发作：躯体感觉性发作常为一侧肢体麻木感和针刺感，病灶多在中央后回躯体感觉区。还有特殊感觉性发作、听觉眩晕性发作。

3）自主神经性发作：出现苍白、面部及全身潮红、瞳孔散大和欲排尿感等。病灶多位于岛叶、丘脑及周围（边缘系统），易出现意识障碍。

4）精神性发作：各种类型的记忆障碍、错觉、复杂幻觉等。病灶位于边缘系统。

（2）复杂部分性发作（颞叶癫痫）：可仅表现为意识障碍；或表现为意识障碍和自动症；或表现为意识障碍与运动症状。

（3）部分性发作继发全面性发作。

2. 全面性发作

（1）全面强直-阵挛发作（大发作）：是最常见的发作类型之一，以意识丧失和双侧强直后阵挛为特征。

1）强直期：全身骨骼肌持续性收缩。

2）阵挛期：肌肉交替性收缩与松弛，阵挛频率逐渐变慢，松弛时间逐渐延长（持续 30~60 秒或更长）。

3）发作后期：短暂的强直痉挛，牙关紧闭，可有大小便失禁。从发作到意识恢复历时 5~15 分钟，呼吸首先恢复，意识逐渐清醒。

（2）强直性发作：全身骨骼肌强直性收缩，常伴有明显的自主神经症状，发作持续数秒至数十秒。

（3）阵挛性发作：婴幼儿多见，重复阵挛性抽动伴意识丧失，之前无强直期。双侧对称或某一肢体为主的抽动，幅度、频率和分布多变，为婴儿发作的特征，持续1分钟至数分钟。

（4）失神发作

1）典型失神发作：突然的短暂（5～10秒）意识丧失和正在进行的动作中断，双眼茫然凝视，呼之不应，可伴简单自主动作或伴失张力；一般不会跌倒，事后对发作全无记忆；每日发作数次至数百次；发作后立即清醒。发作时脑电图呈双侧对称3Hz棘-慢综合波。

2）不典型失神：除意识丧失外，常伴肌张力降低，偶有肌阵挛。

（5）肌阵挛发作：快速、短暂、触电样肌肉收缩。可见于任何年龄。

（6）失张力发作：姿势性张力丧失所致，出现垂颈（点头）、张口、肢体下垂等，持续数秒至1分钟，时间短者意识障碍可不明显，发作后立即清醒和站起。

第三节　癫痫的诊断

一、病史和体检

1. 病史　起病年龄、发作的详细过程、病情发展过程、发作诱因、发作频率和治疗经过等。

2. 既往史　母亲妊娠是否异常及妊娠用药史、过去是否患重要疾病等。

3. 家族史　各级亲属中是否有癫痫发作或与之相关的疾病。

✎ **主治语录**：病史和临床表现常为癫痫诊断的主要依据。

二、辅助检查

1. 脑电图　是癫痫的重要辅助检查方法，但不能单纯依据脑电活动的异常或正常来确定是否为癫痫。

2. 神经影像学检查　CT 和 MRI 可确定脑结构异常或病变，有助于癫痫及癫痫综合征诊断和分类。SPECT、PET 能从不同的角度反映脑局部代谢变化，辅助癫痫灶的定位。

三、鉴别诊断

1. 晕厥　发作时有明显诱因。跌倒时较缓慢，表现为面色苍白、出汗，有时脉搏不规则，偶可伴有抽动、尿失禁等。引起的意识丧失多为 15 秒以下，以意识迅速恢复并完全清醒为特点，不伴发作后意识模糊，除非脑缺血时间过长。

2. 假性癫痫　发作是由心理障碍而非脑电紊乱引起的脑部功能异常，发作时脑电图上无相应的痫性放电，抗癫痫治疗无效。癫痫发作与假性癫痫发作的鉴别，见表 15-3-1。

表 15-3-1　癫痫发作与假性癫痫发作的鉴别

特　　点	癫痫发作	假性癫痫发作
发作场合	任何情况下	有精神诱因及有人在场
发作特点	突然刻板发作	发作形式多样，有强烈自我表现
眼位	上睑抬起、眼球上窜或向一侧偏转	眼睑紧闭、眼球乱动
面色和黏膜	发绀	苍白或发红

特 点	癫痫发作	假性癫痫发作
瞳孔	散大、对光反射消失	正常、对光反射存在
对抗被动运动	不能	可以
摔伤、舌咬伤、尿失禁	可有	无
持续时间及终止方式	1~2分钟，自行停止	长达数小时，需安慰及暗示
锥体束征	Babinski征常阳性	阴性

3. 短暂性脑缺血发作（TIA） TIA多见于老年人，有冠心病及糖尿病等病史，临床症状多为缺失症状，肢体抽动不规则，也无头部和颈部的转动，症状常持续15分钟到数小时，脑电图无明显痫性放电。

4. 其他 与发作性睡病、低血糖症（常见于胰岛β细胞瘤或长期服降糖药的2型糖尿病患者，病史有助于诊断）等鉴别。

第四节 癫痫的治疗

一、药物治疗

1. 一般原则 确定是否用药；正确选择药物（根据癫痫发作类型、癫痫及癫痫综合征类型选择用药）；药物的用法（根据药物代谢特点、作用原理及不良反应出现规律等）；严密观察不良反应（抗癫痫药物有不同程度不良反应，用药前查肝肾功能及血尿常规）；尽可能单药治疗以及合理的联合治疗；合理增减药物、停药及换药。

（1）增药可适当地快，减药一定要慢，必须逐一增减。

（2）抗癫痫药物控制发作后必须坚持长期服用，不宜随意减量或停药。

（3）一种一线药物已达到最大可耐受剂量仍然不能控制发作，可加用另一种一线或二线药物，至发作控制或达到最大可耐受剂量后逐渐减掉原有的药物，转为单药，换药期间应有5~7天的过渡期。

（4）停药：应遵循缓慢和逐渐减量的原则。

2. 常用抗癫痫药

（1）传统抗癫痫药物

1）苯妥英钠：对全面强直-阵挛发作（GTCS）和部分性发作有效，不适于婴幼儿和儿童。

2）卡马西平：部分性发作的首选，治疗3~4周后应加大剂量维持疗效。

3）丙戊酸钠：可作为 GTCS 合并典型失神发作的首选药物，也可用于部分性发作。

4）苯巴比妥：常为小儿癫痫的首选药物，对发热惊厥有预防作用。

5）其他：乙琥胺（单纯失神发作）、扑痫酮、氯硝西泮。

主治语录：单纯或复杂局限（部分）性发作可用丙戊酸钠、氯硝西泮、卡马西平。

（2）新型抗癫痫药物

1）托吡酯：为难治性部分性发作、继发 GTCS 的附加或单药治疗药物。

2）拉莫三嗪：为部分性发作及 GTCS 的附加或单药治疗药物。

3）其他：加巴喷丁、非尔氨酯、氨己烯酸以及奥卡西平等。

二、药物难治性癫痫

1. 概述 尽管予以合理的药物治疗，另外仍然有 30%左右患者的癫痫发作迁延不愈，称为难治性癫痫。

2. 国内定义 频繁的癫痫发作至少每月 4 次以上，适当的抗癫痫药物正规治疗且药物浓度在有效范围以内，至少观察 2 年，仍不能控制并且影响日常生活，除外进行性中枢神经系统疾病或者颅内占位性病变者。

3. 治疗原则 对于难治性癫痫应当早期识别，以便尽早采用更加积极的治疗措施，但需要认识到由于诊断错误、选药不当、用量不足、依从性差等因素造成的所谓"医源性难治性癫痫"。

三、手术治疗

1. 适应证 ①癫痫灶定位须明确。②切除病灶应相对局限。③术后无严重功能障碍的风险。

2. 常用方法 ①前颞叶切除术和选择性杏仁核、海马切除术。②颞叶以外的脑皮质切除术。③癫痫病灶切除术。④大脑半球切除术。⑤胼胝体切开术。⑥多处软脑膜下横切术等。

第五节 癫痫持续状态

一、概述

1. 传统定义 癫痫连续发作之间意识尚未完全恢复又频繁再发，或癫痫发作持续 30 分钟以上未自行停止。

2. 目前观点 患者出现全面强直-阵挛发作，持续 5 分钟以上即有可能发生神经元损伤，对于 GTCS 的患者若发作持续时间

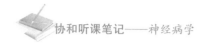

超过5分钟就该考虑癫痫持续状态的诊断，并须用抗癫痫药紧急处理。

二、分类

1. 全面性发作持续状态

（1）全面强直-阵挛发作持续状态（最常见、最危险）：表现为强直-阵挛发作反复发生，意识障碍伴高热、电解质紊乱、多脏器功能衰竭及自主神经、生命体征改变等。

（2）强直性发作持续状态：不同程度意识障碍，强直性发作或其他类型发作。

（3）阵挛性发作持续状态：长时间发作可出现意识模糊甚至昏迷。

（4）其他：肌阵挛发作持续状态、失神发作持续状态。

2. 部分发作持续状态

（1）单纯部分性发作持续状态：反复的局部颜面或躯体持续抽搐为特征，或持续的躯体局部感觉异常为特点。

（2）其他：边缘叶性癫痫持续状态、偏侧抽搐状态伴偏侧轻瘫。

三、治疗

1. 一般措施

（1）对症处理：保持呼吸道通畅，监测心电、血压、呼吸及脑电，定时行血气分析、生化检查等。

（2）建立静脉通道：静脉滴注生理盐水维持。

（3）积极防治并发症：预防性应用抗生素，控制感染；纠正代谢紊乱；纠正酸中毒等。

2. 药物选择

（1）地西泮（安定）：注意呼吸抑制，必要时加用呼吸兴奋剂；

（2）地西泮加苯妥英钠：用药中如出现血压降低或心律不齐时需减缓静脉滴注速度或停药。部分可单用苯妥英钠。

（3）10%水合氯醛或副醛：保留灌肠。

3. 难治性癫痫持续状态 是指持续的癫痫发作，对初期的一线药物无效，连续发作 1 小时以上者。可选用异戊巴比妥（标准疗法）、咪达唑仑、丙泊酚（控制发作所需的血药浓度为2.5μg/ml）、利多卡因（对苯巴比妥治疗无效的新生儿癫痫状态有效）等。

主治语录：癫痫持续状态的治疗关键是从速控制发作，保持 24 小时不复发。

历年真题

1. 癫痫持续状态判断的标准之一，是指一次发作的时间至少超过

    A. 30 分钟

    B. 25 分钟

    C. 20 分钟

    D. 15 分钟

    E. 10 分钟

2. 全面强直-阵挛发作和失神发作合并发生时，药物治疗首选

    A. 地西泮（安定）

    B. 乙琥胺

    C. 苯妥英钠

    D. 苯巴比妥

    E. 丙戊酸钠

3. 临床上癫痫发作与假性癫痫发作的主要鉴别为发作时有

    A. 全身抽搐

    B. 突然跌倒

    C. 呼吸急促，喉中发出叫声

    D. 双手紧握，下肢僵直

    E. 伴瞳孔散大，对光反应消失

参考答案：1. A　2. E　3. E

第十六章 脊 髓 疾 病

> ## 核心问题
>
> 1. 急性脊髓炎的临床表现及治疗。
> 2. 脊髓压迫症的临床表现。

内容精要

脊髓是中枢神经系统的重要组成部分，是脑干向下延伸的部分，上端于枕骨大孔水平与延髓相接，下端至第 1 腰椎下缘形成脊髓圆锥。脊髓损害主要表现为运动障碍、感觉障碍、括约肌功能障碍及其他自主神经功能障碍。

第一节 概 述

一、脊髓的解剖结构及生理功能

1. 脊髓自上而下分为 31 个节段发出 31 对脊神经，包括颈（C）神经 8 对、胸（T）神经 12 对、腰（L）神经 5 对、骶（S）神经 5 对、尾（Co）神经 1 对。

2. 脊髓呈前后稍扁的圆柱形，全长粗细不等，有颈膨大（$C_5 \sim T_2$）和腰膨大（$L_1 \sim S_2$）两个膨大部，分别发出支配上肢及下肢的神经根。

3. 脊髓内部由灰质和白质组成，分别含有大量神经细胞核团和上下行传导束，为各种运动和感觉的初级中枢和重要的反射中枢。

二、脊髓损害的临床表现

1. 不完全性脊髓损害 损害部位不同，其症状和体征不同。脊髓半侧损害可引起脊髓半切综合征，受损平面以下同侧上运动神经元性瘫痪、深感觉障碍及对侧痛觉、温度觉障碍。

2. 脊髓横贯性损害 损害在受累节段以下双侧上运动神经元瘫痪、感觉全部缺失、括约肌功能障碍。严重损害急性期呈现脊髓休克，表现为周围性瘫痪，一般持续 2~4 周后，反射活动逐渐恢复，转变为中枢性瘫痪。判定脊髓横贯性损害平面主要依据感觉障碍平面、反射改变及节段性症状。

第二节 急性脊髓炎

一、概述

1. 急性脊髓炎是指各种感染后引起自身免疫反应所致的急性横贯性脊髓炎性病变，又称急性横贯性脊髓炎。

2. 本病可能与病毒感染后自身免疫反应有关，并非直接感染所致。

二、病理

1. 炎症可累及脊髓的不同部位，但以胸髓（$T_{3~5}$ 节段）最多见（此处血供差）。

2. 病损为局灶性和横贯性，少数有多病灶融合或散在于多

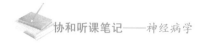

个节段。

3. 病理改变为受损节段的炎症和变性改变，晚期可有胶质细胞增生等。

三、临床表现

1. 一般特点

（1）本病可见于任何年龄，但以青壮年多见。

（2）病前 1~2 周可有上呼吸道感染、消化道感染症状，或有预防接种史。

（3）急性起病，病变部位神经根痛，肢体麻木无力和病变节段束带感。也可无任何其他症状而突然发生瘫痪。

2. 具体表现

（1）运动障碍：早期为脊髓休克期（肢体瘫痪、肌张力减低、腱反射消失、病理反射阴性、尿潴留），一般为 2~4 周则进入恢复期。脊髓严重损伤时，常导致屈肌张力增高。出现总体反射，常提示预后不良。

（2）感觉障碍：病变节段以下所有感觉缺失，在感觉缺失平面的上缘可有感觉过敏或束带感；病情恢复时感觉平面下移。

（3）自主神经功能障碍：排尿障碍（早期出现充盈性尿失禁，随着脊髓功能的恢复尿液充盈到 300~400ml 可自行排尿），病变平面以下少汗或无汗、皮肤脱屑、指（趾）甲松脆等；病变平面以上出现自主神经反射异常（出汗过度、皮肤潮红等）。

四、辅助检查

1. 脑脊液　压颈试验通畅，少数病例脊髓水肿严重可有不完全梗阻。压力正常、外观无色透明、白细胞增多、以淋巴细胞为主、蛋白含量正常或轻度增高、糖和氯化物正常。

2. 电生理检查　视觉诱发电位正常、下肢体感诱发电位的波幅明显减低、运动诱发电位异常、肌电图可正常或呈失神经改变。

3. 影像学检查　脊柱 X 线片正常；MRI 可示脊髓增粗，病变节段髓内多发片状或较弥散的 T_2 高信号，强度不均，可有融合。

五、鉴别诊断

1. 视神经脊髓炎　可有视力下降或视觉诱发电位异常；视神经病变可出现在脊髓症状之前、同时或之后。

2. 脊髓血管病　①缺血性：病变水平相应部位根痛、短时间内出现截瘫、痛觉、温度觉消失、尿便障碍，但深感觉保留。②出血性：外伤或脊髓血管畸形引起，可呈血性脑脊液，MRI 检查有助于诊断。

3. 亚急性坏死性脊髓炎　脑脊液蛋白增高，细胞数多为正常，脊髓血管造影可明确诊断。

4. 急性脊髓压迫症　脊柱影像学检查可见椎体破坏、椎间隙变窄或椎体寒性脓肿等改变。

5. 急性硬脊膜外脓肿　有化脓性感染灶的病毒感染病史。外周血和脑脊液白细胞数明显增多、脑脊液蛋白含量明显增加。MRI 可帮助诊断。

六、治疗

1. 一般治疗　加强护理以及防治并发症。

2. 药物治疗　皮质类固醇激素（大剂量甲泼尼龙冲击疗法）、大剂量免疫球蛋白、维生素 B 族、抗生素（如阿昔洛韦、更昔洛韦等）及急性期选用血管扩张药（如烟酸、尼莫地平）等。

3. 康复治疗　早期瘫痪肢体保持功能位，被动、主动锻炼等。

主治语录：急性脊髓炎应早期诊断、早期治疗、精心护理，早期康复训练对预后也十分重要。

七、预后

1. 主要取决于脊髓急性损害程度及并发症。

2. 无并发症者通常 3~6 个月内基本恢复、生活自理；完全截瘫 6 个月后肌电图仍为失神经改变、MRI 提示髓内广泛信号改变、病变范围累及脊髓节段多且弥漫者预后不良；合并泌尿系感染等并发症者，常遗留后遗症；急性上升性脊髓炎可在短期内死于呼吸循环衰竭，预后差。

第三节 脊髓压迫症

一、概述

脊髓压迫症是由于椎管内或椎骨占位性病变所引起的脊髓受压的一组综合征。随病变进行性发展导致脊髓半切综合征、横贯性损害及椎管梗阻。

二、病因

肿瘤（最常见）、炎症（脊髓非特异性炎症、结核性脑脊髓膜炎等）、脊柱外伤（骨折、脱位等）、脊柱退行性病变、先天性疾病及血液疾病等。

主治语录：急性脊髓压迫症多源于脊柱旁或硬膜外病变，慢性脊髓压迫症多源于髓内或硬膜下病变。

三、临床表现

1. 急性脊髓压迫症　脊髓横贯性损伤，常伴有脊髓休克。

2. 慢性脊髓压迫症

（1）分期

1）根痛期：神经根痛和脊膜刺激症状。

2）部分受压期：半切综合征。

3）完全受压期：完全横贯损害。

（2）主要症状和体征

1）神经根症状：根痛或局限性运动障碍，疼痛部位固定、剧烈难忍，改变体位可使症状减轻或加重。随病情进展，神经根症状可由一侧、间歇性转变为双侧、持续性。病变位于脊髓腹侧者可无根痛症状，早期可出现前根刺激症状。

2）感觉障碍：脊髓丘脑束受累产生对侧躯体较病变水平低2~3个节段以下的痛觉、温度觉减退或缺失，受压平面高者症状明显。髓外病变感觉障碍自下肢远端向上发展至受压节段；髓内病变时早期出现病变节段支配区分离性感觉障碍，累及脊髓丘脑束时感觉障碍自病变节段向下发展，鞍区感觉保留至最后受累，称为"马鞍回避"；后索受累产生病变水平以下同侧深感觉减弱或缺失。晚期表现脊髓横贯性损害，病变水平以下各种感觉缺失。

3）运动障碍：一侧锥体束受压引起病变以下同侧肢体痉挛性瘫痪，肌张力增高、腱反射亢进并出现病理征；双侧锥体束受压初期双下肢呈伸直样痉挛性瘫痪，晚期呈屈曲样痉挛性瘫痪。脊髓前角及前根受压可引起病变节段支配肌群弛缓性瘫痪，伴肌束震颤和肌萎缩。

4）反射异常：受压节段后根、前根或前角受累时出现病变节段腱反射减弱或缺失等。

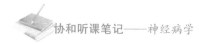

5）自主神经症状以及脊膜刺激症状。

四、辅助检查

1. 脑脊液检查

（1）脊髓蛛网膜下腔堵塞时，堵塞水平以下压力很低，部分堵塞或未堵塞者压力正常甚至增高。压颈试验可证明有无椎管梗阻。

（2）椎管梗阻严重时脑脊液蛋白-细胞分离，细胞数正常，蛋白含量>10g/L时脑脊液呈黄色、可自动凝结，称 Froin 征。

主治语录：在梗阻平面以下腰穿放出脑脊液和压颈试验可能会造成占位性病灶移位使症状加重，应予注意。怀疑硬脊膜外脓肿时切忌在脊柱压痛处腰穿，以防导致蛛网膜下腔感染。

2. 影像学检查

（1）脊柱 X 线片：可见脊柱骨折、脱位、骨质破坏等。

（2）CT 及 MRI：可显示脊髓受压。MRI 能清晰显示椎管内病变的性质、部位、边界等。

（3）椎管造影可显示椎管梗阻界面；核素扫描可判断阻塞部位。

五、诊断及鉴别诊断

1. 诊断　首先明确脊髓损害为压迫性或非压迫性；再确定脊髓受压部位及平面，进而分析压迫是位于髓内、髓外硬膜内还是硬膜外，以及压迫的程度；最后确定压迫性病变的病因及性质。

2. 定位诊断

（1）纵向定位：神经根痛、感觉减退区、腱反射改变和肌萎缩、棘突压痛及叩击痛等，尤以感觉平面最具有定位意义，MRI或者脊髓造影可辅助定位。

（2）横向定位：区分病变位于髓内、髓外硬膜内或硬膜外（表16-3-1）。

3.定性诊断 髓内和髓外硬膜内病变以肿瘤最常见。

表 16-3-1　髓内、髓外硬膜内及硬膜外病变的鉴别

	髓内病变	髓外硬膜内病变	硬膜外病变
早期症状	多为双侧	先一侧进展为双侧	多从一侧开始
神经根痛	少见，部位不明确	早期常有，剧烈且部位明确	早期有
感觉障碍	分离性	传导束性，一侧开始	多为双侧传导束性
脊髓半切综合征	少见	多见	可有
痛觉、温度觉障碍	上→下，头侧重	下→上，尾侧重	双侧下→上
节段性肌无力和萎缩	早期出现，广泛明显	少见，局限	少见
锥体束征	不明显	早期出现，多一侧开始	较早出现，多为双侧
括约肌功能障碍	早期出现	晚期出现	较晚期出现
棘突压痛、叩痛	无	较常见	常见
椎管梗阻	晚期出现，不明显	早期出现，明显	较早期出现，明显
脑脊液蛋白增高	不明显	明显	较明显
脊柱X线片改变	无	可有	明显
脊髓造影充盈缺损	脊髓梭形膨大	杯口状	锯齿状

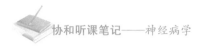

续　表

	髓内病变	髓外硬膜内病变	硬膜外病变
MRI	脊髓梭形膨大	髓外肿块及脊髓移位	硬膜外肿块及脊髓移位

4. 鉴别诊断　注意与急性脊髓炎、脊髓空洞症、亚急性联合变性等疾病相鉴别。

六、治疗

1. 治疗原则为去除病因，尽快手术治疗。对于脊髓出血以支持治疗为主。

2. 急性脊髓压迫时在起病 6 小时内减压。

3. 瘫痪肢体应积极进行康复治疗及功能训练，防治并发症等。

第四节　脊髓蛛网膜炎

一、概述

1. 脊髓蛛网膜炎是因蛛网膜增厚与脊髓、脊神经根粘连，或形成囊肿阻塞脊髓腔导致脊髓功能障碍的疾病。病变以胸、腰段多见。

2. 本病主要病因为感染性（如脊柱结核、流感）、外伤性（如脊髓损伤）、化学性（如碘油刺激）等。

二、临床表现

1. 多为慢性起病，逐渐进展。

2. 临床表现呈多样性，可为单发或多发的神经根痛；双侧感觉不对称；不对称的单瘫、截瘫或四肢瘫等。病程可有缓解或加剧。

三、辅助检查

1. 脑脊液检查 初压较低，弥漫型和囊肿型可导致椎管完全阻塞。呈淡黄色，淋巴细胞数接近正常而蛋白显著增高，可呈 Froin 征。

2. 椎管造影 管腔不规则狭窄，碘油呈点滴状或串珠状分布，囊肿则呈杯口状。

3. MRI 明确囊肿性质、部位、大小等。

四、鉴别诊断

1. 脊髓肿瘤 MRI 增强扫描及椎管造影有助鉴别。但囊肿型脊髓蛛网膜炎与脊髓外硬膜内肿瘤在术前不易鉴别。

2. 颈椎间盘突出 脑脊液蛋白正常或轻度增高，细胞数正常。颈椎平片、MRI 可鉴别。

3. 多发性硬化 多亚急性起病，病程呈缓解和复发，头颅CT、MRI 提示脑白质、脑干和小脑等多处病灶。

五、治疗

1. 病因治疗 抗感染或抗结核治疗等。

2. 其他 弥漫型或脑脊液细胞明显增多者，不宜手术，可选用肾上腺皮质激素、血管扩张药等治疗。囊肿型可行囊肿摘除术。

第五节　脊髓空洞症

一、概述

1. 脊髓空洞症是一种慢性进行性脊髓疾病，病变多位于颈髓，亦可累及延髓，称为延髓空洞症。

2. 典型表现为节段性分离性感觉障碍、病变节段支配区肌萎缩、营养障碍。

3. 本病可能与先天性发育异常、脑脊液动力学异常及血液循环异常等因素有关。

二、病理

1. 脊髓的基本病理改变为空洞形成和胶质增生，空洞内含有清亮液体，成分类似脑脊液。

2. 空洞最多见于颈髓，可向延髓和胸髓扩展，大多首先侵犯灰质前连合，然后累及后角和前角。

三、临床表现

1. 发病　发病年龄 20~30 岁，发病和进展缓慢。

2. 感觉障碍　常为首发症状，最早症状常为支配区自发性疼痛，继而出现节段性分离性感觉障碍，晚期空洞扩大导致脊髓丘脑侧束、脊髓后索受累。

3. 运动障碍　前角受累（相应节段支配区肌萎缩、肌束颤动、肌张力减低、腱反射减退，颈膨大空洞时双手肌萎缩明显）；后期锥体束受累（病变以下锥体束征）。

4. 神经营养性障碍及其他症状　皮肤营养障碍改变明显；关节痛觉缺失可引起夏科关节等。

四、辅助检查

1. 脑脊液检查　较大空洞可出现蛋白含量增高，可引起椎管部分梗阻。

2. 影像学检查

（1）X 线片：有助于发现骨骼畸形。

（2）延迟脊髓 CT 扫描（DMCT）：可清晰显示出高密度的空洞影像。

（3）MRI：可清晰显示空洞的位置、大小、范围以及是否合并畸形等。

🖊主治语录：MRI 是确诊脊髓空洞症的首选方法，且有助于选择手术适应证和设计手术方案。

五、诊断及鉴别诊断

1. 根据临床表现和辅助检查，不难诊断。

2. 注意和脊髓肿瘤、脑干肿瘤、颈椎病及肌萎缩侧索硬化症相鉴别。辅助检查有助于鉴别诊断。

六、治疗

1. 对症治疗　给予 B 族维生素、镇痛药等。

2. 手术治疗　空洞较大、伴有椎管梗阻者行上颈段椎板切除减压术等。

3. 放射治疗　试用放射性核素^{131}I 疗法（口服或椎管内注射）。

第六节　脊髓亚急性联合变性

一、概述

1. 脊髓亚急性联合变性是由于维生素 B_{12} 的摄入、吸收、结合、转运或代谢障碍导致体内含量不足而引起的中枢和周围神

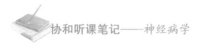

经系统变性的疾病。

2. 病变主要累及脊髓后索、侧索及周围神经等，可为髓鞘脱失、轴突变性。

二、临床表现

1. 中年以后起病，男女无明显差别，隐匿起病，缓慢进展。

2. 早期多有贫血、腹泻及维生素 B_{12} 减低。双下肢无力、发硬和双手动作笨拙、步态不稳、踩棉花感，可见步态蹒跚、步基增宽，龙贝格征（Romberg sign）阳性等。随后出现手指、足趾末端刺痛、麻木、灼烧感等，呈持续性和对称性。检查双下肢振动觉、位置觉障碍，以远端明显；可有手套-袜套样感觉减退。

3. 双下肢不完全性痉挛性瘫痪，周围神经病变严重可能出现肌张力低、腱反射低、病理反射常阳性。

4. 可见精神异常，认知功能减退等。

三、辅助检查

1. 周围血象和骨髓涂片检查　提示巨细胞低色素性贫血，注射维生素 B_{12} 后网织红细胞增多有助于确诊。

2. 胃液分析　抗组胺性胃酸缺乏。

3. 其他　脑脊液检查以及 MRI。

四、鉴别诊断

注意和非恶性贫血型联合系统变性、脊髓压迫症、多发性硬化及周围神经病等疾病相鉴别。

五、治疗

1. 病因治疗　给予富含 B 族维生素的食物；治疗肠炎、胃炎等导致吸收障碍的疾病。

2. 药物治疗

（1）一旦确诊应立即开始大剂量维生素 B_{12} 治疗，否则可造成不可逆性神经损害。

（2）贫血者可合用铁剂，不宜单独使用叶酸，否则可加重神经症状。

（3）缺乏游离胃酸的萎缩性胃炎者，可服用胃蛋白酶合剂或餐前服稀盐酸合剂。

3. 康复治疗应加强瘫痪肢体的功能锻炼，辅以针灸、理疗等。

六、预后

1. 起病 3 个月内积极治疗多数可完全恢复。

2. 充分治疗 6 个月至 1 年仍有神经功能障碍者，则难以恢复。

第七节　脊髓血管病

一、概述

1. 脊髓血管病分为缺血性、出血性及血管畸形。

2. 本病由严重心血管疾病或手术引起的严重低血压、脊髓动脉粥样硬化、脊髓血管畸形和动脉瘤的破裂、外伤等引起。

二、临床表现

1. 缺血性脊髓血管病

（1）脊髓短暂性缺血发作（TIA）：突发起病，持续时间短暂<24 小时、不遗留后遗症。典型表现为间歇性跛行和下肢远端发作性无力，反复发作，可自行缓解，发作间歇期无异常。

（2）脊髓梗死：脊髓症状在数分钟或数小时达到高峰。

1）脊髓前动脉综合征（脊髓前2/3综合征）：中胸段或下胸段多见，常以突发病损水平根痛或弥漫性疼痛为首发症状。

2）脊髓后动脉综合征：急性根痛，病变水平以下相应节段深感觉缺失和感觉性共济失调，痛觉、温度觉和肌力保存，括约肌功能常不受累。

3）中央动脉综合征：病变水平相应节段下运动神经元性瘫、肌张力减低、肌萎缩，多无锥体束损害和感觉障碍。

2. 出血性脊髓血管病

（1）硬膜外、硬膜下出血：截瘫及感觉障碍，迅速加重且扩大范围。

（2）髓内出血：急性剧烈背痛、迅速出现损害平面下运动障碍、感觉障碍及括约肌功能障碍。

（3）脊髓蛛网膜下腔出血：急骤的颈背痛、脑膜刺激征、截瘫。

3. 脊髓血管畸形（不常见）　大多为动静脉畸形，分为硬脊膜动静脉瘘、髓内动静脉畸形、髓周动静脉瘘和混合型。病变多见于胸腰段。

三、辅助检查

1. 脑脊液检查　椎管内出血可导致脑脊液压力增高；脊髓蛛网膜下腔出血时呈均匀血性；阻塞时蛋白升高、压力降低。

2. CT/MRI　脊髓局部增粗、出血、梗死，增强后可发现血管畸形。

3. 脊髓血管造影　可显示脊髓表面的畸形血管。

主治语录：选择性脊髓动脉造影对脊髓血管畸形的诊断最有价值。

四、诊断与鉴别诊断

1. 根据临床特点及辅助检查可以给予临床诊断，确诊有时困难。

2. 注意与其他原因导致的间歇性跛行、急性脊髓炎（病前多有感染史或疫苗接种史，脊髓横贯性损害，脑脊液细胞数明显增多）及亚急性坏死性脊髓炎相鉴别。

五、治疗

1. 缺血性脊髓血管病　病因治疗，如使用血管扩张药、纠正低血压、促进神经功能恢复的药物及镇痛药等。

2. 硬膜外或硬膜下血肿　应及时手术清除血肿。

3. 脊髓血管畸形　阻断动静脉间的异常交通，可采用血管结扎、切除、介入栓塞等。

4. 其他类型椎管出血　行病因治疗，脱水药、止血药等治疗。

5. 截瘫　截瘫患者应防治压疮和尿路感染。

第八节　放射性脊髓病

一、概述

接受放射治疗的恶性肿瘤患者经一段时间治疗后产生脊髓损害称放射性脊髓病。

二、病因及发病机制

1. 病因　鼻咽癌、食管癌患者接受放射性治疗导致。

2. 发病机制　主要学说：①直接照射损伤。②血管受累引

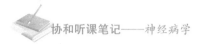

起脊髓缺血继发软化、坏死。③自身免疫反应。④自由基损伤。

三、临床表现

颈髓受累多见。起病隐匿，早期为感觉异常，之后出现运动障碍，晚期出现括约肌功能障碍。分型，见表16-8-1。

表 16-8-1　放射性脊髓病的分型

分　　型	临床特点
早期短暂型	症状轻微，一般3个月可消退
急性瘫痪型	起病较快，主要表现为截瘫或四肢瘫，症状达高峰后病情逐渐稳定
慢性进展型	最常见，潜伏期3个月至5年，以感觉障碍和运动障碍逐渐加重为特点
下运动神经元损伤型	下运动神经元损害征象

主治语录：慢性进展型是放射治疗最严重的并发症。

四、辅助检查

脑脊液检查正常或蛋白稍高，椎管通畅；MRI检查可发现微小病灶。

五、治疗

尚无有效方法。

1. 可用糖皮质激素、神经细胞营养剂及抗氧化剂改善症状，可配合针灸康复治疗等。

2. 注意预防，进行放射治疗时应控制放疗剂量、时间，保护非放射区组织，减少本病的发生。

历年真题

1. 急性脊髓炎的运动障碍特点是
   A. 偏瘫
   B. 交叉瘫
   C. 单肢瘫
   D. 截瘫
   E. 四肢远端瘫痪

2. 脊髓压迫症中，脊髓外硬膜内和神经根处最常见的病变为

   A. 神经纤维瘤
   B. 脓肿
   C. 结核
   D. 转移瘤
   E. 血管瘤

参考答案：1. D　2. A

第十七章　周围神经疾病

> **核心问题**
>
> 1. 三叉神经痛的临床表现、诊断及治疗。
> 2. 吉兰-巴雷综合征的临床表现、诊断及治疗。

内容精要

周围神经病是由各种病因引起的周围神经系统结构或者功能损害的疾病总称，其病因复杂。病史描述、临床体格检查和必要的辅助检查是诊断周围神经疾病的主要依据。治疗首先是病因治疗，其次给予对症支持处理，康复治疗等是恢复期的重要措施。

第一节　脑神经疾病

一、概述

脑神经共 12 对，视神经和嗅神经为大脑的一部分，余下的 10 对脑神经核团均在脑干内，周围支从脑干发出支配头面部器官。

二、三叉神经痛

1. 定义　三叉神经痛是三叉神经分布区内短暂的反复发作

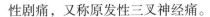

性剧痛，又称原发性三叉神经痛。

2. 病因（未明） 可能由多种原因引起的压迫所致；可能与三叉神经脊束核或脑干异常放电有关。

3. 临床表现

（1）多发于中老年人，40 岁以上发病者占 70%～80%，女性多于男性。

（2）发作多累及三叉神经 2、3 支的支配区，每次持续数秒或 1～2 分钟。突发突止、间歇期完全正常。

（3）"扳机点"（触发点）：患者口角、鼻翼、颊部或舌部为敏感区，轻触可诱发。

（4）病程呈缓解复发趋势，病程越长发作越频繁、病情越重，很少自愈。

（5）神经检查一般无阳性体征，患者主要表现为因恐惧疼痛不敢洗脸、刷牙、进食，面部口腔卫生差、面色憔悴、情绪低落。

主治语录：三叉神经痛以上颌支、下颌支多见。

4. 辅助检查

（1）神经电生理检查：主要用于排除继发性三叉神经痛。

（2）影像学检查：头颅 MRI 检查可排除器质性病变所致继发性三叉神经痛。

5. 诊断 根据疼痛发作部位、性质、面部扳机点及神经系统无阳性体征，不难确诊。

6. 鉴别诊断

（1）继发性三叉神经痛：面部感觉减退、角膜反射迟钝、持续性疼痛等，同时有其他脑神经受累。

（2）牙痛：呈持续性钝痛，局限于牙龈部，进冷、热食物可加剧，X 线检查有助于鉴别。

（3）舌咽神经痛：疼痛性质类似三叉神经痛，疼痛位于扁桃体、舌根、咽、耳道深部，吞咽、讲话、打哈欠、咳嗽可以诱发。咽喉、舌根扁桃体窝可有触发点。

7．治疗

（1）药物治疗：卡马西平（首选，有效率为 70%～80%）、苯妥英钠、加巴喷丁、普瑞巴林等。

（2）封闭治疗：药物无效者等可试用无水乙醇、甘油封闭神经分支或半月神经节，不良反应为注射区域面部感觉缺失。

（3）经皮半月神经节射频电凝疗法：可以选择性地破坏半月神经节后无髓鞘的传导痛觉、温度觉的细纤维，保留有髓鞘的传导触觉的粗纤维。适用于年老体弱有系统疾病、不能耐受手术者。

主治语录：三叉神经痛首选药物治疗。

（4）手术治疗：三叉神经感觉根部分切断术、伽马刀治疗及三叉神经微血管减压术等。

三、特发性面神经麻痹

1．定义　特发性面神经麻痹是因茎乳孔内面神经非特异性炎症所致的周围性面瘫，又称为面神经炎或贝尔（Bell）麻痹。

2．病因　未明。认为与嗜神经病毒感染有关。常在受凉或上呼吸道感染后发病。

3．病理改变　早期主要为神经水肿和脱髓鞘。严重者可出现轴索变性。

4．临床表现

（1）任何年龄均可发病，多见于 20～40 岁，男性多于女性。

（2）部分发病前 1～2 天可表现为麻痹侧耳后持续性疼痛和

乳突区压痛。

（3）表现为患侧表情肌完全瘫痪，额纹消失、不能蹙眉、皱额、眼裂不能闭合或闭合不全、Bell 征阳性、鼻唇沟变浅、口角下垂、口角歪向健侧、鼓腮时漏气、食物滞留于齿颊之间。

（4）鼓索以上面神经病变可出现同侧舌前 2/3 味觉消失；出现镫骨肌神经以上部位受损则同时有舌前 2/3 味觉消失及听觉过敏。

（5）膝状神经节受累，可出现周围性面瘫、舌前 2/3 味觉障碍、听觉过敏、患侧乳突疼痛、耳郭和外耳道感觉减退、外耳道或鼓膜出现疱疹，称为亨特（Hunt）综合征。

5. 辅助检查

（1）肌电图检查：面神经传导测定有助于判断面神经暂时性传导障碍或永久性失神经支配。

（2）CT/MRI：不作为常规检查，怀疑颅内器质性病变时才进行。

6. 诊断　根据急性起病、临床表现主要为周围性面瘫，无其他神经系统阳性体征，排除颅内器质性病变，即可确诊。

7. 鉴别诊断　注意与吉兰-巴雷综合征（多为双侧周围性面瘫伴对称性四肢弛缓性瘫和感觉障碍，脑脊液检查有特征性蛋白-细胞分离）、耳源性面神经麻痹、后颅窝肿瘤或脑膜炎等疾病相鉴别。

8. 治疗

（1）治疗原则：改善局部血液循环，减轻面神经水肿，缓解神经受压，促进神经功能恢复。

（2）药物治疗：①皮质类固醇（急性期尽早用）。②B 族维生素（维生素 B_1 或维生素 B_{12}，促进神经髓鞘的修复）。③阿昔洛韦（急性期可联合糖皮质激素和抗病毒药物，如 Hunt 综合征）。

（3）理疗：急性期行超短波透热疗法、红外线照射或局部热敷等。

（4）护眼及康复治疗。

四、面肌痉挛

1. 定义　面肌痉挛是指一侧面部肌肉间断性不自主阵挛性抽动或无痛性强直，又称为面肌抽搐。

2. 病因　未明。常由异常动脉或静脉、罕见基底动脉瘤、听神经瘤、脑干梗死或多发性硬化所致。

3. 临床表现

（1）中年以后起病，女性较多。

（2）发病早期多为眼轮匝肌间歇性抽搐，后逐渐缓慢扩散至一侧面部其他面肌，口角部肌肉最容易受累，严重者可累及同侧颈阔肌，可因精神紧张、疲劳、自主运动而加重，入睡后停止。

（3）少数患者病程晚期可伴患侧面肌轻度瘫痪。

4. 辅助检查　肌电图检查；磁共振断层血管造影。

5. 鉴别诊断　注意与功能性睑痉挛（多为双侧眼睑肌痉挛）、习惯性抽动症（明显肌肉收缩，多于精神因素有关）及Meige综合征相鉴别。

6. 治疗

（1）肉毒素A局部注射：是首选方法，安全有效，简便有效。

（2）药物治疗：如卡马西平、氯硝西泮、加巴喷丁等。

（3）手术治疗：采用面神经微血管减压术，周围神经切断术也可能有效。

五、多发性脑神经损害

1. 定义　多发性脑神经损害是指各种病因所致单侧或双侧

多数脑神经病变。临床主要表现为多种脑神经损害综合征。

2. 病因 常由肿瘤（如鼻咽癌）、血管病（如动脉瘤）、感染（如局限性硬脑膜炎）以及外伤（如颅底骨折、血肿、出血）等引起。

3. 临床表现 多神经损害综合征。

4. 治疗 关键是病因治疗。

第二节 脊神经疾病

一、单神经病及神经痛

单神经病是指单一神经受损产生与该神经支配范围一致的运动、感觉功能缺失症状及体征。神经痛是受损神经分布区疼痛。临床表现取决于受累神经。肌电图和神经传导测定有助于诊断。

（一）桡神经麻痹

1. 概述 桡神经发自臂丛后束，由 $C_5 \sim T_1$ 的神经根纤维组成，运动支配肱三头肌、肘肌及短伸肌等。

2. 病因 腋部或上肢受压、感染、肱桡骨骨折及手术时上臂长时间过度外展等均可造成桡神经受损。

3. 临床表现 主要为腕下垂。不同病损部位的临床表现，见表17-2-1。

表 17-2-1 桡神经麻痹不同病损部位的临床表现

部　位	临床表现
高位损伤（腋部）	完全性桡神经麻痹时上肢各伸肌全部瘫痪，肘关节、腕关节、掌指关节都不能伸直，前臂于伸直时不能旋后，手通常位于旋前位

续　表

部　　位	临床表现
肱骨中 1/3 损伤	肱三头肌分支以下部位损伤，肱三头肌功能正常，余诸伸肌瘫痪
肱骨下端或前臂上 1/3 损伤	肱三头肌、肱桡肌、旋后肌和伸腕肌功能保存
前臂中 1/3 以下损伤	伸指功能丧失而无腕下垂

4. 治疗　病因治疗+营养神经治疗。

（二）正中神经麻痹

1. 概念　正中神经发自臂内侧束及外侧束，由 $C_6 \sim T_1$ 神经根纤维组成，支配旋前圆肌、各指屈肌、拇对掌肌等。

2. 病因　继发于肩、肘关节脱位者多为牵拉伤。还易被锐器戳伤或利器切割伤。

3. 临床表现

（1）运动障碍：表现为握力及前臂旋前功能受损。完全性正中麻痹时前臂旋前完全不能、屈腕力弱、桡侧 3 指屈曲不能、握拳无力、不能对掌、大鱼际萎缩、"猿手"；前臂中 1/3 或下 1/3 损伤时，拇指外展、屈曲及对掌等运动障碍。

（2）感觉障碍：手掌桡侧半，拇指、中指及示指掌面，环指桡侧半掌面，示、中指末节和环指末节桡侧半背面感觉减退或消失，常合并灼性神经痛。

（3）腕管综合征（正中神经损伤）：表现为桡侧 3 指感觉障碍、麻木、疼痛、大鱼际肌萎缩。

4. 辅助检查　神经电生理检测提示正中神经损伤。

5. 治疗　腕关节制动，局部理疗。服用非甾体抗炎药（如吲哚美辛），也可腕内注射泼尼松龙等药物治疗。必要时手术。

（三）尺神经麻痹

1. 概念 尺神经发自臂内侧束，由 $C_8 \sim T_1$ 神经根纤维组成，支配尺侧腕屈肌、指深屈肌尺侧半等。

2. 病因 常见于外伤、压迫、炎症以及骨折等。

3. 临床表现

（1）运动障碍：手部小肌肉萎缩、无力，手指精细动作减退或不能。可出现"爪形手"。

（2）感觉障碍：手背尺侧、小鱼际肌、小指及环指尺侧半感觉减退或消失。

4. 治疗 主要针对病因治疗，也可使用神经营养药及类固醇类药物，辅以理疗，加强功能锻炼。

（四）腓总神经麻痹

1. 概念 腓总神经起自 $L_4 \sim S_1$ 神经根，为坐骨神经的主要分支，司足背屈、外展、内收及伸趾等。

2. 病因 外伤、压迫、长期习惯盘腿坐等。

3. 临床表现 腓总神经麻痹表现为足、足趾背屈不能，足下垂，走路呈跨阈步态，小腿前外侧及足背部感觉障碍。

4. 治疗 病因治疗，加用神经营养剂及局部理疗等。

（五）胫神经麻痹

1. 概念 胫神经发自 $L_4 \sim S_2$ 神经根，在腘窝上角由坐骨神经分出后，于小腿后方直线下行，支配腓肠肌、比目鱼肌等。

2. 临床表现

（1）足和足趾不能跖屈、屈膝及足内收受限，跟腱反射减弱或消失。足外翻外展，骨间肌瘫痪。

（2）小腿后面、足底、足外侧缘感觉障碍，偶有足趾、足

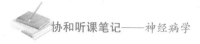

心疼痛、烧灼感等感觉异常。

3. 治疗　急性期可使用皮质类固醇、B族维生素、神经生长因子等，可用针灸、理疗等，保守治疗无效可行手术矫正。

（六）枕神经痛

1. 概念　枕神经痛是枕大、枕小、耳大神经分布区疼痛的总称。三对神经来自 C_2、C_3，分布于枕部。

2. 病因　颈椎病、外伤、骨关节炎、呼吸道感染等。

3. 临床表现　起源于枕部的一侧性持续性钝痛、放射痛，阵发加剧等。

4. 治疗　首先是病因治疗，可用镇痛药、镇静药、营养神经药、局部封闭及理疗等对症治疗，效果不佳可手术治疗。

（七）臂丛神经痛

1. 概念　臂丛由 $C_5 \sim T_1$ 脊神经前支组成，主要支配上肢运动及感觉，受损时常产生神经支配区疼痛。

2. 病因

（1）特发性：可能是一种变态反应性疾病，与病毒感染、疫苗接种、分娩、外科手术等有关。

（2）继发性（常见）：多由于邻近组织的压迫所致，分为根性臂丛神经痛和干性臂丛神经痛。

3. 临床表现

（1）特发性：早期发热、乏力等全身症状，肩、上肢疼痛，上肢肌无力，腱反射改变和感觉障碍。

（2）继发性：肩、上肢出现不同程度的针刺、烧灼或酸胀感，夜间或上肢活动时明显。腱反射减弱或消失等。

主治语录：颈椎病是引起继发性臂丛神经痛最常见的原因。

4. 治疗

（1）病因治疗（首选）。可辅以非甾体抗炎药（如布洛芬、对乙酰氨基酚等）。为减轻神经水肿和镇痛可用2%普鲁卡因与泼尼松龙痛点局部封闭。

（2）综合治疗：局部理疗、针灸等。

（八）肋间神经痛

1. 概念　肋间神经痛指肋间神经支配区的疼痛综合征。

2. 病因　常见继发性肋间神经痛，常由带状疱疹、肺炎、胸膜炎等引起。

3. 临床表现　疼痛位于一个或几个肋间，多呈持续性、可有阵发性加剧，呼吸、咳嗽、喷嚏可加剧疼痛，可有相应肋间的皮肤感觉过敏和肋骨边缘压痛。

4. 治疗

（1）病因治疗：切除肿瘤、抗感染、抗病毒等。

（2）对症治疗：镇痛药、镇静药、B族维生素及局部封闭等。

（九）股外侧皮神经炎

1. 概念　股外侧皮神经炎是临床最常见的皮神经炎，是由于股外侧皮神经损伤所致。

2. 病因

（1）主要病因：局部受压、腹部肿瘤、妊娠子宫压迫等。

（2）其他病因：肥胖、外伤、酒精及药物中毒等。

3. 临床表现　慢性病程，反复发作，男性多于女性，多为单侧，大腿外侧面下2/3感觉异常如蚁走感、灼烧感、麻木针刺感等，久站或步行较久后症状加剧。查体见局部感觉过敏、缺失、疼痛。

4. 治疗

（1）病因治疗：首选，如治疗糖尿病等。疼痛者口服镇痛镇静药或卡马西平等，局部封闭（2%普鲁卡因）或大剂量B族维生素可能有效。

（2）手术治疗：阔筋膜或腹股沟韧带切开术松解神经压迫。

（十）坐骨神经痛

1. 概念　坐骨神经痛是指沿坐骨神经通路及其分支区内的疼痛综合征。坐骨神经由 $L_4 \sim S_3$ 神经根组成。

2. 病因

（1）原发性：病因未明。

（2）继发性（常见）：多为坐骨神经在其通路上受压所致。根性坐骨神经痛较多，常见于椎管内和脊椎病变如腰椎间盘突出；干性坐骨神经痛主要见于骶髂关节病、髋关节炎等。

3. 临床表现

（1）青壮年多见，单侧居多。

（2）疼痛主要沿坐骨神经径路由腰部、臀部向股后、小腿后外侧和足外侧放射。疼痛常为持续性钝痛，阵发性加剧，也可为电击、刀割或烧灼样疼痛。

（3）行走、活动、牵拉坐骨神经可诱发或加重疼痛，患者常采取减痛姿势。沿坐骨神经的压痛，坐骨神经牵拉可引发疼痛。

（4）查体，直腿抬高试验（Lasegue 征）阳性；患侧小腿外侧和足背可出现感觉障碍；踝反射减弱或消失；L_4、L_5 棘突旁、骶髂旁、腓肠肌处等有压痛点。

4. 辅助检查

（1）X 线片示腰骶部、骶髂、髋关节可发现骨折、脱位、先天性脊柱畸形。

（2）CT、MRI、椎管造影有助于脊柱、椎管内疾病的诊断；

B 超可发现盆腔相关疾病。

（3）肌电图及神经传导测定。

5. 诊断及鉴别诊断

（1）根据病史、临床症状、体征如疼痛分布范围、加剧及减轻诱因、压痛点、Lasegue 征、踝反射减弱及影像学检查，可诊断本病。

（2）注意与急性腰肌扭伤（外伤史，腰部局部疼痛明显，无放射痛，压痛点在腰部两侧）、腰肌劳损、臀部纤维组织炎、髋关节炎相鉴别。

6. 治疗

（1）病因治疗。

（2）药物治疗：疼痛明显用镇痛药（如布洛芬）。

（3）封闭疗法：普鲁卡因或加用泼尼松龙。

（4）物理疗法以及手术治疗。

（十一）股神经痛

1. 概念　由 $L_{2~4}$ 神经根前支组成，是腰丛中最长的分支。

2. 病因　常见骨盆股骨骨折、枪伤、刺割伤以及中毒、糖尿病等。

3. 临床表现　主要为下肢无力，行走时步伐细小，腱反射减弱或消失等。

4. 治疗

（1）病因治疗：股神经离断需行神经缝合；瘢痕压迫应作神经松解术；盆腔肿瘤或股动脉瘤应手术切除。

（2）药物治疗：皮质类固醇消除局部神经水肿粘连、阿司匹林或布洛芬等镇痛、B 族维生素等营养神经。

（3）股神经封闭：2%普鲁卡因+山莨菪碱、维生素 B_1 或无水乙醇。针灸、理疗、穴位封闭利于解除粘连，促神经再生等。

二、多发性神经病

1. **概述**　肢体远端受累为主的多发性神经损害。

🖋**主治语录**：多发性神经病主要特点为四肢相对对称性感觉障碍和自主神经功能障碍。

2. **病因**　药物、化学品、重金属、酒精中毒、营养障碍（B族维生素缺乏、慢性酒精中毒等）、代谢障碍（糖尿病、尿毒症等）、副肿瘤综合征等。

3. **病理**　周围神经轴索变性、节段性脱髓鞘及神经元变性等。

4. **临床表现**

（1）常有肢体远端对称性感觉、运动和自主神经功能障碍。

（2）运动障碍：肢体远端下运动神经元性瘫痪，可伴肌无力、肌萎缩、肌束颤动，四肢腱反射减弱或消失。

（3）感觉异常：早期肢体远端可有感觉异常，后出现对称性、手套-袜套样分布的各种感觉减退或缺失。

（4）自主神经功能障碍：肢体远端皮肤发凉、多汗、无汗、指甲松脆、皮肤菲薄、干燥、脱屑、竖毛障碍、高血压或直立性低血压等。

🖋**主治语录**：多发性神经病的症状通常可同时出现，呈四肢对称性分布，由远端向近端扩展。

5. **诊断**　临床表现及肌电图和神经传导测定有助于诊断，必要时可行神经组织活检。

6. **鉴别诊断**　注意和急性脊髓炎、急性脊髓灰质炎及周期性瘫痪相鉴别。

7. **治疗**

（1）病因治疗。

（2）一般治疗：补充 B 族维生素及辅酶 A、ATP、神经生长因子。疼痛者可用镇痛药，严重者可用卡马西平和苯妥英钠，恢复期可康复治疗。

三、吉兰-巴雷综合征

1. 概述　吉兰-巴雷综合征（GBS）是一种自身免疫介导的周围神经病，主要损害多数脊神经根和周围神经，也常累及脑神经。急性起病，2 周左右症状可达高峰。

2. 病因　尚未完全阐明，病前多有非特异性细菌、病毒等感染史。可能与空肠弯曲菌感染有关。

3. 临床分型和诊断

（1）急性炎性脱髓鞘性多发神经根神经病（AIDP）：是 GBS 最常见的类型，主要病变为多发神经根和周围神经节段性脱髓鞘。

1）临床表现：①急性起病，病前 1~3 周常有呼吸道或胃肠道感染症状或疫苗接种史。多为单相病程，病程中可有短暂波动。②运动障碍，首发症状多为肢体对称性弛缓性肌无力，四肢腱反射常减弱。③感觉障碍，多有肢体感觉异常（如烧灼感、麻木、刺痛和不适感）。感觉缺失相对轻，呈手套-袜套样。少数可有肌肉压痛，尤其以腓肠肌压痛较常见。④脑神经损害，以双侧面神经麻痹最常见。⑤自主神经功能障碍，皮肤潮红、出汗增多、心动过速、心律失常、直立性低血压、手足肿胀及营养障碍、尿便障碍等。

2）辅助检查：①脑脊液检查，蛋白-细胞分离是 GBS 的特征之一，多数在发病数天内蛋白含量正常，2~4 周内蛋白不同程度升高；可出现寡克隆区带、脑脊液抗神经节苷脂抗体阳性。②血清学检查，部分有血抗神经节苷脂抗体阳性。③神经电生理，远端运动神经传导潜伏期延长、传导速度减慢、F 波异常、传导阻滞、异常波形离散等。④腓肠肌活检，可见髓纤维脱髓鞘等。

3）诊断：根据患者急性起病，病前 1~3 周感染史，四肢对称性弛缓性瘫痪，末梢性感觉障碍伴脑神经受损，脑脊液示蛋白-细胞分离，神经电生理有 F 波异常等可诊断，病程有自限性。

4）鉴别诊断：脊髓灰质炎、急性横贯性脊髓炎、低钾性周期性瘫痪及重症肌无力。

（2）急性运动轴索性神经病（AMAN）：主要是广泛的运动脑神经纤维和脊神经前根及运动纤维轴索病变。

1）临床表现：①儿童更常见，夏秋发病较多。②前驱症状多有腹泻和上呼吸道感染等。③急性起病，平均在 6~12 天达到高峰。④对称性肢体无力，脑神经运动功能受损，重症者可出现呼吸肌无力。腱反射减弱或消失与肌力减退程度较一致。无明显感觉异常，无或仅有轻微自主神经功能障碍。

2）辅助检查：①脑脊液检查，同 AIDP。②血清免疫学检查，部分患者血清中可检测到抗神经节苷脂 GM1、GD1a 抗体、空肠弯曲菌抗体阳性。③电生理检查，运动神经受累，并以运动神经轴索损害明显。

（3）急性运动感觉轴索性神经病（AMSAN）：主要为广泛神经根和周围神经的运动与感觉纤维的轴索变性。

1）临床表现：①急性起病，平均在 6~12 天达到高峰。②对称性肢体无力，多有脑神经运动功能受累，重症者可有呼吸肌无力，呼吸衰竭。同时有感觉障碍、感觉性共济失调及自主神经功能障碍等。

2）辅助检查：①脑脊液检查，同 AIDP。②血清免疫学检查，部分见抗神经节苷脂抗体。③电生理检查，提示感觉和运动神经轴索损害明显。④腓肠神经活检，可见轴索变性和神经纤维丢失。

3）诊断：参照 AIDP。

🖊 **主治语录：**神经电生理检查为诊断 AMSAN 的突出特点。

（4）Miller-Fisher 综合征（MFS）：主要临床特点是眼肌麻痹、共济失调和腱反射消失。

1）临床表现：①急性起病，病情在数天至数周内达到高峰。②前驱症状可有腹泻和呼吸道感染等，以空肠弯曲菌感染常见。③多以复视起病，可有眼外肌麻痹及瞳孔散大等。④共济失调、腱反射减弱或消失、肌力正常或轻度减退、四肢远端和面部麻木和感觉减退及膀胱功能障碍等。

2）辅助检查：①脑脊液检查，同 AIDP。②血清免疫学检查，部分检测到空肠弯曲菌抗体、血清 GQ1b 抗体阳性。③神经电生理检查，感觉神经传导测定见动作电位波幅下降、传导速度减慢及面神经 CMAP 波幅下降等。运动神经传导和肌电图一般无异常。

🖊 **主治语录：**神经电生理检查并非诊断 MFS 的必要条件。

3）诊断：根据临床表现，脑脊液出现蛋白-细胞分离及病程呈自限性可诊断。

4）鉴别诊断：注意与急性眼外肌麻痹、脑干出血、视神经脊髓炎及重症肌无力等鉴别。

4．治疗

（1）一般治疗

1）抗感染：空肠弯曲菌感染可用大环内酯类抗生素。

2）呼吸道管理：①密切观察呼吸情况，定时行血气分析等。②辅助通气指征，肺活量下降至正常的 25%～30%，血氧饱和度、血氧分压明显降低时。注意加强气道护理。

3）营养支持：必要时行鼻饲营养，保证足够热量、维生素等。

4）对症治疗及并发症的防治。

（2）免疫治疗：血浆置换（尽早用，可迅速降低血浆中抗体和其他炎症因子）、免疫球蛋白静脉注射、糖皮质激素（一般不推荐）等。

（3）神经营养：B 族维生素治疗。

（4）康复治疗：病情稳定后，行理疗、针灸及按摩等。

5. 预后　本病为自限性，预后良好。60 岁以上、病情进展迅速、需要辅助呼吸以及运动神经波幅降低是预后不良的危险因素。

四、慢性炎性脱髓鞘性多发性神经根神经病

1. 概述

（1）慢性炎性脱髓鞘性多发性神经根神经病（CIDP）是一组免疫介导的炎性脱髓鞘疾病。

（2）慢性进行性或复发性病程、起病隐匿。

2. 临床表现

（1）各年龄组均可发病，男女发病率相似。

（2）对称性肢体远端或近端无力、直立性低血压、心律失常等。查体肌张力低，四肢腱反射减弱或消失，腓肠肌可有压痛，Kernig 征可阳性。

3. 辅助检查

（1）脑脊液检查：可见蛋白-细胞分离，部分患者寡克隆带阳性。

（2）电生理检查：周围神经传导速度减慢、F 波潜伏期延长。

（3）腓肠神经活检：可见反复节段性脱髓鞘，典型"洋葱

头样"改变。

4. 鉴别诊断

（1）多灶性运动神经病：运动神经末端受累为主，主要为慢性非对称性上肢远端无力，以上肢为主，感觉正常。

（2）进行性脊肌萎缩症：运动障碍不对称分布，有肌束震颤，无感觉障碍。

（3）遗传性运动感觉神经病：多发性感觉运动性周围神经病，遗传家族史，常合并手足畸形。

（4）其他：系统性红斑狼疮、血管炎、干燥综合征等。

5. 治疗

（1）糖皮质激素：为首选治疗药物，如甲泼尼龙、泼尼松、地塞米松。

（2）血浆置换和静脉注射丙种球蛋白以及使用免疫制剂等。

（3）神经营养：B族维生素治疗等。

（4）其他：对症治疗以及康复治疗等。

 历年真题

1. 男，18 岁。急起四肢无力 3 天，大小便正常。病前 1 周有"上感"史。查体：双眼闭合无力，双侧咽反射迟钝，四肢肌力 1~2 级，肌张力低，腱反射消失，无明显感觉障碍。最可能的诊断是

A. 多发性肌炎

B. 重症肌无力

C. 吉兰-巴雷综合征

D. 急性脊髓炎

E. 周期性瘫痪

2. 面颊部有短暂的反复发作的剧痛，检查时除"触发点"外无阳性体征，常见于

A. 特发性面瘫

B. 三叉神经痛

C. 症状性癫痫

D. 面肌抽搐

E. 典型偏头痛

参考答案：1. C　2. B

第十八章　自主神经系统疾病

核心问题

雷诺病的临床表现、治疗。

内容精要

自主神经系统由交感和副交感神经两大系统组成，主要支配心肌、平滑肌和内脏活动以及腺体分泌功能，自主神经不受意志控制，属于不随意运动。

中枢或周围神经病变时常常伴有自主神经功能障碍的症状，而全身各系统的病变时也有自主神经功能障碍的表现。本章主要介绍常见的以自主神经功能障碍为突出表现的独立疾病和综合征。

第一节　雷　诺　病

一、概述

雷诺病又称肢端动脉痉挛病，是阵发性肢端小动脉痉挛而引起的局部缺血现象，多见于青年女性，寒冷或情绪激动可诱发。

二、病因及发病机制

1. 交感神经功能紊乱 寒冷刺激时可引起肢端局部缺血；血管扩张时引起皮肤发绀。

2. 血管敏感性因素 肢端动脉本身对寒冷的敏感性增加所致。

3. 血管壁结构因素 血管壁组织结构改变可引起正常血管收缩或对血中肾上腺素出现异常反应。

4. 遗传因素。

三、临床表现

1. 多发生于 20~30 岁的青年女性，寒冷季节发病，每日发作 3 次以上，可自行缓解。遇暖可缓解。

2. 临床主要表现为间歇性肢端血管痉挛，伴有疼痛及感觉异常。分期，见表 18-1-1。

表 18-1-1 雷诺病的临床分期

分　期	表　　现
缺血期	当局部遇冷或情绪激动时，双侧手指或足趾、鼻尖、外耳对称性的从末端开始苍白变凉、肢端皮温降低。伴蚁行感、麻木感或疼痛感，持续数分钟至数小时
缺氧期	仍有感觉障碍、皮温降低、肢端青紫等，持续数小时至数日后消退或转入充血期
充血期	皮温上升，皮肤潮红，然后恢复正常。晚期指尖偶有溃疡或坏疽，肌肉可有轻度萎缩

3. 早期仅 1~2 个手指受累，后期则多个手指受累并累及足趾，每次发作不一定累及相同的手指或足趾。

4. 体格检查除指（趾）发凉、手部多汗外，其余正常。

四、辅助检查

1. 彩色多普勒超声　可发现寒冷刺激时手指的血流量减少。

2. 激发试验

（1）冷水试验：指（趾）浸入 4℃ 冷水中 1 分钟，75% 的患者可诱发颜色变化，若将全身暴露于寒冷环境，同时将手浸于 10~15℃ 水中，发作的阳性率更高。

（2）握拳试验：两手握拳 90 秒后松开手指，部分患者可出现发作时的颜色改变。

3. 指动脉造影　显示动脉内膜增厚、管腔狭窄，偶见动脉闭塞。

4. 其他　血常规（血沉增快则支持继发性雷诺现象）、微循环检查、C-反应蛋白等。

五、诊断及鉴别诊断

1. 诊断要点　典型临床表现、发病年龄、性别、寒冷及情绪改变可诱发，双侧受累，以手指多见，界限分明的苍白、青紫及潮红等变化；2 年以上病史；无其他引起血管痉挛发作疾病的证据。

2. 雷诺病与雷诺现象的鉴别诊断（表 18-1-2）

表 18-1-2　雷诺病与雷诺现象的鉴别诊断

鉴别要点	雷诺病	雷诺现象
起病	20~30 岁	30~40 岁
性别	女性多见	男性多见
严重程度	较轻	较严重

续 表

鉴别要点	雷诺病	雷诺现象
组织坏死	少见	常见
分布	对称、双手和双足	非对称
甲皱毛细血管	正常	扩张、管腔不规则、血管祥增大
病因	不明	继发于其他疾病或药物等

六、治疗

1. 预防发作　注意保暖、戒烟、加强锻炼。避免情绪紧张，避免指（趾）损伤及溃疡。

2. 药物治疗

（1）钙通道阻滞药：首选硝苯地平。

（2）血管扩张药：利血平、草酸萘呋胺、烟酸肌醇、甲基多巴、盐酸妥拉唑啉、罂粟碱。

（3）前列腺素：前列环素和前列地尔。

3. 其他治疗　外科治疗、血浆交换治疗以及生物反馈疗法等。

第二节　红斑性肢痛症

一、概述

红斑性肢痛症是一种少见的、病因不明的阵发性血管扩张性疾病。环境温度升高可诱发或加剧，温度降低可使疼痛缓解。

二、临床表现

1. 多见于青年，夏季发病，冬季缓解。特征为双侧肢端对称出现皮肤阵发性皮温升高、潮红、肿胀、剧烈烧灼样疼痛，以夜间明显、次数多；以足趾、足底为著，冷水浸足、休息或抬高患肢，疼痛可缓解。

2. 严重患者可因营养障碍而出现溃疡或坏疽。病变区可有感觉过敏。

3. 发作期体格检查可见患处血管扩张，温度升高等。反复发作者可见皮肤与指甲变厚。

三、诊断及鉴别诊断

1. **诊断依据**　①成年期发病。②出现肢端对称以足为主的阵发性红、肿、热、痛。③无局部感染及炎症。④受热、站立和运动后疼痛加剧，冷敷、抬高患肢和休息后疼痛减轻。⑤原发性及遗传性需排除可引起继发性红斑性肢痛症的原发病。

2. **鉴别诊断**　与雷诺病、血栓闭塞性脉管炎、小腿红斑病、糖尿病周围神经病鉴别。

四、治疗

1. **一般治疗**　急性期卧床休息，局部冷敷可缓解。避免过热刺激。

2. **药物治疗**

（1）阿司匹林：对继发于血小板增多症等血液疾病的红斑性肢痛症患者，可口服小剂量阿司匹林 50~100mg/d。

（2）β受体阻断药：普萘洛尔可减轻大部分患者疼痛。

（3）5-羟色胺再摄取抑制药：部分患者对此类药物极为敏感，如文拉法辛或舍曲林。

（4）前列腺素：可松弛毛细血管前括约肌，改善营养通路内的血液循环，缓解症状，如米索前列醇或 PGE_1、PGI_2。

3. **物理治疗**　用超声波或超短波治疗，也可用短波紫外线照射的方法。

4. 封闭疗法　①选踝上做环状封闭。②骶部硬膜外封闭。③腰交感神经节阻滞。

5. 外科治疗　个别病例各种治疗无效的、疼痛明显的可选外科手术治疗。

6. 其他　对于继发性红斑性肢痛症患者，应同时积极治疗原发病。

第三节　面偏侧萎缩症

一、概述

面偏侧萎缩症是一种病因未明的、进行性发展的偏侧组织营养障碍性疾病。

二、病因

病因不明，可能与外伤、全身或局部感染及内分泌失调等有关。

三、临床表现

1. 多在儿童、少年期发病，一般在 10~20 岁，女性患者较多见。

2. 病初，患侧面部可有感觉异常、感觉迟钝或疼痛。萎缩过程从一侧面部任何部位开始，以眶部、颧部较为多见，逐渐扩展到同侧面部及颈部，与对侧分界清晰，常呈条状并与中线平行。

患侧皮肤萎缩、菲薄、光滑，常伴脱发、色素沉着、白斑、毛细血管扩张和皮下组织消失。皮肤皱缩、毛发脱落呈"刀痕样"萎缩是本病特殊表现。后期病变可累及舌肌、喉肌、软腭等；严重者除患侧面部萎缩外还可发生大脑半球萎缩，甚至骨骼和偏身萎缩。

3. 部分患者出现 Horner 征，虹膜色素减少，眼球炎症，继发性青光眼等。

4. 本病常与硬皮病、进行性脂肪营养不良有关或并存，脑组织受累可以有癫痫或偏头痛发作。

四、辅助检查

X 线片可发现病变侧骨质变薄、短小。CT 和 MRI 可提示病变侧皮下组织、骨骼、脑及其他脏器呈萎缩性改变。B 超也可发现病变侧脏器变小。

五、治疗

目前本病尚无有效治疗方法，仅限于对症处理。

第四节　其他自主神经系统疾病

一、出汗异常

1. 原发性多汗症　为自主神经中枢调节障碍所致，也可能与遗传有关。常自少年期开始，青年时期明显加重。平时手心、足心、腋窝及面部对称性多汗，例如，在情绪激动、温度升高或活动后出汗量比正常明显增多，常见大汗淋漓，可湿透衣裤。

2. 继发性多汗症

（1）由某些神经系统疾病引起：如间脑病变引起偏身多汗、脊髓病变引起节段型多汗、多发性神经炎恢复期出现相应部位多汗、颈交感神经节因炎症或肿瘤压迫出现同侧面部多汗。

（2）味觉性局部型多汗：多为反射性多汗，当摄入过热和过于辛辣的食物时，引起额部、鼻部、颞部多汗，这种多汗与延髓发汗中枢有关。

（3）面神经麻痹：恢复期可有一侧局部多汗，同时还有流泪和颞部发红，称为鳄鱼泪征和耳颞综合征，系面神经中自主神经纤维变性再生错乱所致。

（4）某些内分泌疾病：如甲状腺功能亢进、肢端肥大症等，也可出现多汗。

3. 无汗症　由于自主神经功能失调所致，包括先天性少汗和无汗症。是由于汗腺变性或先天性汗腺缺失所致。一些皮肤病，如先天性手掌角化症可致局部无汗，表现为皮肤干燥、脱屑和不耐高温等。治疗以病因治疗为主。

二、家族性自主神经功能失调症

家族性自主神经功能失调症是以无泪液、异常多汗、皮肤红斑，偶发高热及舌部菌状乳头缺失为临床特征的一种少见的常染色体隐性遗传病，可伴有智力低下和发育障碍。主要发病在犹太人种，多在婴幼儿期发病，本病无特效治疗，主要为对症处理。

三、神经血管性水肿

神经血管性水肿也称急性神经血管水肿。表现为发作性、局限性皮肤或黏膜水肿，水肿部位呈豆大至手掌大，压之较硬，无指压痕迹。起病急，不经治疗可缓解，可反复发作，间歇期正常。抗过敏治疗有效。

四、进行性脂肪营养不良

多于5~10岁起病，女性多见。呈进行性局部或全身性皮下

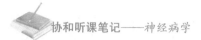

脂肪组织萎缩、消失，由面部开始，继而累及颈肩、臂及躯干，常对称分布，部分患者合并局限的脂肪组织增生、肥大；患者可表现为脂肪消失、特殊肥胖及正常脂肪并存；可合并其他症状。一般发病后 5～10 年内症状逐渐稳定。目前尚无特殊治疗方法。

 历年真题

雷诺病的常见诱因为

  A. 感染

  B. 寒冷

  C. 劳累

  D. 饮酒

  E. 按摩

参考答案：B

第十九章　神经-肌肉接头和肌肉疾病

核心问题

1. 重症肌无力的临床表现、诊断及治疗。
2. 周期性瘫痪的临床表现。

内容精要

神经-肌肉接头疾病主要包括重症肌无力和 Lambert-Eaton 肌无力综合征等。肌肉疾病是指骨骼肌疾病，主要包括周期性瘫痪、多发性肌炎、进行性肌营养不良症、强直性肌营养不良症和线粒体肌病等。

第一节　概　　述

一、骨骼肌的解剖生理

1. 骨骼肌是执行人体运动功能的主要器官，同时也是人体能量代谢的主要部位。

2. 骨骼肌由两型肌纤维构成：Ⅰ型为红肌纤维（慢缩肌纤维）、Ⅱ型为白肌纤维（快缩肌纤维）。

3. 骨骼肌受运动神经支配，包括脊髓和脑干运动神经细胞

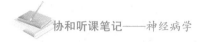

的胞体、周围运动神经、神经-肌肉接头和所支配的肌纤维，是运动系统的最小单位。

二、发病机制

1. 神经-肌肉接头病变的机制　突触前膜病变造成乙酰胆碱（ACh）合成和释放障碍、突触间隙中乙酰胆碱酯酶活性和含量异常、突触后膜乙酰胆碱受体（AChR）病变。

2. 肌肉疾病的发病机制　肌细胞膜电位异常、能量代谢障碍、肌细胞结构病变。

三、临床表现

1. 肌萎缩　指由于肌纤维数目减少或体积变小导致的骨骼肌的容积下降。

2. 肌无力　骨骼肌能量下降，多累及肢体的近端，而周围神经病多累及远端。

3. 运动不耐受　行走短距离即产生疲劳感，休息后可缓解。

4. 肌肥大与假肥大

（1）生理（功能）性肌肉肥大：见于举重运动员及特殊工种的体力劳动者。肌肉体积肥大，肌力增强。

（2）病理性肌肉肥大：见于以下情况。①肌病：先天性肌强直症、假肥大型肌营养不良症。②内分泌障碍：甲状腺功能减退可导致肢体外形增大；肢端肥大症早期肌肥大，晚期肌萎缩。③先天性偏侧肥大：主要表现为一侧面部肥大，或一侧面部与同侧半身肥大。

5. 肌肉疼痛和肌压痛　最常见于炎性肌病。

6. 肌肉强直　见于先天性肌强直症、强直性肌营养不良症。

7. 肌肉不自主运动

（1）肌束颤动：肌束发生短暂性不自主收缩，肉眼可以辨认但不引起肢体运动，见于脊髓前角或前根损害。

（2）肌纤维颤动：肉眼不能识别，只能在肌电图上显示。

（3）肌颤搐：一群或一块肌肉在休止状态下呈现的缓慢、持续、不规则的波动性颤动，肉眼可见。见于特发性肌颤搐。

四、治疗

1. 病因治疗　去除病因或根据发病机制进行治疗。

2. 其他治疗　溴吡斯的明（减轻重症肌无力的症状）、苯妥英钠（减轻肌肉强直）、氯化钾（低钾型周期性瘫痪患者可改善肌无力）等，强直性肌营养不良症的白内障可手术治疗以恢复视力。

第二节　重症肌无力

一、概述

重症肌无力（MG）是一种神经-肌肉接头传递功能障碍的获得性自身免疫性疾病。主要由于神经-肌肉接头突触后膜上AChR受损引起。常见诱因有感染、手术、精神创伤、全身性疾病、过度疲劳、妊娠、分娩等。

二、病理

1. 胸腺　80%患者的胸腺重量增加，淋巴滤泡增生，生发中心增多；10%~20%合并胸腺瘤。

2. 神经-肌肉接头　突触间隙加宽，突触后膜皱褶变浅并且数量减少。

3. 肌纤维　有时可见肌纤维凝固、坏死、肿胀。少数患者

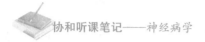

肌纤维和小血管周围可见淋巴细胞浸润，称为"淋巴溢"。慢性病变可见肌萎缩。

三、临床表现

本病可见于任何年龄，发病年龄有两个高峰：20~40岁发病者女性多于男性，约为3：2；40~60岁发病者以男性多见，多合并胸腺瘤。

1. 临床特征

（1）受累骨骼肌病态疲劳：肌肉连续收缩后出现严重无力甚至瘫痪，休息后症状减轻；"晨轻暮重"现象，即于下午或傍晚因劳累而加重，晨起或休息后减轻。

（2）受累肌的分布和表现：脑神经支配的肌肉最先受累。首发症状常为一侧或双侧眼外肌无力，表现为上睑下垂、斜视和复视，瞳孔括约肌不受累等。面部肌肉和口咽肌受累时出现表情淡漠、苦笑面容等；累及胸锁乳突肌和斜方肌时表现为颈软、耸肩无力等。四肢肌肉受累时以近端无力为重，表现为梳头、上楼梯困难等，腱反射通常不受影响，感觉正常。

（3）重症肌无力危象：出现咳嗽无力甚至呼吸困难（致死主因）。口咽肌无力和呼吸肌乏力易发生危象。

（4）胆碱酯酶抑制剂治疗有效：是重症肌无力重要的临床特征。

（5）病程特点：缓慢或亚急性起病，整个病程有波动，缓解与复发交替。多数病例迁延数年至数十年，靠药物维持。少数可自然缓解。

2. 分型（表19-2-1）

表 19-2-1　重症肌无力分型

分　型	特　　点
成年型	Ⅰ眼肌型（15%~20%）：仅眼外肌受累，出现上睑下垂和复视
	ⅡA 轻度全身型（30%）：累及眼、面、四肢肌肉，生活可自理，无明显咽喉肌受累
	ⅡB 中度全身型（25%）：四肢受累明显，咽喉肌无力
	Ⅲ急性重症型（15%）：急性起病，常在数周内累及延髓肌、肢带肌、躯干肌和呼吸机，有重症肌无力危象，死亡率较高
	Ⅳ迟发重症型（10%）：病程达 2 年以上，症状同Ⅲ型，常合并胸腺瘤，预后差
	Ⅴ肌萎缩型：少数患者肌无力伴肌萎缩
儿童型	新生儿型：出生后哭声低、吸吮无力、肌张力低。经治疗多在 1 周至 3 个月缓解
	先天性肌无力综合征：出生后短期持续性的眼外肌麻痹，常有阳性家族史
少年型	多在 10 岁后发病，多为单纯眼外肌麻痹，部分伴吞咽困难及四肢无力

四、辅助检查

1. 血、尿、脑脊液检查　正常，常规肌电图检查基本正常，神经传导速度正常。

2. 重复神经电刺激　常用确诊方法。应在停用新斯的明 17 小时后进行，否则可出现假阴性。

3. 单纤维肌电图　该病表现为间隔时间延长。

4. AChR 抗体滴度的检测　对 MG 诊断具有特征性意义。85%以上全身型 MG 患者的血清中 AChR 抗体浓度明显升高，但眼肌型患者的 AChR 抗体升高可不明显，且抗体滴度的高低与临床症状的严重程度并不完全一致。

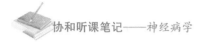

5. 胸腺 CT 和 MRI 检查　胸腺增生、肥大。

6. 其他检查　5% MG 患者甲状腺功能亢进，表现为 T_3、T_4 升高。部分患者抗核抗体和甲状腺抗体阳性。

五、诊断

结合药物试验、肌电图以及免疫学等检查的典型表现可以作出诊断。下列试验有助于 MG 诊断。

1. 疲劳试验（Jolly 试验）　嘱患者持续上视出现上睑下垂或两臂持续平举后出现上臂下垂，休息后恢复则为阳性。

2. 抗胆碱酯酶药物试验

（1）依酚氯铵试验：依酚氯铵 10mg 用注射用水稀释至 1ml，静脉注射 2mg，观察 20 秒，如无出汗、唾液增多等不良反应，再给予 8mg，1 分钟内症状好转为阳性，持续 10 分钟后又恢复原状。

（2）新斯的明试验：新斯的明 0.5~1.0mg 肌内注射，20 分钟后肌无力症状明显减轻者为阳性。

六、鉴别诊断

1. Lambert-Eaton 肌无力综合征（表 19-2-2）

表 19-2-2　Lambert-Eaton 肌无力综合征与重症肌无力区别

	Lambert-Eaton 肌无力综合征	重症肌无力
性别	男性多	20~40 岁发病者女性多
伴发疾病	癌肿（燕麦细胞型支气管肺癌）	自身免疫病
脑神经支配的肌肉受累	少	多
与运动的关系	活动后即感疲劳，短暂用力收缩后肌力反而增强	运动后加重

续 表

	Lambert-Eaton 肌无力综合征	重症肌无力
重复电刺激	高频幅度提高>200%	低频幅度减少>15%
自主神经症状	口干、无泪、阳痿等	无

2. 肉毒杆菌中毒 表现为对称性脑神经损害和骨骼肌瘫痪，但患者多新斯的明试验或依酚氯铵试验阴性。

3. 肌营养不良症 隐匿起病，症状无波动，病情逐渐加重，肌萎缩明显，血肌酶明显升高，新斯的明试验阴性，抗胆碱酯酶药治疗无效。

4. 延髓麻痹 表现为咽喉肌无力，但多有其他神经定位体征，病情进行性加重无波动，疲劳试验和新斯的明试验阴性，抗胆碱酯酶药治疗无效。

5. 多发性肌炎 表现为四肢近端肌无力，多伴有肌肉压痛，无"晨轻暮重"现象，病情逐渐进展，血清肌酶明显增高。新斯的明试验阴性，抗胆碱酯酶药治疗无效。

七、治疗

1. 药物治疗

（1）胆碱酯酶抑制药：口服溴吡斯的明，辅助药如氯化钾、麻黄碱可加强胆碱酯酶抑制剂的作用。

（2）肾上腺糖皮质激素：抑制自身免疫反应，减少 AChR 抗体的生成。

1）冲击疗法：适用于住院危重病例、已用气管插管或呼吸机者。常用甲泼尼龙、地塞米松，稳定改善后改口服泼尼松，当病情稳定后再逐渐减量。

2）小剂量递增法：此法可避免用药初期病情加重。

✎ **主治语录：** 长期应用激素者应注意激素的不良反应，如胃溃疡出血、血糖升高、库欣综合征、股骨头坏死、骨质疏松等。

（3）免疫抑制剂：<u>适用于对肾上腺糖皮质激素疗效不佳或不能耐受，或因有高血压、糖尿病、溃疡病而不能用肾上腺糖皮质激素者。</u>

1）硫唑嘌呤：用于类固醇激素治疗不佳者。

2）环磷酰胺：注意成人和儿童用量不一样。

3）环孢素 A：对细胞免疫和体液免疫均有抑制作用，减少 AChR 抗体生成。不良反应有肾小球局部缺血坏死、恶心、心悸等。

（4）禁用和慎用药物：氨基苷类抗生素、新霉素等可加重神经-肌肉接头传递障碍；奎宁、奎尼丁等药物可以降低肌膜兴奋性；吗啡、地西泮等药物也应禁用或慎用。

2. 胸腺治疗

（1）胸腺切除：适用于伴有胸腺肥大和高 AChR 抗体效价者；伴胸腺瘤的各型重症肌无力患者；年轻女性全身型 MG 患者；对抗胆碱酯酶药治疗反应不满意者。约 70% 的患者术后症状缓解或治愈。

（2）胸腺放射治疗：不适于做胸腺切除者可行胸腺深部 ^{60}Co 放射治疗。

3. 血浆置换 每次交换量为 2000ml 左右，每周 1～3 次，连用 3～8 次。起效快，但疗效持续时间短，仅维持 1 周至 2 个月，随抗体水平增高而症状复发且不良反应大，仅适用于危象和难治性重症肌无力。

4. 大剂量静脉注射免疫球蛋白 IgG 0.4g/（kg·d）静脉滴注，5 天为一疗程，作为辅助治疗缓解病情。

5. 危象的处理

（1）肌无力危象：最常见。注射依酚氯铵或新斯的明症状减轻则可诊断。

（2）胆碱能危象：继发于胆碱酯酶抑制剂药物过量（注射依酚氯铵症状加重），应立即停药，恢复后调整用药剂量或换用其他治疗。

（3）反拗危象：对抗胆碱酯酶药不敏感，注射依酚氯铵症状无改变，此时应停止抗胆碱酯酶药，对气管插管或切开的患者可采用大剂量类固醇激素治疗，待运动终板功能恢复后再重新调整抗胆碱酯酶药药物剂量。

（4）处理：①首先判断危象的性质，以采取相应对策。②保持呼吸道通畅，插管或气管切开、呼吸机、吸痰。③停用抗胆碱酯酶药以减少气管内的分泌物。④选用有效、足量和对神经-肌肉接头无阻滞作用的抗生素积极控制肺部感染。⑤给予静脉药物治疗如皮质类固醇激素或大剂量丙种球蛋白。⑥必要时采用血浆置换。

八、预后

一般预后良好，但危象的死亡率较高。

第三节　周期性瘫痪

周期性瘫痪是一组以反复发作的骨骼肌弛缓性瘫痪为特征的肌病，与钾代谢异常有关。根据发作时血清钾的浓度，可分为低钾型、高钾型和正常钾型三类。

主治语录： 周期性瘫痪在临床上以低钾型者多见。

一、低钾型周期性瘫痪

1. 概述　为常染色体显性遗传病。临床表现为发作性肌无力、血清钾降低、补钾后能迅速缓解，是周期性瘫痪中最常见的类型。

2. 病因　主要致病基因位于 1 号染色体长臂，该基因编码肌细胞二氢吡啶敏感的 L 型钙离子通道蛋白，是二氢吡啶复合受体的一部分。

3. 临床表现

（1）20~40 岁男性多见，随年龄增长而发作次数减少。常见的诱因有疲劳、饱餐、寒冷、酗酒、精神刺激等。

（2）发作前有肢体疼痛、感觉异常等。饱餐后夜间睡眠或清晨起床时发现肢体肌肉对称性不同程度的无力或完全瘫痪，下肢重于上肢、近端重于远端；也可从下肢逐渐累及上肢。腱反射减弱或消失。最先受累的肌肉最先恢复。少数严重病例可发生呼吸肌麻痹、尿便潴留等甚至危及生命。

（3）可持续几小时或几天，发作频率也不同。发作间歇一切正常。伴甲状腺功能亢进症（甲亢）者发作频率较高，甲亢控制后，发作频率减少。

4. 辅助检查

（1）发作期血清钾<3.5mmol/L，间歇期正常。

（2）心电图呈典型低钾性改变。

（3）肌电图示运动电位时限短，波幅低。完全瘫痪时运动单位电位消失，电刺激无反应。膜静息电位低于正常。

5. 诊断及鉴别诊断

（1）诊断：根据临床表现及结合检查发现血钾降低，心电图低钾性改变，经补钾治疗肌无力迅速缓解等不难诊断。

（2）鉴别诊断：注意与高钾型周期性瘫痪（心电图呈高血钾改变，可自行缓解，或降血钾治疗可好转）、正常血钾型周期性瘫痪、重症肌无力、吉兰-巴雷综合征、继发性低血钾鉴别。

6. 治疗

（1）急性发作时口服补钾（10%氯化钾或10%枸橼酸钾），一日总量为10g。也可静脉滴注氯化钾溶液。

（2）甲亢者应控制甲亢。

（3）预防性治疗，对发作频繁者，发作间期可口服钾盐1g，3次/日；螺内酯200mg，2次/日以预防发作。避免各种发病诱因；高钾低钠饮食；忌摄入过多高碳水化合物。严重患者出现呼吸肌麻痹时应予辅助呼吸，严重心律失常者应积极纠正。

二、高钾型周期性瘫痪

1. 概述 又称强直性周期性瘫痪，较少见。呈常染色体显性遗传。

2. 病因 致病基因位于第17号染色体长臂，由于编码骨骼肌门控钠通道蛋白的 α 亚单位基因的点突变，导致氨基酸的改变而引起肌细胞膜钠离子通道功能异常等。

3. 临床表现

（1）10岁前起病，男性居多，饥饿、寒冷、剧烈运动和钾盐摄入可诱发肌无力发作。

（2）肌无力从下肢近端开始，然后影响到上肢，甚至颈部肌肉，脑神经支配肌肉和呼吸肌偶可累及，瘫痪程度一般较轻，但常伴有肌肉痛性痉挛。

（3）肌电图见强直电位。发作时血清钙降低，心电图 T 波高尖。发作数分钟到1小时。

（4）多数病例在30岁左右趋于好转，逐渐停止发作。

4. 诊断

（1）根据常染色体显性遗传家族史，儿童发作性无力伴肌强直，无感觉障碍和高级神经活动异常，血钾增高，可作出诊断。

（2）症状不典型时，可行诱发试验，包括钾负荷试验、冷水诱发试验，有助于诊断。

5. 治疗

（1）症状重时，可静脉滴注 10%葡萄糖酸钙 10~20ml，或 10%葡萄糖 500ml 加胰岛素 10~20U 以降低血钾。

（2）预防发作，可给予高碳水化合物，避免过度劳累及寒冷刺激，口服氢氯噻嗪等利尿药帮助排钾。

三、正常钾型周期性瘫痪

1. 概述　又称钠反应性正常血钾型周期性瘫痪，为常染色体显性遗传病，较为罕见。

2. 临床表现

（1）多在 10 岁前发病，夜间或清晨醒来时发现四肢或部分肌肉瘫痪，甚至发音不清、呼吸困难等。

（2）发作持续 10 天以上，运动后休息、限制钠盐摄入或补充钾盐均可诱发，补钠后好转。

3. 治疗

（1）大量生理盐水静脉滴入；10%葡萄糖酸钙 10ml，2 次/日静脉注射，或钙片每天 0.6~1.2g，分 1~2 次口服；每天服食盐 10~15g，必要时用氯化钠静脉滴注；乙酰唑胺 0.25g，2 次/日。

（2）预防发作可在间歇期给予氟氢可的松和乙酰唑胺，避免进食含钾多的食物，如肉类、香蕉、菠菜，防止过劳或过度肌肉活动，注意寒冷或暑热的影响。

第四节　多发性肌炎和皮肌炎

一、概述

多发性肌炎（PM）和皮肌炎（DM）是一组多种病因引起

的弥漫性骨骼肌炎症性疾病，发病与细胞和体液免疫异常有关。PM 仅限于骨骼肌，DM 同时累及骨骼肌和皮肤。

二、病因

可能与病毒感染（流感病毒 A 和流感病毒 B、HIV、ECHO、柯萨奇病毒）有关，遗传因素也可以增加患病的可能性。

三、临床表现

急性或亚急性起病，发病年龄不限，但儿童和成人多见，女性多于男性，病情逐渐加重，几周或几月达高峰。发病前可有低热或感冒史。

1. 肌肉无力　四肢近端无力（首发症状），表现为上楼、起蹲困难，颈肌无力时竖颈困难，咽喉肌无力时吞咽困难等。常伴有关节、肌肉痛。查体可见四肢压痛，晚期肌萎缩和关节痉挛。

2. 皮肤损害　DM 可见皮肤损害，皮疹多先于或与肌肉无力同时出现。典型的皮疹为眶周和上下眼睑水肿性淡紫色斑和 Gottron 征（四肢关节伸面的水肿性红斑），其他皮肤损害还有光敏性皮疹、面部蝶形红斑等。

3. 其他表现　消化道受累出现恶心、呕吐等；心脏受累出现晕厥、心律失常、心力衰竭；肾脏受累出现蛋白尿和红细胞。少数病例合并其他自身免疫性疾病、恶性肿瘤的表现。

四、辅助检查

1. 血生化检查　急性期周围血白细胞增多，血沉增快，C 反应蛋白增高。血清 CK 明显升高。1/3 患者类风湿因子和抗核抗体阳性，免疫球蛋白及抗肌球蛋白的抗体增高。

2. 尿检测　24 小时尿肌酸增高（肌炎活动期指标）。部分

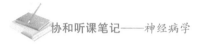

患者有肌红蛋白尿。

3. 肌电图　呈肌源性损害表现。

4. 心电图　52%～75%的患者有心电图异常，QT间期延长，ST段下降。

五、诊断

根据临床特点表现：①急性或亚急性四肢近端及骨盆带肌无力伴压痛，腱反射减弱或消失。②血清肌酸激酶（CK）明显增高。③肌电图呈肌源性损害。④活检见典型肌炎病理表现。⑤伴有典型皮肤损害。具有前4条者可诊断为PM，前4条标准具有3条以上并且同时具有第5条者为DM。免疫抑制剂治疗有效支持诊断。40岁以上患者应除外恶性肿瘤。

六、治疗

急性期患者应卧床休息，适当体疗以保持肌肉功能和避免挛缩，注意防止肺炎等并发症。

1. 肾上腺糖皮质激素

（1）为多发性肌炎的首选药。

主治语录：应特别注意激素量不足时肌炎症状不易控制，减量太快则症状易波动。

（2）急性或重症患者可首选甲泼尼龙1000mg静脉滴注，1次/日，连用3～5天，然后逐步减量。长期应用给予低盐、低糖和高蛋白饮食，用抗酸剂保护胃黏膜，注意补充钾和维生素D，对结核病患者应进行相应的治疗。

2. 免疫抑制剂　激素治疗不满意时加用。首选甲氨蝶呤，其次硫唑嘌呤、环磷酰胺、环孢素A，用药期间应注意白细胞减少和定期检查肝肾功能。

3. 免疫球蛋白　急性期与其他治疗联合使用，效果较好。

4. 支持治疗　高蛋白、高维生素饮食，适当锻炼等。

七、预后

儿童预后较好。多发性肌炎患者中半数可基本痊愈。伴肿瘤的老年患者，尤其是有明显的肺、心、胃肠受累者预后差。

第五节　进行性肌营养不良症

一、概述

进行性肌营养不良症（PMD）是一组遗传性肌肉变性疾病，临床特征为缓慢进行性加重的对称性肌无力和萎缩。遗传方式主要为常染色体显性、隐性和 X 连锁隐性遗传。

二、临床表现及分型

1. 假肥大型

（1）Duchenne 型肌营养不良症（DMD）

1）是我国最常见的 X 连锁隐性遗传的肌病，女性为致病基因携带者，所生男孩 50% 概率患病。

2）3~5 岁隐匿出现骨盆带肌肉无力，表现为走路慢，脚尖着地，易跌跤。髂腰肌和股四头肌无力使上楼及蹲位站立困难。背部伸肌无力使站立时腰椎过度前凸，臀中肌无力使行走时骨盆向两侧上下摆动，呈典型的鸭步。腹肌和髂腰肌无力，患儿自仰卧位起立时必须先翻身转为俯卧位，依次屈膝关节和髋关节，并用手支撑躯干成俯跪位，然后以两手及双腿共同支撑躯干，再用手按压膝部以辅助股四头肌的肌力，身体呈深鞠躬位，最后双手攀附下肢缓慢地站立，因十分用力而出现面部

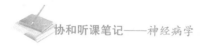

发红。上述动作称为 Gowers 征，为 DMD 的特征性表现。DMD 患儿坐在地板上，双手交叉抱肩不能站起，而正常小儿很容易站起。

3）肩胛带肌、上臂肌往往同时受累，但程度较轻。肩胛带松弛形成游离肩。举臂形成翼状肩胛。

4）90% 患儿有肌肉假性肥大，触之坚韧，为首发症状之一。以腓肠肌最明显。

5）血清肌酸激酶显著升高，血清肌酐下降，肌电图呈肌源性损害。约 30% 患儿有不同程度的智能障碍。平滑肌损害可有胃肠功能障碍。

6）随症状加重出现显著跟腱挛缩，双足下垂，平地步行困难。患儿 12 岁左右不能行走，需坐轮椅，这有助于鉴别 DMD 和 BMD（BMD 12 岁可以行走）。多数患者在 20~30 岁因呼吸道感染、心力衰竭而死亡。

（2）Becker 型肌营养不良症（BMD）：临床表现与 DMD 类似，主要区别在于 BMD 5~15 岁后发病，病情进展慢，心肌很少受累，接近正常生命年限等。

2. 面肩肱型肌营养不良症（FSHD）

（1）常染色体显性遗传病。多在青少年期起病。

（2）面部和肩胛带肌肉最先受累，肩胛带和上臂肌萎缩十分明显，常不对称。口轮匝肌假性肥大嘴唇增厚而微翘，称为"肌病面容"。可见三角肌假性肥大。

（3）腓肠肌假性肥大，视网膜病变和听力障碍（神经性耳聋）。生命年限接近正常。

（4）肌电图为肌源性损害，血清酶正常或轻度升高。印迹杂交 DNA 分析有助于确诊。

3. 肢带型肌营养不良症（LGMD）

（1）隐性遗传比显性遗传较常见、症状较重、起病较早。

多在 10~20 岁发病，男女都可患病。

（2）首发症状多为骨盆带肌萎缩、腰椎前凸、鸭步，下肢近端无力出现上楼困难，可有腓肠肌假性肥大。逐渐发生肩胛带肌萎缩。面肌一般不受累。膝反射比踝反射消失得早。

（3）血清酶明显升高，肌电图肌源性损害，心电图正常。

4. 眼咽型肌营养不良症

（1）常染色体显性遗传。多在 40 岁左右发病。

（2）首发表现为对称性上睑下垂、眼球运动障碍。后出现轻度面肌、眼肌无力和萎缩、吞咽困难、发音不清，近端肢体无力。

（3）血清 CK 正常或轻度升高。

5. Emery-Dreifuss 型肌营养不良症（EDMD）

（1）X 连锁隐性遗传，5~15 岁缓慢起病。

（2）临床特征为疾病早期出现肘部屈曲挛缩和跟腱缩短、颈部前屈受限、脊柱强直而弯腰转身困难。腓肠肌无假性肥大。智力正常。

（3）心脏传导功能障碍，心肌损害明显。血清 CK 轻度升高。病情进展缓慢，患者常因心脏病而致死。

6. 其他　眼肌型（Kiloh-Nevin 型）、远端型和先天性肌营养不良症。

三、治疗

1. 无特异治疗，以对症治疗及支持治疗为主。

2. 物理疗法和矫形治疗可预防及改善脊柱畸形和关节挛缩，鼓励患者尽可能从事日常活动，避免长期卧床。

3. 药物治疗，如 ATP、肌苷、维生素 E 等。

4. 基因治疗及干细胞移植治疗。

第六节　肌强直性疾病

一、强直性肌营养不良症

（一）概述

强直性肌营养不良症是一组以肌无力、肌强直和肌萎缩为特点的多系统受累的常染色体显性遗传病。除骨骼肌受累外，还常伴有白内障、心律失常、智力减退等表现。

（二）临床表现

1. 发病年龄及起病形式　多于 30 岁后隐匿起病，男性多于女性。病情严重程度差异较大，部分患者仅在查体时才被发现异常。

2. 肌强直　肌肉用力收缩后不能正常地松开，遇冷加重。主要影响手部动作、行走和进食。用叩诊锤叩击四肢肌肉可见肌球，具有重要的诊断价值。

3. 肌无力和肌萎缩　常先累及手部和前臂肌肉，继而是头面部肌肉，颞肌和咬肌萎缩最明显，患者面容瘦长，颧骨隆起，呈"斧状脸"，颈消瘦而稍前屈，而成"鹅颈"。呼吸肌也常受累，引起肺通气量下降。部分患者出现上睑下垂、吞咽困难、足下垂及跨越步态等。

4. 骨骼肌外的表现

（1）白内障：成年患者常见。

（2）内分泌症状：生育能力低、糖耐量异常、秃顶。

（3）心脏：心律不齐、心悸，甚至晕厥。常有Ⅰ度、Ⅱ度房室传导阻滞。

（4）胃肠道：胃排空慢、胃肠蠕动差、假性肠梗阻、便秘。有时大便失禁。

（5）其他：听力障碍、多汗、脑室扩大等。

（三）辅助检查

1. 肌电图　典型的肌强直放电对诊断具有重要意义。受累肌肉出现连续高频强直波逐渐衰减，肌电图扬声器发出一种类似轰炸机俯冲样声音。

2. 肌肉活组织检查　Ⅱ型肌纤维肥大，Ⅰ型肌纤维萎缩，伴大量核内移，可见肌浆块和环状肌纤维，以及肌纤维的坏死和再生。

3. 其他　基因检测（可确诊）、血清 CK 和 LDH 测定等。

（四）治疗

目前缺乏根本的治疗。针对肌强直可口服拉莫三嗪、苯妥英钠等。物理治疗可保持肌肉功能。注意心脏病的监测和处理。白内障可手术治疗。内分泌异常给予相应处理。

二、先天性肌强直症

（一）概述

常染色体显性遗传病，主要临床特征为骨骼肌用力收缩后放松困难。

（二）临床表现

1. 起病年龄　多自婴儿期或儿童期起病，也有在青春期起病者。肌强直及肌肥大逐渐进行性加重，在成人期趋于稳定。

2. 肌强直　肢体僵硬、动作笨拙，静息后初次运动较重。

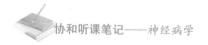

寒冷的环境中肌强直加重。叩击肌肉可见肌球。可出现呼吸及排尿困难、斜视或复视。

3. 肌肥大　全身骨骼肌普遍性肌肥大，酷似运动员。肌力基本正常，无肌萎缩，感觉正常，腱反射存在。

4. 其他　部分患者可出现精神症状。心脏不受累，一般寿命不受限。

（三）辅助检查

1. 肌电图检查　出现肌强直电位，插入电位延长，扬声器发出轰炸机俯冲般或蛙鸣般声响。

2. 肌肉活组织检查　示肌纤维肥大、核中心移位等。血清肌酶正常，心电图正常。

（四）治疗

目前尚无特效的治疗方法，药物可用拉莫三嗪、苯妥英钠、卡马西平等减轻肌强直，但不能改善病程和预后。保暖也可使肌强直减轻。

第七节　线粒体肌病及线粒体脑肌病

一、概述

线粒体肌病和线粒体脑肌病是一组由线粒体 DNA 或核 DNA 缺陷导致线粒体结构和功能障碍、ATP 合成不足所致的多系统疾病，其共同特征为轻度活动后即感到极度疲乏无力，休息后好转；肌肉活检可见破碎红纤维。

如病变以侵犯骨骼肌为主，则称为线粒体肌病；如病变同时累及到中枢神经系统，则称为线粒体脑肌病。

二、临床表现

1. 线粒体肌病　多 20 岁左右起病。临床上以肌无力和不能耐受疲劳为主要特征。常伴有肌肉酸痛及压痛，无"晨轻暮重"现象，肌萎缩少见。易误诊。

2. 线粒体脑肌病

（1）慢性进行性眼外肌瘫痪（CPEO）：儿童期起病居多。首发症状为眼睑下垂和眼肌麻痹，缓慢进展为全眼外肌瘫痪，眼球运动障碍，复视不见见。对新斯的明不敏感。

（2）Kearns-Sayre 综合征（KSS）：多在 20 岁前起病。表现为三联征：CPEO、视网膜色素变性、心脏传导阻滞。病情进展较快，多在 20 岁前死于心脏病。

（3）MELAS 综合征：40 岁前起病，儿童期起病更多见，表现为卒中样发作伴偏瘫、偏盲或皮质盲、偏头痛、反复癫痫发作、智力低下、身体矮小、神经性耳聋等。病情逐渐加重，头颅 CT 和 MRI 显示主要为枕叶脑软化，也常见脑萎缩、脑室扩大和基底核钙化。血和脑脊液乳酸增高。

（4）MERRF 综合征：主要特征为肌阵挛性癫痫发作、小脑性共济失调，常合并智力低下、听力障碍和四肢近端无力，多在儿童期发病，有明显家族史。

三、辅助检查

1. 血生化检查　乳酸、丙酮酸最小运动量试验约 80% 患者阳性；线粒体呼吸链复合酶活性降低；约 30% 患者血清 CK 和 LDH 水平升高。

2. 影像学检查　头颅 CT 或 MRI 示白质脑病、基底核钙化、脑软化、脑萎缩和脑室扩大。

3. 肌电图　60% 患者肌源性损害。

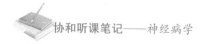

4. 线粒体 DNA 分析 对诊断有决定性意义。

四、治疗

目前无特效治疗，主要是对症治疗。

1. **饮食疗法** 高蛋白、高碳水化合物、低脂饮食。

2. **药物治疗** 可应用 ATP 及辅酶 A。艾地苯醌、辅酶 Q10 和大量 B 族维生素可使血乳酸和丙酮酸水平降低。左卡尼汀可促进脂类代谢。中药（如黄芪、党参、枸杞子）可改善症状。

3. **其他** 物理治疗。KSS 患者重度心脏传导阻滞者可植入心脏起搏器。

 历年真题

1. 周期性瘫痪的补钾盐方式应首选

　A. 口服氯化钾

　B. 静脉滴注葡萄糖加氯化钾

　C. 静脉滴注氯化钠加氯化钾

　D. 静脉滴注氯化钾

　E. 静脉滴注林格液

2. 男，60岁。诊断为重症肌无力。治疗过程中出现呼吸困难、多汗、流涎、瞳孔缩小，可能的原因是

　A. 胆碱能系统亢进

　B. 肾上腺素能系统抑制

　C. 胆碱能系统抑制

　D. 肾上腺素能系统亢进

　E. 5-HT 系统亢进

参考答案：1. A　2. C

第二十章 神经系统遗传性疾病

核心问题

1. 遗传性痉挛性截瘫的临床表现。
2. 神经纤维瘤病的临床表现。

内容精要

遗传性疾病中约 80% 累及神经系统，以神经功能缺损为主者称为神经系统遗传性疾病。绝大多数在小儿或青少年期起病，具有家族性和终生性特点。神经系统遗传性疾病包括单基因病、多基因病、染色体病及线粒体病。本章着重论述单基因遗传病。

第一节 概 述

一、神经系统遗传性疾病分类及遗传方式

1. 单基因遗传病

（1）常染色体显性遗传病：致病基因位于 1~22 号染色体上，杂合子即可发病。

（2）常染色体隐性遗传病：致病基因位于 1~22 号染色体

上，杂合子为致病基因携带者，纯合子或双杂合子发病。

（3）X连锁隐性遗传病：致病基因位于X染色体上，杂合子不发病，纯合子（女性）或半合子（男性）发病。

（4）X连锁显性遗传病：致病基因位于X染色体上，杂合子、半合子均发病。

（5）Y连锁遗传病：致病基因位于Y染色体上，随Y染色体传递，呈全男性遗传。

（6）动态突变遗传病：致病基因多位于常染色体或X染色体上，显性遗传，特征为三核苷酸异常扩增导致的遗传早现现象，即发病时间一代比一代早，症状一代比一代重。

2. 多基因病　癫痫、偏头痛、帕金森病和阿尔茨海默病等是常见的神经系统多基因病。大多数多基因病呈散发，仅有少部分（5%~10%）呈单基因方式遗传，如家族性帕金森病和家族性阿尔茨海默病。

3. 染色体病　由染色体数目或结构异常所致，如唐氏综合征患者体细胞中多了一个21号染色体。

4. 线粒体病　主要为线粒体DNA突变所致，随线粒体传递，呈特殊的母系遗传现象，常见病有线粒体肌病、线粒体脑肌病等。

二、症状和体征

1. 普遍性特征
（1）发病年龄早：多以儿童、青壮年发病多见。
（2）进行性加重。
（3）家族聚集现象。
（4）认知、行为和发育异常。
（5）语言运动障碍。
（6）多系统、多器官和多功能障碍。

2. 特征性症状 如角膜 K-F 环提示肝豆状核变性，皮肤牛奶咖啡斑提示神经纤维瘤病，面部血管纤维瘤提示结节性硬化症，眼底樱桃红斑提示黑矇性痴呆等。

3. 非特异性症状。

三、防治

目前大部分神经系统遗传性疾病尚缺乏有效的治疗方法，疗效多不满意。因此，通过避免近亲结婚、推行遗传咨询携带者基因检测及产前诊断和选择性流产等措施防止患儿出生及预防遗传病的发生是最根本的措施。

第二节 遗传性共济失调

一、概述

1. 定义 遗传性共济失调（HA）是一组以慢性进行性共济失调为特征的遗传变性疾病，占神经系统遗传性疾病的 10%~15%。其特征包括明显的家族遗传背景和脊髓、小脑、脑干损害为主的病理改变。发病年龄多在 20~40 岁。临床上即使同一家族的患者也可以表现出高度的临床异质性。

2. 分类 根据遗传方式分类如下。

（1）常染色体显性遗传性共济失调：最常见，如脊髓小脑性共济失调（SCA）、齿状核–红核–苍白球–丘脑底核萎缩（DRPLA）、发作性共济失调、遗传性痉挛性共济失调等。

（2）常染色体隐性遗传性共济失调：如 Friedreich 型共济失调、共济失调–毛细血管扩张症等。

（3）X 连锁遗传性共济失调。

（4）伴有线粒体疾病的共济失调。

二、Friedreich 型共济失调（FRDA）

1. 概述　FRDA 是最常见的常染色体隐性遗传性共济失调，欧美地区多见。临床特征：儿童期发病，进行性上肢和步态共济失调伴锥体束征、构音障碍、深感觉丧失、弓形足和心脏损害等。

2. 病因　大多是由于 9 号染色体长臂 9q13-21. 1 上的 *frataxin* 基因内含子区内 GAA 三核苷酸序列扩增突变所致。

3. 临床表现

（1）通常 4~15 岁发病，偶见婴儿和 50 岁以后起病，男女均可受累。

（2）首发症状一般是进行性步态共济失调，表现为站立不稳和行走摇摆，症状明显时，有感觉性和小脑性共济失调并存。患者 Romberg 征阳性，头部震颤。

（3）数月或数年后出现双上肢的共济失调，有动作性和意向性震颤。最后出现构音障碍、言语缓慢、含糊不清，有暴发性，甚至是难以理解的言语。

（4）可伴有耳聋、眩晕、视神经萎缩和面肌轻度无力。呼吸和吞咽动作也因共济失调而受到影响。后期可见轻度肌萎缩。

（5）查体有水平性眼球震颤。早期位置觉和振动觉减退，后期有触觉、痛觉、温度觉轻度减退。几乎所有患者腱反射早期消失，巴宾斯基征阳性和屈肌痉挛，腹壁反射保留。可见弓形足和脊柱后侧凸畸形。

（6）约半数以上的患者可出现心肌病，是本病的一个突出特点，许多患者死于心律失常或充血性心力衰竭。脊柱的后侧凸畸形可以导致限制性呼吸功能障碍，也可导致死亡。

（7）变异型

1）Friedreich 共济失调反射保留型（FARR）：预后较好。

2）晚发型（LOFA）：在 25 岁后起病，病程进展较慢，也有在 40 岁以后起病。

4. 辅助检查

（1）心电图显示心室肥厚、心律失常、心脏传导阻滞。

（2）超声心动图发现对称性、向心性、肥厚型心肌病。

（3）X 线片显示心脏大小和脊柱畸形。

（4）MRI 显示脊髓变细。

（5）神经电生理检查见感觉神经波幅显著下降甚至消失。视觉诱发电位异常。基因检测可协助诊断。

5. 鉴别诊断　不典型病例需与家族性小脑皮质萎缩、Roussy-Lévy 综合征、维生素 E 缺乏症、慢性炎性脱髓鞘性多发性周围神经病相鉴别。

6. 治疗　辅酶 Q10、抗氧化剂（如泛醌、艾地苯醌）、支持疗法、外科手术等。

7. 预后　患者可在症状出现的 5 年内不能独立行走，10~20 年卧床不起，平均死亡年龄约 35 岁，幸存者可以通过治疗心力衰竭、心律失常和糖尿病，防治长期残疾所致的并发症，有效地延长生命。

三、脊髓小脑性共济失调

1. 概述　脊髓小脑性共济失调是遗传性共济失调的主要类型，可分为 SCA1~SCA40。常染色体显性遗传，典型特征为遗传早现现象。SCA 发病与人种有关。

2. 病因　CAG 扩增，CAG 扩增次数越多发病年龄越早。

3. 共同临床表现

（1）30~40 岁隐匿起病，缓慢进展。

（2）以下肢共济失调为首发症状，表现为走路摇晃、步基宽、易跌倒。继而出现双手笨拙及意向性震颤、辨距不良，上

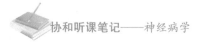

肢共济失调和构音障碍也是早期症状。

（3）腱反射早期活跃，后期可减弱，深感觉障碍。

（4）眼部症状为眼球震颤、扫视变慢。

（5）不同亚型可伴有痴呆、肌张力障碍、帕金森样症状、面部肌束震颤、周围神经病和肢体远端肌萎缩等。

（6）通常在起病 10~20 年后不能行走。

4. 鉴别诊断　注意与中毒性共济失调（如乙醇中毒）、其他以共济失调为表现的神经系统疾病（如多系统萎缩、多发性硬化等）、副肿瘤综合征等相鉴别。

5. 治疗　目前本病尚无特异性治疗方法，对症治疗可缓解症状。康复训练、物理治疗及辅助行走有助于改善生活质量。

第三节　遗传性痉挛性截瘫

一、概述

遗传性痉挛性截瘫（HSP）是以双下肢进行性肌张力增高、肌无力和剪刀步态为特征的综合征。主要遗传方式是常染色体显性遗传。

二、临床表现

HSP 多在儿童期或青春期发病，男性略多，典型症状是缓慢进行性痉挛性双下肢无力，但是严重程度不一。

1. 单纯型　较多见，仅表现为痉挛性截瘫，双下肢僵硬，走路易跌倒，呈剪刀步态，可有尿失禁、尿急症状以及足部的振动觉减退。双上肢受累程度不一。

2. 复杂型　常合并不同程度的肌萎缩、小脑性共济失调、帕金森样症状、肌张力障碍、手足徐动症、视神经萎缩、视网膜变性、听力障碍、癫痫、鱼鳞病、精神发育迟滞或痴呆，构成各种综合征。

三、诊断及鉴别诊断

1. 根据家族史、儿童期发病、缓慢进行性双下肢无力、肌张力增高、腱反射亢进、病理征阳性、剪刀样步态，伴有下肢远端轻度的振动觉减退，排除其他疾病可以诊断。

2. 需同脊髓和枕骨大孔附近缓慢生长的肿瘤、颈椎病、多发性硬化等相鉴别。

四、治疗和预防

无特殊的针对病因的治疗方法，主要是对症治疗，巴氯芬和苯二氮䓬类药物可诱导肌肉松弛，物理疗法可改善肌力，预防肌肉痉挛。

第四节　腓骨肌萎缩症

一、概述

腓骨肌萎缩症又称 CMT 病、遗传性运动感觉神经病，是一组临床表型相同的遗传异质性疾病。遗传方式主要是常染色体显性遗传，也可为常染色体隐性或 X 连锁遗传。

显著特点是对称性、缓慢进行性的四肢周围神经髓鞘脱失和轴索变性，造成肢体远端肌肉的萎缩和无力。

二、病因

60%~70% 的 CMT 是由 17p11.2 的 PMP 22 重复突变所致（CMT 1A），10%~20% 由 Xq13.1 的 GJB 1 突变所致（CMTX）。

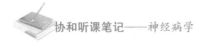

三、临床表现

1. 通常是儿童或青春期发病，主要表现为慢性进行性、对称性的肢体远端肌肉无力和萎缩，感觉障碍，腱反射减弱或消失。

2. 肌萎缩和无力通常自足和小腿开始，患者可出现足下垂，行走呈跨阈步态，跑步和行走困难，易被绊倒。足部肌萎缩可导致弓形足和锤状趾畸形。

3. 肌萎缩累及小腿全部肌群和大腿的下 1/3 时，整个下肢呈倒立的香槟酒瓶状，称"鹤腿"。数年后，肌肉无力和萎缩波及手肌和前臂肌。

4. 深、浅感觉减退多呈手套–袜套样改变。

5. CMT 临床表现的严重程度差异较大，患者可能有弓形足，在神经电生理检查中发现异常。

四、辅助检查

1. 神经电生理检查　CMT 1 型有广泛的神经传导速度显著下降；CMT 2 型复合肌肉动作电位和感觉神经动作电位的波幅明显降低等。

2. 周围神经活检　可有不同程度的脱髓鞘和/或轴索变性。

3. 基因检测　有助于疾病的诊断和分型。

五、鉴别诊断

需与远端型肌营养不良、远端型脊肌萎缩症、遗传性共济失调伴肌萎缩症、慢性炎症性脱髓鞘性多发性神经病鉴别。

六、治疗

本病目前尚无特殊治疗，主要是对症和支持治疗。足下垂或足畸形穿矫形鞋；必要时可考虑手术治疗。

第五节　神经皮肤综合征

一、神经纤维瘤病

（一）概述

神经纤维瘤病（NF）是中枢神经系统最常见的常染色体显性遗传病之一，它是基因缺陷使神经嵴细胞发育异常导致的多系统损害。最常见的是神经纤维瘤病Ⅰ型（NFⅠ）和Ⅱ型（NFⅡ）。

（二）临床表现

1. NFⅠ型

（1）皮肤症状

1）皮肤牛奶咖啡斑（最具诊断性）。

2）雀斑和色素沉着：腋窝、腹股沟（在儿童期和青春期出现）和乳房下的雀斑样或弥漫性色素沉着，以及小圆形白点。面积大而色黑的色素沉着常伴有下面的丛状神经纤维瘤，位于中线者则提示可能存在脊髓肿瘤。

（2）神经症状

1）皮肤或皮下肿瘤（最常见）：多分布于面部、头皮、颈部和胸部，具有局部侵袭的特点。

2）周围神经或神经根肿瘤：马尾好发，肿瘤呈串珠状沿神经干分布。

3）颅内肿瘤：可合并脑膜脊膜瘤、多发性脑膜瘤、胶质瘤、脑室管膜瘤等，视神经、三叉神经及后组脑神经均可发生。

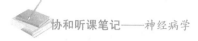

4）椎管内肿瘤：脊髓任何平面均可发生。

主治语录：此病的神经症状主要是由中枢或周围神经肿瘤压迫引起，其次为胶质增生、血管增生和骨骼畸形所致，约50%的患者出现。

（3）眼部症状：裂隙灯下可见到虹膜上突起的粟粒状橙黄色圆形小结节，为错构瘤，是 NF Ⅰ 的特征性改变。使用红外线单色光检眼镜检查可见到脉络膜补丁样改变。上睑可见纤维软瘤或丛状神经纤维瘤，眼眶可扪及肿块和搏动。视神经瘤最常见症状是单侧、难以纠正的视力丧失，也可仅出现视盘苍白或突眼等。

（4）其他系统损害：先天性骨发育异常较常见；骨骼改变；长骨、面骨和胸骨过度生长、长骨骨质增生等。

2. NF Ⅱ型主要特征为出现双侧听神经瘤，可出现听力丧失和耳鸣。部分可合并脑脊膜瘤、神经鞘瘤或青少年后囊下晶状体混浊。

（三）诊断

1. NF Ⅰ 　符合下列 2 条或 2 条以上可确诊。

（1）6 个或以上的牛奶咖啡斑或色素沉着斑，青春期前直径>5mm，青春期后直径>15mm。

（2）腋窝或腹股沟区的雀斑。

（3）2 个或以上的任一类型的神经纤维瘤或 1 个丛状神经纤维瘤。

（4）视神经胶质瘤。

（5）2 个或以上的虹膜错构瘤。

（6）特征性骨病变，如蝶骨发育不良或长骨皮质增厚伴或不伴假关节。

（7）一级亲属有确诊的 NF Ⅰ 患者。

当患儿仅有牛奶咖啡斑及雀斑时，可行基因检查辅助诊断。

2. NF Ⅱ　满足下面其中 1 条就可以确诊

（1）影像学检查确诊双侧听神经瘤。

（2）一级亲属有 NF Ⅱ 并有单侧听神经瘤。

（3）一级亲属有 NF Ⅱ 和有下列中的两项：神经细胞瘤、脑膜瘤、胶质瘤和青少年后囊下晶状体混浊。

（四）治疗

无特殊治疗。听神经瘤、视神经瘤等颅内及椎管内肿瘤可手术治疗，部分患者可放疗。癫痫发作者可用抗癫痫药物治疗。

二、结节性硬化症

（一）概述

又称 Bourneville 病，是一种常染色体显性遗传神经皮肤病，以皮肤损害、癫痫发作和智能减退为主要临床特征。

（二）病因

主要由编码 hamartin 蛋白的 $TSC1$ 基因，编码 tuberin 蛋白的 $TSC2$ 基因突变导致，其中 $TSC2$ 最为常见。

（三）临床表现

1. 神经系统损害　癫痫发作（主要症状）。婴儿期可表现为特征性的肌阵挛性痉挛发作。儿童和成人主要是全面强直-阵挛发作或复杂部分性发作。智能减退呈进行性加重，常伴有行为幼稚、易冲动和思维紊乱等精神症状。

主治语录：癫痫发作出现的年龄越小越易出现精神发育迟滞。

2. **皮肤损害**　色素脱失斑为最早的皮肤改变，出生时即存在，通常是线状分布于躯干和肢体。皮脂腺瘤多在 4 岁时出现，呈蝶形分布于口鼻三角区，为对称、散在、针头大小的粉红或淡棕色透亮蜡状丘疹，随年龄增长而丘疹逐步增多、融合成片。10 岁后可出现鲨革样斑，常见于腰骶部。

3. **其他脏器的损害**　视网膜或视神经处灰色或黄色的晶状体瘤，牙釉质上多发性的小凹，牙龈纤维瘤，心脏的横纹肌瘤，肺囊肿和淋巴管平滑肌瘤，肝、肾囊肿和血管肌脂瘤，胃、小肠和结直肠错构瘤样息肉，骨囊肿，甲床下或甲周纤维瘤等。还有颅内动脉、主动脉和腋动脉处的动脉瘤。

（四）辅助检查

1. **头颅 CT 或 MRI**　可发现室管膜下巨细胞星形细胞瘤、皮质中的结节、钙化等。

2. **肾脏超声检查**　可评价肾脏的囊肿和血管肌脂瘤的改变。

3. **超声心动图**　可以发现心脏横纹肌瘤的存在。

（五）治疗

1. **西罗莫司**　可用于结节性硬化症相关的肾脏血管肌脂瘤、脑室管膜下巨细胞星形细胞瘤的治疗。

2. **婴儿痉挛症的控制**　首选氨己烯酸，托吡酯等。

3. **手术治疗**　局灶性脑皮质切除、胼胝体切断术、迷走神经刺激术。

三、脑面血管瘤病

（一）概述

又称 Sturge-Weber 综合征，是以一侧面部三叉神经分布区不规则血管痣、对侧偏瘫、偏身萎缩、同侧颅内钙化、青光眼、癫痫发作和智能减退为特征的先天性疾病。

（二）病因

毛细血管-静脉畸形是胚胎期外胚层组织体细胞突变病导致毛细血管形成的控制失调或成熟失当的结果。

（三）临床表现

1. 皮肤改变　出生时即可见到红葡萄酒色扁平血管痣，多沿三叉神经第Ⅰ支范围分布。血管痣边缘清楚，略隆起，压之不褪色。累及上睑和前额时，常伴有青光眼和皮损同侧的脑组织受累。皮肤血管的异常丰富可以促进结缔组织和骨的过度生长，出现面部畸形和脊柱侧凸。

2. 眼部症状　突眼和青光眼，有时伴有脉络膜血管瘤。

3. 神经系统症状　主要为癫痫发作，多为血管痣对侧肢体局限性抽搐，抗癫痫药物通常无效。同时也可伴有血管痣对侧偏瘫、偏盲、偏侧感觉障碍以及偏侧肢体的萎缩。可有智能障碍、行为异常和语言障碍。

（四）辅助检查

影像学首选应用钆对比剂的 MRI 检查。

（五）治疗

主要为对症治疗，控制癫痫发作。皮肤血管痣可用激光治疗，外科治疗的指征是难治性癫痫、青光眼或脊柱侧凸。目前认为小剂量阿司匹林可用于本病患者，具体机制尚不明确。

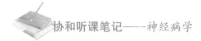

历年真题

Friedreich 型共济失调临床表现的
　首发症状是
　A. 深感觉障碍
　B. 腱反射消失
　C. 进行性的步态共济失调

　D. 构音障碍
　E. 心肌病

参考答案：C

第二十一章　神经系统发育异常性疾病

核心问题

先天性脑积水的临床表现。

内容精要

神经系统发育异常性疾病，指在胚胎发育期，由于多种因素引起的获得性神经系统发生或发育缺陷性疾病。胚胎期前3个月，是神经系统发育的关键时期，胎儿易受到母体内、外环境等各种因素的影响，导致不同程度的神经系统发育障碍、迟滞或缺陷。妊娠期常见的致畸因素有感染、药物、辐射、躯体疾病和其他社会心理因素。

神经系统功能异常的症状在婴儿出生时即可出现，也可在出生后神经系统发育的过程中逐渐表现出来。

第一节　颅颈区畸形

一、颅底凹陷症

颅底凹陷症是临床最常见的颅颈区畸形，主要病变是以枕骨大孔区为主的颅底骨组织陷入颅腔，导致脑桥、延髓、小脑、

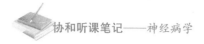

颈髓和神经根受压、牵拉出现相应的神经系统症状，也可出现椎动脉受压致供血不足的表现。

（一）病因及发病机制

1. 原发性（先天性颅底凹陷症）

2. 继发性（获得性颅底凹陷症）　较少见，常继发于佝偻病、骨软化症、畸形性骨炎、类风湿关节炎及甲状旁腺功能亢进等疾病。

（二）临床表现

1. 多在成年后起病，头部突然用力可诱发症状或使原有症状加重。常伴有短颈、蹼颈、后发际低、后颈疼痛、头颈部活动不灵、强迫头位以及身材短小等特殊外貌。

2. 枕骨大孔区综合征的症状及体征

（1）颈神经根症状：颈枕部疼痛、活动受限或强直。一侧或双侧上肢麻木、无力、肌萎缩、腱反射减弱或消失等。

（2）后组脑神经损害：吞咽困难、饮水呛咳、声音嘶哑、构音障碍、舌肌萎缩、咽反射减弱等延髓麻痹症状，以及面部感觉减退、听力下降、角膜反射减弱等。

（3）上位颈髓及延髓损害：四肢轻瘫、锥体束征、不同程度的感觉障碍、吞咽及呼吸困难等。伴有延髓、脊髓空洞症者表现为分离性感觉障碍。

（4）小脑损害：以眼震最为常见，晚期可出现小脑性共济失调。

（5）椎-基底动脉供血不足：发作性眩晕、恶心、呕吐、心悸、出汗等。

（6）颅内压增高症状：早期一般无高颅内压，晚期因脑脊液循环障碍而出现头痛、呕吐和视盘水肿等高颅内压症状，可合并小脑扁桃体下疝及脊髓空洞症等。

（三）辅助检查

颅颈侧位、张口正位 X 线平片上测量枢椎齿状突的位置是确诊本病的重要依据。腭枕线为自硬腭后缘至枕骨大孔后缘的连线，齿状突高出此线 3mm 以上即可确诊，高出 0 ~ 3mm 为可疑。

头颅 CT 可发现脑室扩大、脑积水等异常。MRI 可清楚地显示中脑导水管、第四脑室及脑干的改变，能够发现小脑扁桃体下疝、中脑导水管狭窄及延髓、脊髓空洞症等畸形。

（四）诊断

1. 诊断依据

（1）成年后起病，缓慢进展病程。

（2）颈短、后发际低，颈部活动受限。

（3）枕骨大孔区综合征的症状和体征。

（4）典型的影像学改变。可合并 Arnold-Chiari 畸形、扁平颅底和寰枢椎脱位等畸形。

2. 鉴别诊断　本病应与延髓、脊髓空洞症，后颅窝或枕骨大孔区占位性病变，多发性硬化及脑干、小脑、后组脑神经、脊髓损伤所引起的疾病相鉴别。CT 及 MRI 检查是鉴别诊断的重要依据。

（五）治疗

手术是本病唯一的治疗方法，可解除畸形对延髓、小脑或上位颈髓的压迫等。无临床症状或症状轻微者，可观察随访。

二、扁平颅底

1. 扁平颅底是颅颈区较常见的先天性骨畸形，系指颅前、中、后窝的颅底部位，特别是鞍背至枕大孔前缘处，自颅腔向上凸，使颅底变得扁平，蝶骨体长轴与枕骨斜坡构成的颅底角度变大（>145°）。常同时合并颅底凹陷症，多为原发性先天性发育缺陷。

2. 临床诊断主要根据是异常的颅底角。颅底角是指颅骨 X 线侧位片上由鼻根至蝶鞍中心连线与蝶鞍中心向枕骨大孔前缘连线所形成的夹角。颅底角超过 145° 对扁平颅底有诊断意义。单纯扁平颅底无须治疗。

三、小脑扁桃体下疝畸形

（一）概述

小脑扁桃体下疝畸形（Arnold-Chiari 畸形），为先天性枕骨大孔区的发育异常，颅后窝容积变小，小脑扁桃体、延髓下段及第四脑室下部疝入颈段椎管内，造成枕大池变小或闭塞、蛛网膜粘连肥厚等。

（二）病因及发病机制

1. 病因　可能与胚胎第 3 个月时神经组织生长过快或脑组织发育不良，脑室系统和蛛网膜下腔之间脑脊液动力学紊乱有关。

2. 分型　Chiari Ⅰ型（一般不伴有脊髓脊膜膨出）、Chiari Ⅱ型（最常见，多伴有脊髓脊膜膨出）、Chiari Ⅲ型（最严重，常合并上颈段、枕部脑膜膨出）、Chiari Ⅳ型（小脑发育不全）。

（三）临床表现

女性多于男性；Ⅰ型多见于儿童与成人；Ⅱ型多见于婴儿；Ⅲ型多在新生儿期发病；Ⅳ型罕见，常于婴儿期发病。

1. 延髓、上颈髓受压症状　不同程度的偏瘫或四肢瘫、腱反射亢进等。

2. 脑神经、颈神经症状　后组脑神经受损出现耳鸣、面部麻木等；颈神经受损出现手部麻木无力等。

3. 小脑症状　眼球震颤及步态不稳等。

4. 慢性高颅压症状　头痛、视盘水肿等。

（四）辅助检查

首选头颅 MRI 检查（显示小脑扁桃体下疝、脑积水等）、头颅颈椎 X 线片（显示枕骨大孔区、头颅、颈椎骨的畸形）。

（五）治疗

临床症状轻或仅有颈枕部疼痛、病情稳定者可对症治疗并观察，有梗阻性脑积水者需行脑脊液分流术。

1. 手术方法　枕骨大孔扩大术、上位颈椎板切除术等。

2. 手术指征　①梗阻性脑积水或颅内压增高。②临床症状进行性加重，有明显的神经系统受损体征。

第二节　脑性瘫痪

一、概述

脑性瘫痪是指婴儿出生前到出生后 1 个月内，由于各种原因导致的非进行性脑损害综合征。

二、病因及发病机制

出生前病因（严重营养缺乏）、围生期病因（母子血型不合）、出生后病因（中枢神经系统感染）、遗传性因素。

三、病理

出血性损害（妊娠不足 32 周的未成熟胎儿）、缺血性损害（缺氧窒息的婴儿）。

四、分类

1. 按病因分 ①早产儿基质（室管膜下）出血。②脑性痉挛性双侧瘫（Little 病）。③进展性运动异常。

2. 按肌紧张、运动姿势异常症状分 ①痉挛型。②强直型。③不随意运动型。④共济失调型。⑤肌张力低下型。⑥混合型。

五、临床表现

主要表现为先天性运动障碍及姿势异常，包括痉挛性双侧瘫、手足徐动等锥体系与锥体外系症状，可伴有不同程度的智力低下、语言障碍及癫痫发作等。

1. 痉挛型 最常见，占 60%～70%。包括截瘫型、四肢瘫型、偏瘫型和双侧瘫型。主要表现为肢体的异常痉挛，下肢痉挛表现为剪刀步态，足内翻或外翻，膝关节、髋关节屈曲挛缩等；上肢可呈拇指内收、指关节屈曲、前臂旋前肘屈曲等异常体位。严重四肢强直，常伴有智能低下、情绪及语言障碍和癫痫等。牵张反射亢进是痉挛型的特点，临床检查可见锥体束征。

2. 强直型 四肢呈僵硬状态，牵张反射亢进突出，为严重的痉挛型的表现。

3. 不随意运动型（手足徐动症） 占 20%。表现为难以用意志控制的四肢、躯干的不随意运动，有时伴言语障碍等。

4. 共济失调型 占 5%。以小脑功能障碍为主要特点，表现为眼球震颤、肌张力低下、肌肉收缩不协调、步态不稳等。

可伴有先天性白内障、智能障碍及感觉异常等。

5. 肌张力低下型（弛缓型） 躯干和四肢张力明显低下，不能竖颈和维持直立体位等，常伴智力和语言障碍。

6. 混合型 脑性瘫痪各型的典型症状混同存在。

六、诊断

我国（1988年）小儿脑性瘫痪会议拟定的诊断标准是：

1. 婴儿期出现中枢性瘫痪。

2. 伴有智力低下、言语障碍、惊厥、行为异常、感知障碍及其他异常。

3. 需除外进行性疾病所致的中枢性瘫痪及正常小儿一过性运动发育落后。

以下情况应高度警惕脑性瘫痪发生的可能：早产儿、低出生体重儿、出生时及新生儿期严重缺氧、惊厥、颅内出血及胆红素脑病等；精神发育迟滞、情绪不稳、易惊恐等；运动发育迟缓，有肢体及躯干肌张力增高和痉挛的典型表现；锥体外系症状伴双侧耳聋及上视麻痹。

脑性瘫痪应与遗传性痉挛性截瘫、共济失调毛细血管扩张症、小脑退行性病变等疾病鉴别。

七、治疗

1. 物理疗法和康复训练

（1）一般治疗：加强护理，注意营养及卫生。

（2）康复治疗：家庭康复、特殊教育、引导式教育、感觉整合训练以及音乐治疗等。

2. 药物治疗 苯海索、巴氯芬、肉毒素等。

3. 手术治疗 选择性脊神经后根切断术、蛛网膜下腔持续注入巴氯芬、矫形外科手术。

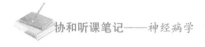

第三节 先天性脑积水

一、概述

又称婴儿脑积水，由于脑脊液分泌过多、循环受阻或吸收障碍，在脑室系统和蛛网膜下腔内不断积聚增长，继发脑室扩张、颅内压增高和脑实质萎缩等。

二、病因及分类

1. 病因 ①Chiari 畸形 Ⅱ 型。②遗传性导水管狭窄畸形。③胎内已形成的后颅窝肿瘤。④脉络丛乳头状瘤。⑤产后感染，如弓形虫病等。

2. 分类

（1）交通性脑积水：脑脊液循环通路畅通，但因脑脊液分泌过多或蛛网膜吸收障碍所致脑积水。

（2）阻塞性脑积水：脑脊液循环通路上的某一部位受阻所致的脑积水，多伴有脑室扩张。多数先天性脑积水为阻塞性脑积水。常见病因为先天性导水管狭窄畸形、第四脑室侧孔闭锁综合征、小脑扁桃体下疝和 Galen 大静脉畸形等。

三、临床表现

1. 头颅形态异常 头围异常增大为最重要体征。

2. 颅内压增高 前囟扩大、张力高，颅缝裂开，头皮静脉明显怒张，精神萎靡、烦躁不安、尖声哭叫等，严重者出现呕吐或昏睡。颅骨变薄，头发稀少，呈特殊头形，叩诊时可出现破壶音（MacEwen 征）。

3. 神经功能障碍 表现为双眼球下旋，上部巩膜暴露，眼球下半部被下眼睑遮盖，称为"落日征"，是先天性脑积水的特有体征。晚期患儿出现生长停滞，智力下降，嗅觉、视力减退，严重者呈痉挛性瘫痪、共济失调和去大脑强直。

四、辅助检查

1. 头围测量　周径（最大头围）、前后径、横径。

2. 影像学检查　头颅平片、头颅 CT、MRI 检查等。

五、治疗

1. 手术治疗

（1）病因治疗：解除梗阻的病因是理想的治疗方法，可采用大脑导水管成形术或扩张术，第四脑室正中孔切开或成形术，枕骨大孔先天性畸形者可做颅后窝及上颈椎椎板切除减压术等。

（2）减少脑脊液形成：侧脑室脉络丛切除术。

（3）脑脊液分流术：常采用侧脑室颈内静脉分流术、侧脑室腹腔分流术及侧脑室心房分流术等。

2. 药物治疗　首选乙酰唑胺（抑制脑脊液分泌），亦可选用甘露醇（降低颅内压）、糖皮质激素（蛛网膜粘连者）。

 历年真题

先天性脑积水不会出现的体征是

 A. 颅缝裂开

 B. 落日征

 C. 叩诊呈破壶音

 D. 前囟凹陷

 E. 额部头皮静脉怒张

参考答案：D

第二十二章　睡眠障碍

核心问题

1. 发作性睡病的诊断。
2. 阻塞性睡眠呼吸暂停综合征治疗。
3. 失眠症治疗。

内容精要

睡眠障碍性疾病有失眠症、阻塞性睡眠呼吸暂停综合征、不安腿综合征、发作性睡病、快速眼球运动睡眠期行为障碍、Kleine-Levin 综合征、梦游症、睡惊症等。

第一节　失　眠　症

一、概述

失眠症是以入睡和/或睡眠维持困难所致的睡眠质量或数量达不到正常生理需求而影响日间社会功能的一种主观体验，是最常见的睡眠障碍性疾患。

二、诊断

1. 存在以下症状：入睡困难、睡眠维持障碍、早醒、睡眠质量下降或日常睡眠晨醒后无恢复感。

2. 在有条件睡眠且环境适合睡眠的情况下仍然出现上述症状。

3. 患者主诉至少下述 1 种与睡眠相关的日间功能损害。①疲劳或全身不适。②注意力、注意维持能力或记忆力减退。③学习、工作和/或社交能力下降。④情绪波动或易激惹。⑤日间思睡。⑥兴趣、精力减退。⑦工作或驾驶过程中错误倾向增加。⑧紧张、头痛、头晕，或与睡眠缺失有关的其他躯体症状。⑨对睡眠过度关注。

三、治疗

1. 睡眠卫生教育和心理行为治疗　让患者了解睡眠卫生知识，饮食疗法、按摩、顺势疗法等。

2. 药物治疗

（1）苯二氮䓬类受体激动剂（表 22-1-1）

表 22-1-1　苯二氮䓬类受体激动剂

分　类	半衰期	举　　例	主要适用情况
短效类	<6 小时	三唑仑、咪达唑仑、去羟西泮、溴替唑仑	入睡困难和醒后难以入睡
中效类	6~24 小时	替马西泮、劳拉西泮、艾司唑仑、阿普唑仑、氯氮平	睡眠浅、易醒和晨起需要保持头脑清醒者
长效类	24 小时以上	地西泮、氯硝西泮、硝基西泮、氟硝西泮、氟西泮	早醒

新型非苯二氮䓬类催眠药包括唑吡坦、佐匹克隆等，具有

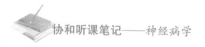

起效快、半衰期短、一般不产生日间困倦等特点，长期使用无显著药物不良反应，但可能在突然停药后发生一过性失眠反跳。

主治语录：长效类起效慢，有抑制呼吸和次日头昏、无力等不良反应。

（2）褪黑素受体激动药：雷美尔通、阿戈美拉汀等。

（3）抗抑郁药物

1）三环类抗抑郁药物：阿米替林，不作为失眠的首选药。

2）选择性 5-羟色胺再摄取抑制药（SSRIs）：可以通过治疗抑郁和焦虑障碍而改善失眠症状，一般建议白天服用。

3）5-羟色胺和去甲肾上腺素再摄取抑制药（SNRIs）：文拉法辛和度洛西汀，通过治疗抑郁和焦虑状态而改善失眠。

4）其他抗抑郁药物：小剂量米氮平能缓解失眠症状；小剂量曲唑酮具有镇静效果，可以用于治疗失眠和催眠药物停药后的失眠反弹。

第二节　发作性睡病

一、概述

发作性睡病是一种原因不明的慢性睡眠障碍，临床表现主要包括白天反复发作的无法遏制的睡眠、猝倒发作和夜间睡眠障碍。

二、病因

与多基因易患性、环境因素和免疫反应相关。

三、临床表现

1. 日间过度睡眠　是发作性睡病的主要症状，表现为白天突然发生不可克制的睡眠发作，可以发生在静息时或运动时。睡眠时间从几分钟到数小时不等。

2. 猝倒发作 是本病的特征性症状。表现为在觉醒时躯体随意肌突然失去张力而摔倒，持续几秒钟，偶可达几分钟，无意识丧失。

3. 夜间睡眠障碍 夜间睡眠中断、觉醒次数和时间增多、睡眠效率下降、睡眠瘫痪等。其中最具特征性的是与梦境相关的入睡前幻觉和睡眠瘫痪，发生于33%~80%的患者。

此外，36%~63%的发作性睡病患者在看似清醒的状态下出现漫无目的的单调、重复的动作，需与癫痫复杂部分性发作和失神发作相鉴别。其他症状可有睡眠时不自主肢体运动、夜间睡眠不安、记忆力下降等。

四、诊断

1. 发作性睡病1型（临床多见）诊断标准

（1）患者存在白天难以遏制的困倦和睡眠发作，症状持续至少3个月以上。

（2）满足以下1项或2项条件：①有猝倒发作。②免疫反应法检测脑脊液中下丘脑分泌素-1（Hcrt-1）浓度≤110pg/ml或<正常值的1/3。

2. 发作性睡病2型诊断标准

（1）患者存在白天难以遏制的困倦和睡眠发作，症状持续至少3个月以上。

（2）无猝倒发作。

（3）Hcrt-1免疫反应测量值>110pg/ml 或>正常值的1/3。

（4）标准小睡潜伏期试验（MSLT）检查平均睡眠潜伏期≤8分钟，且出现≥2次睡眠始发快速眼动相（REM）睡眠现象。

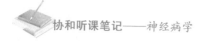

（5）嗜睡症状和/或 MSLT 结果无法用其他睡眠障碍如睡眠不足、阻塞性睡眠呼吸暂停综合征、睡眠时相延迟障碍、药物使用或撤药所解释。

五、鉴别诊断

与特发性睡眠过多症、Kleine-Levin 综合征、复杂部分性癫痫发作、低血糖反应性发作性睡病等鉴别。

六、治疗

1. 保持生活规律，避免较有危险的体育活动，同时进行心理卫生教育。

2. 药物治疗包括中枢兴奋药（莫非达尼）、抗抑郁药、镇静催眠药（首选氯硝西泮治疗 REM 睡眠期行为障碍）、γ-羟丁酸钠。

七、预后

多数是持续终生，一部分患者也可随年龄增长逐渐有所减轻。

第三节　阻塞性睡眠呼吸暂停综合征

一、概述

睡眠呼吸暂停综合征（SAS）也称睡眠呼吸暂停低通气综合征（SAHS），指在每夜 7 小时睡眠过程中，反复出现呼吸暂停和低通气次数 30 次以上，或平均每小时呼吸暂停和低通气次数 5 次以上，通常用呼吸暂停低通气指数（AHI）表示，即睡眠中平均每小时呼吸暂停与低通气的次数之和。

根据口鼻通气情况及胸腹部呼吸运动，临床上 SAHS 可分为阻塞型、中枢型、混合型 3 种，以阻塞性睡眠呼吸暂停低通气综合征（OSAHS）最为常见。

OSAHS 是由于睡眠期反复发生上呼吸道狭窄或阻塞，出现打鼾、呼吸暂停及白天过度睡意等症状，发生呼吸暂停时口鼻无气流，但胸腹式呼吸仍然存在。男性多于女性。

二、病因及危险因素

年龄、男性、肥胖及颈围增粗、鼻咽部疾病和气道解剖异常、长期大量饮酒及服用镇静药物、内分泌疾病、遗传体质和遗传疾病。

三、临床表现

1. 打鼾为最常见的症状，并伴有呼吸暂停，严重者可憋醒。还可出现睡眠行为异常等。

2. 多数患者伴有注意力不集中、记忆力减退、高血压、肺动脉高压、水肿、红细胞增多、认知功能减退。更严重者可合并心力衰竭和其他脑功能减退的症状和体征。

四、诊断

临床有典型的夜间睡眠打鼾伴呼吸暂停、日间嗜睡等症状，查体发现咽腔狭窄、扁桃体肿大、腭垂（悬雍垂）粗大、腺样体增生，AHI>5 次/小时者可诊断 OSAHS。对于日间嗜睡不明显者，AHI≥10 次/小时，或 AHI≥5 次/小时同时存在认知功能障碍、高血压、冠心病、脑血管疾病、糖尿病和失眠等 1 项或 1 项以上 OSAHS 并发症者也可确诊。

根据 AHI 和夜间血氧饱和度（SpO_2）将 OSAHS 分类如下。①轻度：5 ~ 15 次/小时，SpO_2 85% ~ 90%。②中度：16 ~ 30

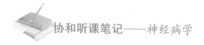

次/小时，SpO_2 80%～84%。③重度：>30 次/小时，SpO_2<80%。临床上两者并不平行，推荐以 AHI 为评判标准，并注明低氧血症情况。

五、治疗

1. **一般性治疗** 有效控制体重和减肥、慎用镇静催眠药物、适当进行运动、尽可能侧卧位睡眠等。

2. **病因治疗** 对甲状腺功能减退者可补充甲状腺素；肢端肥大症者可手术切除垂体瘤或服用生长抑素；鼻塞者可使用萘甲唑啉或麻黄碱滴鼻；鼻腔疾病或扁桃腺肿大可手术治疗。

3. **无创气道正压通气治疗** 是成人 OSAHS 患者首选的治疗手段。适应证如下。

（1）中、重度 OSAHS 患者（AHI>15 次/小时）。

（2）轻度 OSAHS（AHI 5～15 次/小时）患者，但症状明显（如白天嗜睡、认知障碍、抑郁等），合并心脑血管疾病和糖尿病等。

（3）经过其他治疗（如腭垂腭咽成形术、口腔矫正器等）后仍存在阻塞性睡眠呼吸暂停。

（4）OSAHS 合并 COPD 者，即"重叠综合征"。

（5）OSAHS 患者的围手术期治疗。

4. **口腔矫正器** 适用于单纯鼾症及轻中度的 OSAHS 患者，特别是有下颌后缩者。

5. **手术治疗** 腭垂-软腭-咽成形术、激光辅助腭-咽成形术、射频软组织微创成形术等。

六、预后

OSAHS 是一种具有潜在危险的疾病，尽早发现并及时治疗者预后良好。

第四节　不安腿综合征

一、概述

不安腿综合征（RLS）也称为不宁腿综合征，是一种主要累及腿部的常见的感觉运动障碍性疾病。患者表现为静息状态下双下肢难以形容的感觉异常与不适，有活动双腿的强烈愿望，患者不断被迫敲打下肢以减轻痛苦，常在夜间休息时加重。

二、病因

1. 继发性 RLS　Ⅲ型脊髓小脑共济失调占 45%、Ⅱ型腓骨肌萎缩症占 37%、缺铁性贫血占 24%、尿毒症占 17.3%、妊娠妇女占 11.5%、胃手术后占 11.3%、帕金森病占 6.7%、糖尿病占 1%。

2. 原发性 RLS　可能与遗传、脑内多巴胺功能异常有关。

三、临床表现

1. 任何年龄均可发病，但中老年人多见，男∶女 = 1∶2。

2. 症状在安静时明显，长时间的坐、卧及夜间易发生，活动、捶打后可缓解症状。

3. 肢体远端不适感，如麻木、烧灼、疼痛等。

4. 周期性肢动（PLM），表现为睡眠时重复出现刻板的髋、膝、踝关节的三联屈曲，致使趾背伸。

5. 多合并睡眠障碍。

四、诊断

1. 基本诊断标准　①强烈活动双腿的愿望，常伴有各种不

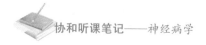

适的感觉症状。②静息时出现或加重。③活动后部分或完全缓解。④傍晚和夜间加重。

2. 支持诊断依据 ①阳性家族史。②PLM。③多巴胺能药物治疗有效。

3. 相关的临床特点 ①临床病程多样。轻症患者呈波动性，中重度患者为慢性进展性。②睡眠障碍。白天疲倦乏力。③除缺铁、妊娠、终末期肾病等原发病外，查体和辅助检查通常无异常。

五、治疗

1. 药物治疗

（1）多巴胺受体激动药

1）普拉克索是新型非麦角多巴胺受体激动药，选择性作用 D_3 受体，是有效而安全的药物。

2）卡麦角林是 D_2 受体激动药，小剂量给药即可改善症状，而且无晨间反跳现象。

3）罗匹尼罗是新型非麦角类特异性 D_2 受体激动药，该药能明显降低不安腿综合征有关的周期性肢动，明显改善睡眠。

（2）左旋多巴：可明显改善症状。

（3）对多巴胺及受体激动药不能耐受的患者：可考虑应用加巴喷丁和卡马西平，特别是对疼痛明显的患者。对于使用上述两种药物不理想的患者，也可用苯二氮䓬类或阿片类药物。

（4）口服或静脉补铁。

2. 非药物治疗 有氧运动、经颅直流电刺激等。

历年真题

以下不是发作性睡病特征性症状
　的是
　A. 日间过度睡眠
　B. 入睡前幻觉
　C. 睡眠瘫痪
　D. 猝倒发作
　E. 失神发作

参考答案：E

第二十三章　内科系统疾病的
神经系统并发症

核心问题

1. 糖尿病脑病的临床表现。
2. 系统性红斑狼疮的神经系统临床表现及治疗。

内容精要

当身体其他系统、器官发生局部病理变化时，神经系统也会受到影响。许多内科疾病如各种原因的心脏和肺部等疾病导致的缺血、缺氧性神经病变，肝脏疾病引起的肝性脑病、脊髓病、周围神经病，肾脏疾病引起的尿毒症性脑病、周围神经病，血液系统疾病，代谢性疾病，肿瘤等，都或多或少会有神经损伤。

第一节　神经系统副肿瘤综合征

神经系统副肿瘤综合征（PNS）是癌肿对神经系统的远隔效应，而非癌肿直接侵犯及转移至神经、肌肉或神经肌肉接头的一组综合征。下列为几种比较常见的神经副肿瘤综合征。

一、副肿瘤性脑脊髓炎（PEM）

PEM 是侵及中枢神经系统多个部位的副肿瘤综合征。

1. 副肿瘤性边缘叶性脑炎

（1）50%～60% 的原发性肿瘤为小细胞肺癌；20% 为睾丸癌。主要累及大脑颞叶内侧的边缘叶，包括胼胝体、扣带回、穹隆、海马、杏仁核、额叶眶面、颞叶内侧面和岛叶。

（2）临床以亚急性、慢性或隐匿起病，表现为短时记忆缺失、痫性发作、幻觉、抑郁等，多进行性加重到最后发生痴呆。

（3）脑脊液检查 80% 患者淋巴细胞、蛋白、IgG 轻到中度升高，可出现寡克隆带。

（4）早期影像学可以正常，定期复查提高检出率。

2. 副肿瘤性脑干炎　主要累及下橄榄核、前庭神经核等下位脑干结构，表现为眩晕、眼震、复视、凝视麻痹等，甚至出现锥体束征。

3. 副肿瘤性脊髓炎　累及脊髓任何部位，以损害脊髓前角细胞为主，表现为慢性进行性对称或不对称性肌无力、肌萎缩，上肢多见。

二、亚急性小脑变性

亚急性小脑变性是最常见的 PNS。最常见于小细胞肺癌。临床表现如下。

1. 多见于成年人，女性稍多。亚急性或慢性病程。

2. 首发症状多是步态不稳，出现肢体及躯干共济失调，可伴有构音障碍、眩晕、眼震等。

3. 除小脑损伤的症状和体征外，可见轻微的锥体束征和锥体外系改变，也可有精神症状、认知功能障碍以及周围神经症

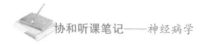

状和体征。

4. MRI 和 CT 早期正常，晚期可有小脑萎缩。

5. 脑脊液检查可有轻度淋巴细胞升高，蛋白和 IgG 也可升高，可出现寡克隆带。

6. 血清和脑脊液中可查到 Hu、Yo、PCA-Tr、mGluR1 抗体等自身抗体。

治疗的基础是发现原发肿瘤并及早手术治疗，有报道血浆交换也可以稳定病情。

三、斜视性阵挛-肌阵挛 （OMS）

1. OMS 是一种伴有眨眼动作的眼球不自主、快速、无节律、无固定方向的高波幅集合性扫视运动，当闭眼或入睡后仍持续存在，当试图做眼球跟踪运动或固定眼球时反而加重，上述动作可以单独存在，也可与其他肌阵挛共存，如伴有四肢、躯干、横膈、头部及咽喉的肌阵挛和共济失调。

2. 症状间歇性发作，也可持续存在。

3. 儿童比成人多，有 2/3 患神经母细胞瘤，多位于胸腔内。抗 Hu 抗体阳性提示神经母细胞瘤的存在。

4. 成人 OMS 多亚急性起病，常合并小脑性共济失调、眩晕、精神障碍甚至脊髓损害。

5. 成年女性查到 ANNA-2 抗体高度提示乳腺癌或妇科肿瘤，男性提示小细胞肺癌和膀胱癌的可能。脑脊液检查蛋白和白细胞数轻度增多。

6. 肿瘤切除、免疫抑制治疗、皮质类固醇激素等方法均可使临床症状好转。

四、亚急性坏死性脊髓病

1. 多见于小细胞肺癌，脊髓病变以胸髓受损最为严重，极少出现炎症反应。

2. 表现为亚急性脊髓横贯性损伤，多以下肢无力起病，呈传导束性运动、感觉障碍，伴有括约肌功能障碍，受损平面可在数日内上升，可累及颈段脊髓造成四肢瘫，甚至出现呼吸肌麻痹危及生命。

3. 脑脊液检查正常，或者淋巴细胞数和蛋白升高。MRI 可见病变节段脊髓肿胀。

4. 没有特异性治疗方法，病情进行性加重，预后不良，多于 2~3 个月死亡。

五、亚急性运动神经元病

1. 主要侵及脊髓前角细胞和延髓运动神经核，表现为非炎性退行性变。

2. 临床表现为亚急性进行性上、下运动神经元受损的症状，以双下肢无力、腱反射消失、肌萎缩、肌束震颤等下运动神经元损害症状为主。

3. 脑脊液检查正常，部分患者蛋白含量常增高。肌电图表现为失神经电位。

4. 尚无特效的治疗办法。病程进展缓慢，有时经过数月或数年后神经症状趋于稳定或有所改善。

六、亚急性感觉神经元病

1. 可与 PEM 合并存在。

2. 女性多见，呈亚急性起病。常以一侧或双侧不对称的肢体远端疼痛、麻木等感觉异常为首发症状，大多在数日到数周内进展为四肢远端对称性各种感觉减退或消失，以下肢深感觉障碍为主，重者可累及四肢近端和躯干，甚至出现面部感觉异常。可伴自主神经功能障碍。

3. 脑脊液检查多数正常，蛋白、IgG 略有升高或出现寡克隆带。

4. 血清和脑脊液中可以检测出抗 Hu 抗体，脑脊液中滴度较高，提示抗体在鞘内合成。

5. 肌电图特点是感觉神经动作电位衰减或缺失，传导速度严重减慢甚至检测不出，运动神经传导速度正常或仅轻度减慢，无失神经电位。

6. 本病尚无特效治疗方法，早期切除原发肿瘤可延缓本病病程，但预后不良。

七、Lambert-Eaton 综合征（LES）

1. 又称肌无力综合征，是一种由免疫介导的神经-肌肉接头功能障碍性疾病，病变主要累及突触前膜。

2. 中年男性多见，亚急性起病，进行性对称性肢体近端和躯干肌肉无力、病态疲劳，下肢重于上肢，休息后症状不能缓解。

3. LES 与重症肌无力表现不同的是患肌在短时间内（15 秒左右）反复收缩无力症状减轻，而持续收缩后肌无力又有加重。半数以上患者有胆碱能自主神经功能障碍，如口干、便秘、排尿困难、阳痿、直立性低血压等；体征有深反射减弱或消失，无感觉障碍。

4. 肌电图（最有特征性）表现为低频（3~5Hz）刺激时动作电位波幅变化不大，而高频（>10Hz）重复电刺激时波幅递增到 200% 以上。

5. 免疫治疗（血浆置换）有效。针对肿瘤相应治疗，可改善症状。

6. 避免应用钙通道阻滞药，如尼莫地平、维拉帕米、氟桂利嗪等。

第二节　糖尿病神经系统并发症

一、糖尿病性多发性周围神经病

1. 概述　又称对称性多发性末梢神经病，是最常见的糖尿病性神经系统并发症。

2. 临床表现

（1）慢性起病，逐渐进展。多数对称发生。

（2）感觉症状通常自下肢远端开始，主要表现为烧灼感、针刺感及电击感，夜间重。还可出现肢体麻木感、蚁走感等感觉异常，活动后好转，可有手套-袜套状感觉减退或过敏。

（3）自主神经症状较为突出，出现直立性低血压。皮肤、瞳孔、心血管、汗腺和周围血管、胃肠、泌尿生殖系统均可受累。

（4）肢体无力较轻或无，一般无肌萎缩，下肢深、浅感觉和腱反射减弱或消失。

主治语录：病变通常为对称性，下肢重于上肢，以感觉神经和自主神经症状为主，而运动神经症状较轻。

二、糖尿病性单神经病

1. 概念　指单个神经受累，可侵犯脑神经，也可侵犯脊神经。如果侵犯两个以上神经称为多发性单神经病。脑神经主要以动眼神经、展神经、滑车神经和面神经常见。脊神经常侵犯腓浅神经、腓肠神经、腓总神经、正中神经、尺神经、桡神经、腋神经。

2. 临床表现

（1）主要是血液循环障碍所致，多数患者可见较明显的轴索变性及程度不等的节段性脱髓鞘，细小的感觉纤维受损较为显著。

（2）以急性或亚急性起病者居多。表现为受损神经相应支配区域的感觉、运动障碍，肌电图检查以神经传导速度减慢为主。

（3）持续数周到数月，治疗与多发性周围神经病相同。

三、糖尿病自主神经病

1. **糖尿病性胃肠自主神经病**　胃、肠自主神经损害，包括胃轻瘫、腹泻、便秘等。

2. **糖尿病性膀胱功能障碍**　排尿困难，膀胱容量增大，称为低张力性大容量膀胱，易发生泌尿系统感染。

3. **糖尿病性性功能障碍**　男性患者半数出现阳痿。40岁以下的女性患者38%出现月经紊乱，此外还有性冷淡和会阴瘙痒。

四、糖尿病性脊髓病

1. **糖尿病性肌萎缩**　约占糖尿病的0.18%，老年2型糖尿病多见，体重减轻、血糖变化时易发生。多为亚急性起病，主要累及骨盆带肌，股四头肌萎缩明显。常以单侧下肢近端无力萎缩开始，病情进展后患者多双侧下肢近端受累，部分患者有剧烈的神经痛，但查体却无感觉异常。肌电图显示以支配近端肌肉和脊旁肌为主的神经源性损害。

2. **糖尿病性假性脊髓痨**　表现为深感觉障碍，多有步态不稳、夜间行走困难、走路踩棉花感，闭目难立征阳性。

五、糖尿病脑病

1. **概念**　由糖尿病引起的认知功能障碍、行为缺陷和大脑神经生理及结构改变的中枢神经系统疾病。

2. 临床表现

（1）以学习能力、记忆能力、语言表达能力及判断能力下降为主要表现，同时可伴有淡漠、目光呆滞、反应迟钝等，严重者生活不能自理。学习记忆障碍是糖尿病脑病的典型表现。

（2）1型糖尿病脑病患者主要以联想记忆、学习能力及注意力障碍为主，而2型糖尿病脑病患者主要表现为学习记忆障碍。

3. 诊断　根据上述分类和相应的临床表现，结合血糖升高或糖耐量异常等诊断不难。该病的检测可通过认知功能量表进行筛查。常用量表包括：简易智能量表（MMSE）、蒙特利尔认知评估量表（MoCA）、韦氏记忆量表、韦氏智能量表。

4. 治疗

（1）控制血糖：控制饮食、口服降糖药、使用胰岛素等，但一定要注意避免低血糖的发生。

（2）口服B族维生素。应用一些改善循环和营养神经的药物。控制血脂等对症治疗。

（3）轻度认知障碍者可采用综合干预方法：地中海饮食法，加强体育锻炼以及进行认知功能训练。中、重度患者给予多奈哌齐或美金刚。

第三节　系统性红斑狼疮的神经系统表现

一、概述

系统性红斑狼疮（SLE）是一种累及全身各系统的常见自身免疫病，是由于遗传、内分泌和环境因素相互作用而导致机体免疫失调引起的慢性炎性疾病。

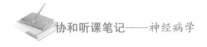

二、病因

与种族遗传性、病毒感染、内分泌、紫外线照射、药物等因素有关。

三、临床表现

狼疮脑病按临床表现将神经精神损害分为 3 型。①轻型：头痛和/或呕吐、视物模糊。②中型：除上述表现外同时并发精神异常、抽搐发作、病理征或眼底改变。③重型：除中型表现外有昏迷、典型的癫痫发作。常见的神经精神症状有：

1. 头痛　最常见，主要为偏头痛。

2. 癫痫　全面强直 - 阵挛发作、单纯部分性发作等。5%~10%患者以癫痫为 SLE 的首发症状，易被误诊为原发性癫痫。癫痫发作最常见于 SLE 晚期。

3. 脑血管病　常见，包括脑梗死、脑出血和蛛网膜下腔出血，病变可累及大脑、小脑和脑干。SLE 并发的高血压、尿毒症本身也可以引起脑血管病。

4. 认知障碍及精神症状　记忆力减退，严重者胡言乱语、意识模糊等。

5. 无菌性脑膜炎　包括急、慢性脑膜炎，常出现在 SLE 早期，可以是首发症状，易复发。表现为头痛、呕吐、颈项强直等。查体有脑膜刺激征。

6. 运动障碍　主要是狼疮性舞蹈病（急性发作期多见），偶可见到帕金森综合征。30 岁以下青年女性多见，多为一过性，少数持续数年。

7. 脊髓病　胸髓受累居多，表现为双下肢无力，甚至完全性截瘫，受损平面以下各种感觉减退和消失、大小便功能障碍等。

8. 脑神经病变 主要为视神经受累，也可累及面神经、三叉神经及后组脑神经。

9. 脊神经病变 较少见，主要是非对称性神经炎。最常见的症状是感觉异常，可有手套-袜套状痛觉减退，其次是感觉性共济失调。也可累及神经根，表现为急、慢性炎症性脱髓鞘性多发性周围神经病，少数报道也可出现单神经病、多发性神经病、弥漫性神经病等。

四、诊断

SLE 的诊断目前仍采用美国风湿协会（ACR）1982 年的诊断标准。根据青、中年女性起病，伴有皮肤损害、关节疼痛、低热、乏力等症状，伴有神经、精神症状、血沉快、白细胞数和血小板数降低、蛋白尿或管型尿、抗核抗体阳性等诊断可以确立。同时脑脊液检查白细胞和蛋白轻度增高、抗核抗体阳性、C4 降低，大剂量皮质激素治疗好转有助于诊断。

五、治疗

1. 一般治疗 尽早诊断、尽早治疗。需长期随访，不断调整治疗方案。避免诱发因素，注意休息。注意避免应用肾毒性药物。

2. 神经科治疗 主要是对症治疗。①癫痫应用抗癫痫药物，高凝状态应用抗血小板聚集及改善循环药物。②周围神经病用皮质类固醇激素和 B 族维生素，舞蹈病用氟哌啶醇治疗，颅内压增高用降低颅内压药物等。③无菌性脑膜炎可以用激素治疗。

3. SLE 治疗 主要是肾上腺糖皮质激素或免疫抑制治疗或两者合用。

本病预后不良，晚期出现多器官功能衰竭，特别是肾衰竭，也可以死于癫痫、大面积脑梗死以及药物不良反应等。

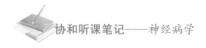

第四节　甲状腺疾病神经系统并发症

一、甲状腺功能亢进的神经系统病变

1. 甲状腺毒性脑病

（1）不同程度的意识障碍，大量错觉、幻觉以及明显的精神运动性兴奋，患者可很快进入昏迷状态。还可表现为去皮质状态、癫痫发作、延髓麻痹等。精神异常可为兴奋状态，亦可为抑郁状态。

（2）脑脊液示无色透明，细胞数多正常，可有压力增高及蛋白增高。

（3）脑电图示中、重度异常，以弥漫的高波幅慢波为主。头颅 MRI 可见相应部位长 T_1、长 T_2 异常信号。

2. 急性甲状腺毒性肌病（罕见）

（1）表现为发展迅速的肌无力，重者数日内弛缓性瘫痪。

（2）常侵犯咽部肌肉而发生吞咽及发音障碍，甚至累及呼吸肌引起呼吸麻痹。

（3）肌腱反射常降低或消失，肌萎缩不明显，括约肌功能障碍。

3. 慢性甲状腺毒性肌病（很常见）

（1）常见于中老年男性。特点是进行性肌萎缩与肌力下降，而甲亢症状不明显。

（2）易侵犯近端肌，伸肌较屈肌更易受累。一般肌萎缩与肌无力程度一致。

（3）肌腱反射正常或亢进。少数萎缩肌肉可伴肌颤。

4. 甲状腺毒性周期性瘫痪　男性多见，常在夜间或白天安静时突然发生肢体弛缓性瘫痪，主要累及躯干和头颈部。可伴有自主神经障碍。血钾降低，但补钾并不能改善肌力。

二、甲状腺功能减退性神经病变

1. 主要表现为不同程度的神经精神症状，轻者记忆力减退、反应迟钝等；重者共济失调、精神错乱等，甚至昏迷而死亡。甲减如为先天性或发生在生后早期，可引起精神发育不良，智能缺陷。

2. 甲减性脑神经病变可有嗅、味、视、听觉减退，视神经萎缩、视野缺损等。

3. 甲减性脊神经病变较常见，表现为四肢远端感觉异常。

4. 甲减极易导致阻塞性睡眠呼吸暂停低通气综合征，进而引起头昏、嗜睡、认知功能受损。

5. 预后良好。

三、桥本脑病（HE）

1. 概述　是一种与自身免疫性甲状腺疾病相关的脑病。以抗甲状腺抗体增高为特征，而甲状腺功能可为正常、亢进或低下。

2. 临床表现

（1）多为急性或亚急性起病，中年女性多见。

（2）根据发病类型分类

1）以局灶症状为主的卒中样发作型：为本病特异症状之一，病程呈复发-缓解形式，表现为锥体束症状，如偏瘫、小脑性共济失调、四肢瘫、失语等。

2）持续进展型：多为精神症状，以幻听常见，兴奋症状如激越、易怒、不安等。亦可出现抑郁、淡漠、意志缺乏、认知功能低下，也可有妄想、人格改变、行为异常等。

（3）意识障碍发生率较高，意识内容改变以意识模糊多见。

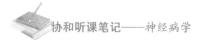

（4）锥体外系改变，可出现不随意运动、肌阵挛、震颤。癫痫发作以全面性发作较多，还可伴有睡眠障碍、脱髓鞘性周围神经病等。

3. 治疗　首选类固醇，可用环磷酰胺、硫唑嘌呤、免疫球蛋白及血浆交换治疗。预后良好。

历年真题

SLE 患者出现的头痛中最常见的类型是

A. 紧张型头痛

B. 偏头痛

C. 无菌性脑膜炎所致的头痛

D. 霹雳样头痛

E. 高血压所致的头痛

参考答案：B